中国医学临床百家·病例精解

首都医科大学附属北京友谊医院

口腔疾病综合治疗

病例精解

黄晓峰　张方明 / 主编

科学技术文献出版社
SCIENTIFIC AND TECHNICAL DOCUMENTATION PRESS
·北京·

图书在版编目（CIP）数据

首都医科大学附属北京友谊医院口腔疾病综合治疗病例精解/ 黄晓峰，张方明主编. —北京：科学技术文献出版社，2020. 10

ISBN 978-7-5189-5520-6

Ⅰ. ①首… Ⅱ. ①黄… ②张… Ⅲ. ①口腔疾病—病案—分析 Ⅳ. ① R78

中国版本图书馆 CIP 数据核字（2019）第 084858 号

首都医科大学附属北京友谊医院口腔疾病综合治疗病例精解

策划编辑：王梦莹　责任编辑：李　丹　王梦莹　责任校对：张吲哚　责任出版：张志平

出　版　者　科学技术文献出版社
地　　　址　北京市复兴路15号　邮编 100038
编　务　部　（010）58882938，58882087（传真）
发　行　部　（010）58882868，58882870（传真）
邮　购　部　（010）58882873
官 方 网 址　www.stdp.com.cn
发　行　者　科学技术文献出版社发行　全国各地新华书店经销
印　刷　者　北京虎彩文化传播有限公司
版　　　次　2020 年 10 月第 1 版　2020 年 10 月第 1 次印刷
开　　　本　787 × 1092　1/16
字　　　数　180千
印　　　张　15
书　　　号　ISBN 978-7-5189-5520-6
定　　　价　98.00元

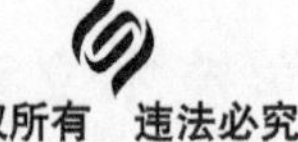

编委会

主　　编　黄晓峰　张方明

秘　　书　李　菁

学术策划　梁金锐

编 委 会　（按姓氏拼音排序）

常世民　丛锘锘　范晓川　高润涛　耿雪霏

韩培彦　黄晓峰　贾雪婷　孔亚群　李　菁

李景辉　李瑞奇　刘　勇　毛济雄　孟　岑

彭　磊　苏　莎　王变红　王晓颖　王艳华

王　振　颜　兴　杨　鑫　杨　瑛　尹　君

战丽平　张方明　张　宁　张　瑞　周晓彤

序

中国现代口腔临床医学发展至今，经历了从早期口腔全科起步至各个专业精细化发展的过程。口腔临床的各个亚专业，包括牙体牙髓、牙周、口腔颌面外科、口腔修复、口腔正畸、儿童口腔医学、口腔黏膜、口腔种植、口腔预防保健等都得到了长足的发展。随着人民生活水平的提高和口腔专业技术的进步，一个患者的口腔疾病往往需要多个口腔亚专业的医生进行会诊和协作治疗。近年来中华口腔医学会、北京口腔医学会以及许多地方学会都组织了多场口腔医学多学科的病例展示，体现了目前口腔临床医学各个专业融合、互通的口腔全科治疗理念。

首都医科大学附属北京友谊医院口腔科经历了六十多年的发展，科室规模日益增大，医教研综合水平日益增强。口腔科教研室在十多年的硕博研究生培养、本科生临床实习教学及住院医师规范化教学中不断地积累临床病例，形成了具有一定综合医院口腔科特色的临床教学体系。科主任黄晓峰教授组织科室医生总结病历资料，集结成书，为广大口腔临床医生提供了指导性和实用性很强的参考书，可喜可贺！

本书病例报告的作者中有经验丰富的专家教授，也有在临床带教的一线医生，他们都是毕业于国内各大知名院校的硕士和博士，有较为扎实的基础理论知识和临床专业技能。这些病例既包括了口腔各专业的典型病例，也包含了综合口腔医学各专业的复杂病例，涉及专业范围广泛，病例内容丰富，体现了当今综合医院口腔科的特点和水平。我将本书推荐给大家，相信会得到广大读者的欢迎和厚爱。

中华口腔医学会 会长

北京大学口腔医学院 教授

俞光岩

2020 年 3 月

前　言

首都医科大学附属北京友谊医院的前身是1952年建院的北京苏联红十字医院，口腔科是医院首批建立的科室之一。在68年的发展历程中，科室经历了苏联口腔专家主持工作的辉煌时期、前辈专家和医务人员奋发努力的传承时期和现阶段全体同仁积累创新的发展时期。2018年12月22日北京友谊医院通州院区成立，口腔科拥有了诊疗椅位112台、独立颌面外科病房15张床位的医疗规模，形成了西城院区、通州院区“两院一科”的管理格局，科室学科发展进入了一个崭新的阶段。

作为大型三级甲等综合性医院的口腔科，北京友谊医院口腔科一直承担着口腔医疗、教学、科研等工作。在日常工作中，科室经常会遇到一些疑难的口腔亚专科病例或者多个亚专科问题交叉并存的复杂病例，需要口腔医生具备全面扎实的口腔医学理论知识、过硬的临床技能、丰富的临床经验以及多学科协作配合的理念和能力，从而为患者提供合理优化的诊疗方案，实现最佳的治疗效果。同时，口腔疾病与全身疾病关系密切。许多全身疾病可累及口腔，出现多种口腔表征；而某些口腔疾病也可以引起或加重全身症状。得益于伴随大医疗临床专业科室的同步运行，综合医院口腔科能够有较多的机会与其他临床专业进行及时深入地学习交流、沟通合作，有条件为这类患者提供综合诊断和协作治疗。

秉承着“综合诊疗、精益求精”的宗旨，科室近年来坚持医生的病例汇报制度以及相关的教研活动，逐步形成了具有综合医院特色的口腔临床教学体系。通过专家和高年资医生的把关和指导，促进青年医生勤于观察思考、积累临床病例、提高临床技能和综合治疗能力。同时，病例汇报也为科室内几十名住院医师、研究生和本专科学生提供了丰富的临床教学资源。

经过多年的努力，我们汇聚科室的智慧，筛选了部分典型的亚专科病例、罕见病病例和复杂的综合诊疗病例，集结成册。本书共分为八篇，35 个病例，涵盖了牙体牙髓、牙周、口腔黏膜、口腔颌面外科、口腔修复、正畸、口腔综合治疗等领域。本书紧密结合临床，通过丰富的图文资料展现临床诊治过程和治疗效果，使读者更容易深入理解。我们希望本书能对广大口腔临床医生在各个口腔亚专业疾病诊疗以及提升口腔全科综合诊疗意识和治疗能力等方面提供参考和帮助。

衷心感谢中华口腔医学会会长俞光岩教授对综合医院口腔科发展的关注、支持和指导，并在百忙之中为本书作序！

在本书编写过程中，我们得到首都医科大学附属北京友谊医院领导和科室同仁的大力支持，在此一并致谢！

由于水平有限，本书中难免存在缺点和不足，敬请专家和同道不吝赐教和批评指正！

黄晓峰　张方明

首都医科大学附属北京友谊医院

2020 年 4 月 30 日

目　录

牙体牙髓篇

牙周篇

儿童口腔篇

口腔黏膜病篇

口腔颌面外科篇

口腔修复篇

口腔正畸篇

口腔综合治疗篇

附 录

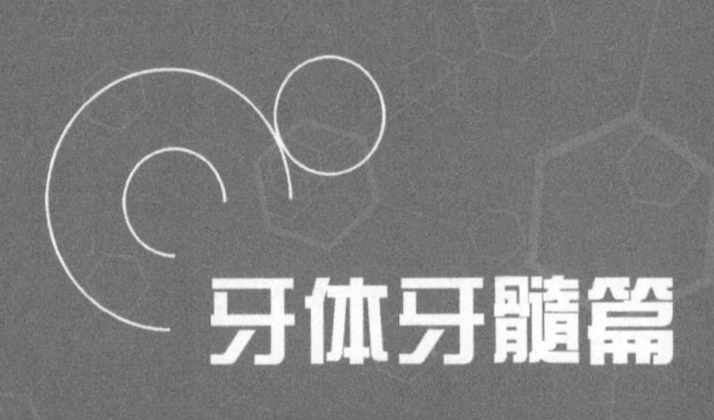

牙体牙髓篇

001 美学复合树脂分层堆塑技术修复前牙切角缺损一例

病历摘要

患者男性，16 岁。

主诉：右上门牙外伤，树脂充填物脱落 3 天。

现病史：患者 1 年前因右上门牙外伤后折断，于外院行补牙治疗，3 天前充填物脱落，自觉影响美观，于我科就诊要求治疗。

既往史：否认全身系统性疾病及药敏史。

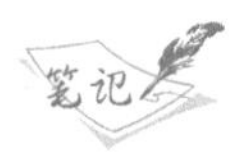

检查：上前牙排列整齐，I°深覆𬌗，覆盖正常，咬合关系尚可，前牙区未扪及明显咬合创伤。上前牙区龈缘线位置基本对称，11 远中切角缺损，牙本质暴露，断端可见少量牙色充填物，探诊略敏感，未探及穿髓孔，无叩痛，冷测同对照牙，11-13 龈乳头略红肿，未探及附着丧失（图 1.1、图 1.2）。

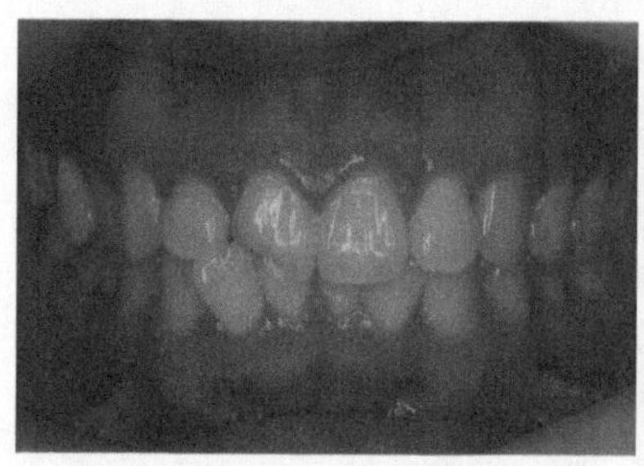

图 1.1　治疗前口内咬合像

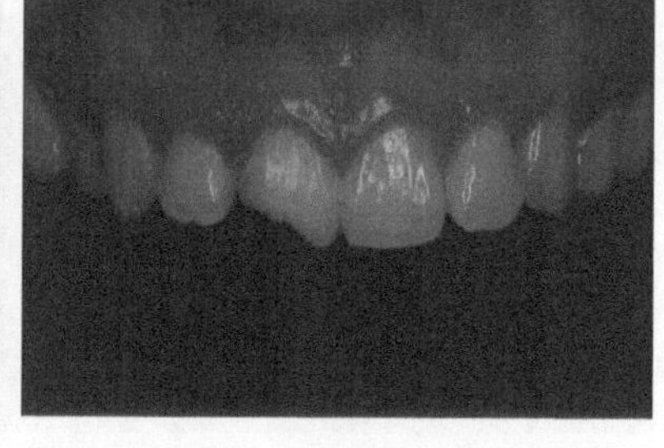

图 1.2　治疗前上颌局部像

诊断：11 冠折；旧充填物脱落；11-13 菌斑性龈炎。

治疗计划：龈上洁治术；11 复合树脂分层修复，待成年后 11 酌情瓷贴面修复。

治疗过程

1. 初诊：全口龈上洁治术，藻酸盐制取上下颌印模并灌制超硬石膏模型，Wax-up 精确恢复 11 舌侧外形（图 1.3、图 1.4）。

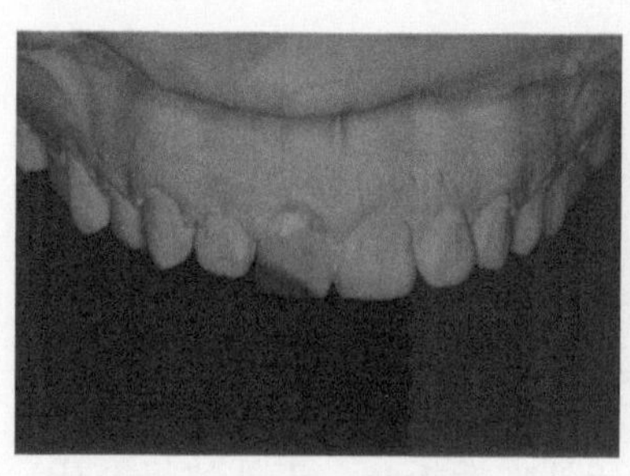

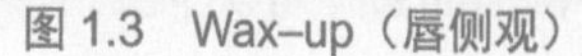

图 1.3　Wax-up（唇侧观）

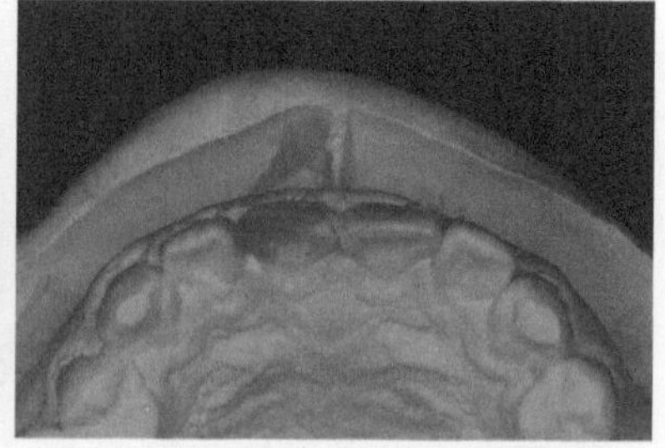

图 1.4　Wax-up（腭侧观）

2. 复诊：患者对蜡型满意后，翻制并修整硅橡胶导板（图 1.5）；使用复合树脂在牙面以直接固化的方式进行比色（本例使用 Dentsply

瓷纳美 E2、E3 色，图 1.6）；13-23 上橡皮障，微创牙体预备（唇侧圆凹型肩台，腭侧直角对接肩台，图 1.7）；使用硅橡胶导板口内复位，确保无干扰（图 1.8）；使用旋风轮（Diacomp Plus TWIST，EVE）对预备体边缘进行抛光（图 1.9）；特氟龙纤维带隔离保护邻牙，35% 磷酸（GLUMA，Heraeus Kulzer）选择性酸蚀釉质边缘（图 1.10）；水汽彻底冲洗并吹干至釉质呈白垩色（图 1.11）；使用微润湿的海绵粒对牙本质进行二次润湿后涂布粘接剂（Scotchbond Universal，3M ESPE）2 遍，并轻吹至一薄层（图 1.12），光照固化；使用硅橡胶导板及金属成形片分别引导 E2 色复合树脂形成腭侧背板（图 1.13）并恢复邻面（图 1.14）；使用 D3 色复合树脂恢复牙本质层，并塑造发育叶形态（图 1.15），分层光照固化（图 1.16）；D2 色复合树脂降低发育叶尖端饱和度并制作切缘反乳光（图 1.17）；BT 色乳光树脂（Filtek Z350XT，3M ESPE）充填发育叶及邻面间隙（图 1.18）；使用釉质测量尺（496–497，LM Dental）预留 0.5 mm 空间，光照固化（图 1.19）；E2 色复合树脂恢复釉质层（图 1.20）并使用貂毛笔对复合树脂进行平滑（图 1.21）；复合树脂表层涂布阻氧凝胶后绝氧光照 40 s，使复合树脂完全固化（图 1.22）；使用铅笔标定轴角、边缘线及一级纹理位置（图 1.23）；氧化铝抛光碟（Super–Snap，Shofu）初修外形（图 1.24）；金刚砂车针（TC–21F，MANI）成形一级纹理（图 1.25）并使用硅橡胶抛光尖（Shofu）对纹理进行柔化（图 1.26）；待修复体外形修整完成后，分别使用旋风轮和抛光条（EPITEX，GC）对唇面和邻面进行逐级抛光（图 1.27 ～图 1.31）；使用 1 μm 氧化铝抛光膏 + 羊毛刷，在低速无水状态下对修复体进行精细抛光（图 1.32）；最终使用绒布轮表面上亮（图 1.33），效果如图 1.34 所示。拆除橡皮障后，对 11 的舌侧进行动态咬合调整，使

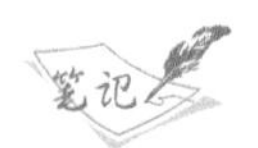

之建立良好的前伸引导，并按前述方法逐级对 11 舌侧进行抛光，最终完成（图 1.35）。术后即刻照片可见 11 的缺损得到恢复，外形与 21 协调一致，切端再现了天然牙的半透明效果，修复体与天然牙体组织之间存在有明显界限，这是由于天然牙体组织在治疗过程中脱水所致。

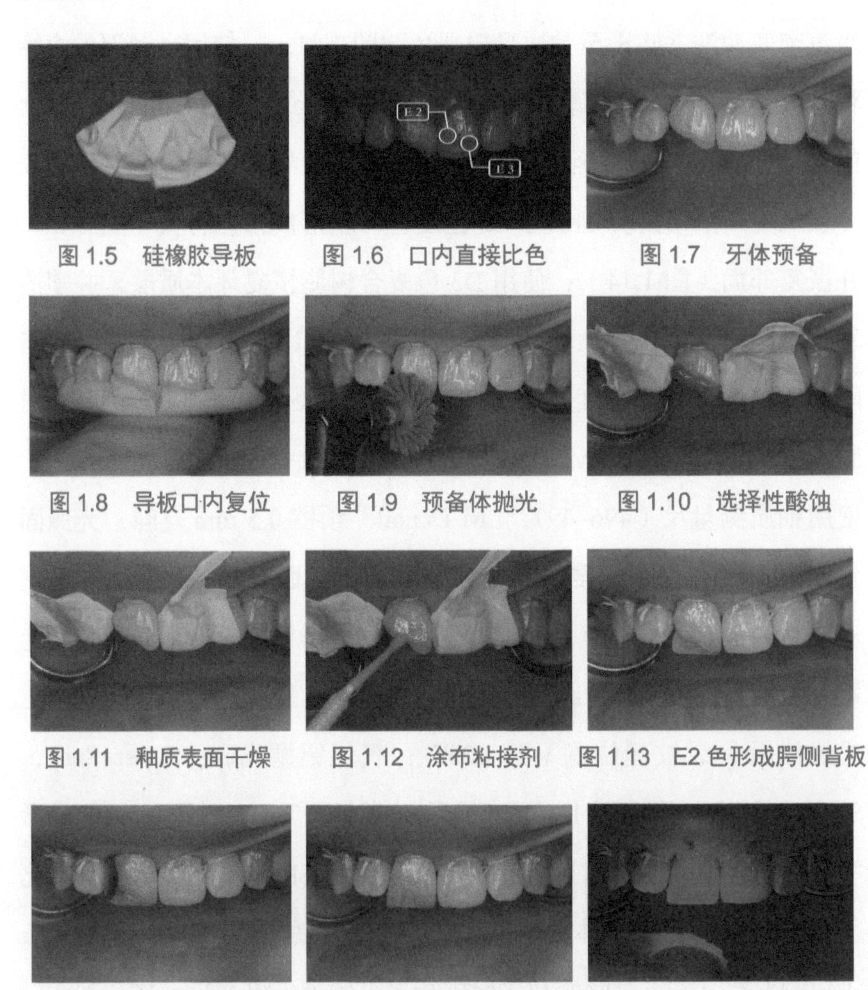

图 1.5　硅橡胶导板　图 1.6　口内直接比色　图 1.7　牙体预备

图 1.8　导板口内复位　图 1.9　预备体抛光　图 1.10　选择性酸蚀

图 1.11　釉质表面干燥　图 1.12　涂布粘接剂　图 1.13　E2 色形成腭侧背板

图 1.14　E2 色恢复邻面　图 1.15　D3 色恢复牙本质层　图 1.16　分层光照固化

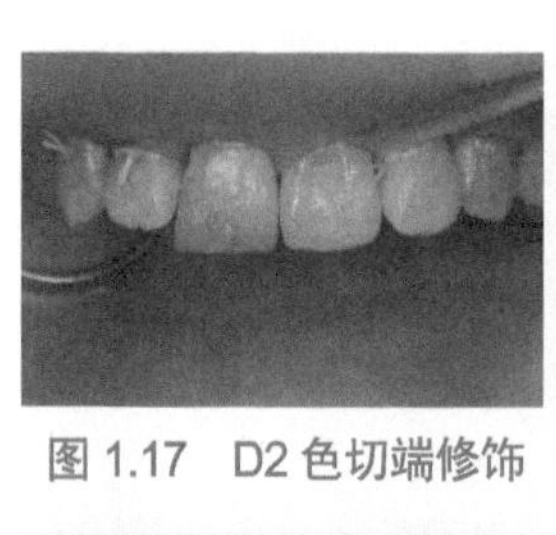
图 1.17　D2 色切端修饰

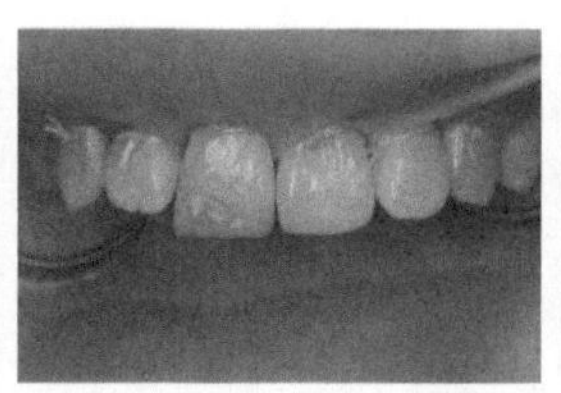
图 1.18　BT 色充填乳光区

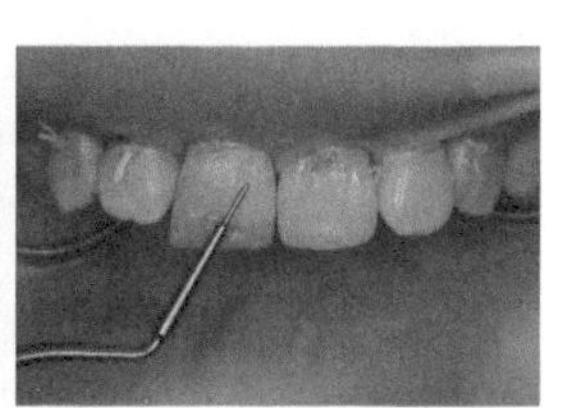
图 1.19　预留釉质层空间

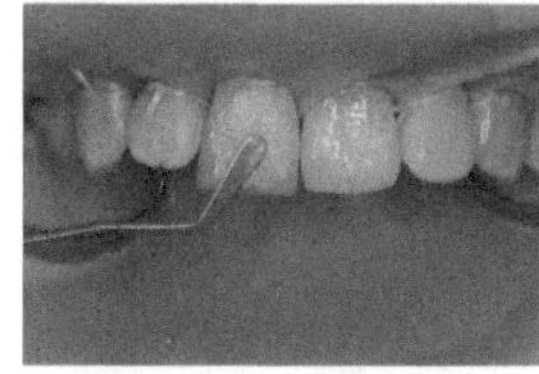
图 1.20　E2 色恢复釉质层

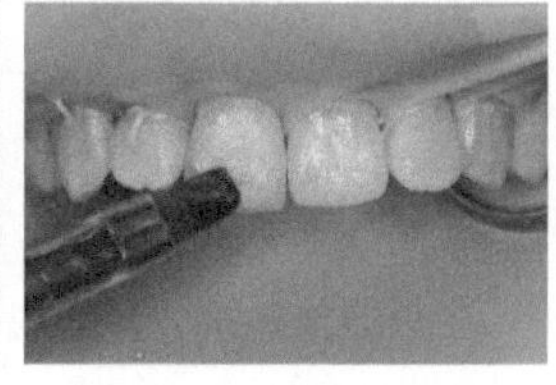
图 1.21　平滑树脂表面

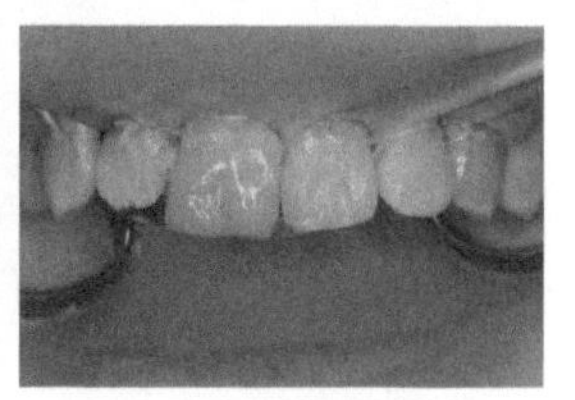
图 1.22　阻氧光照固化

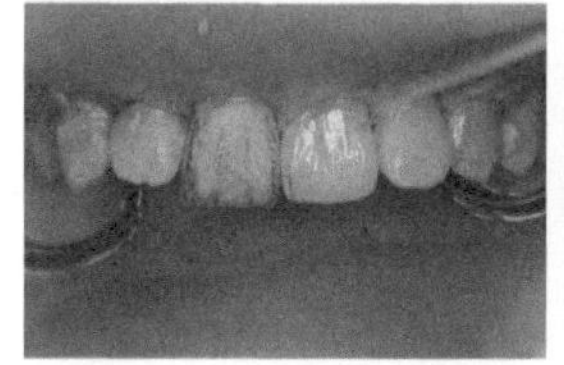
图 1.23　标定一级纹理

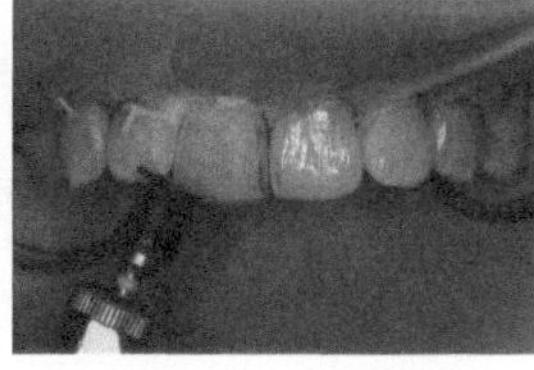
图 1.24　外形修整

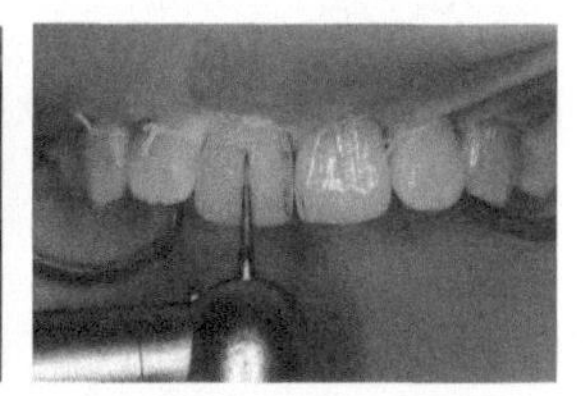
图 1.25　成形一级纹理

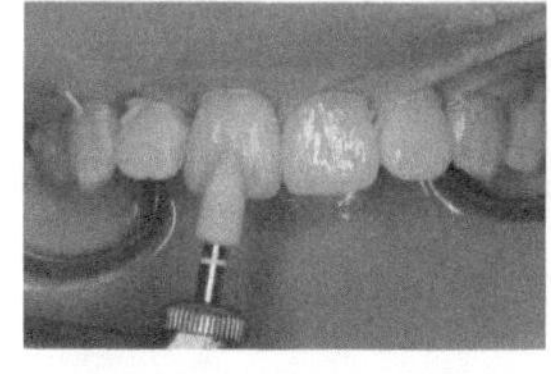
图 1.26　柔化一级纹理

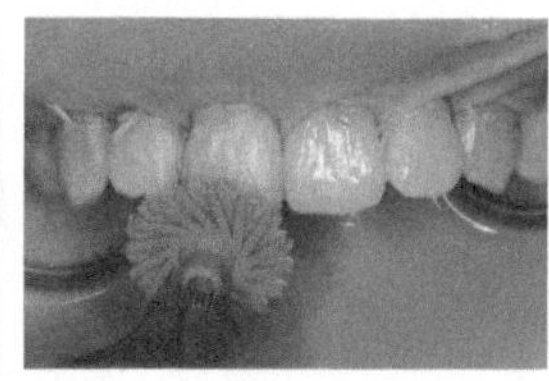
图 1.27　唇面逐级抛光（粗）

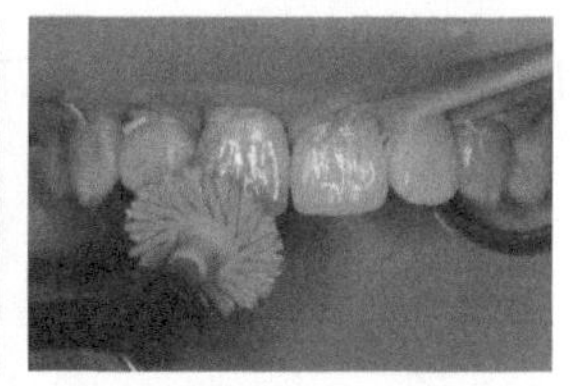
图 1.28　唇面逐级抛光（细）

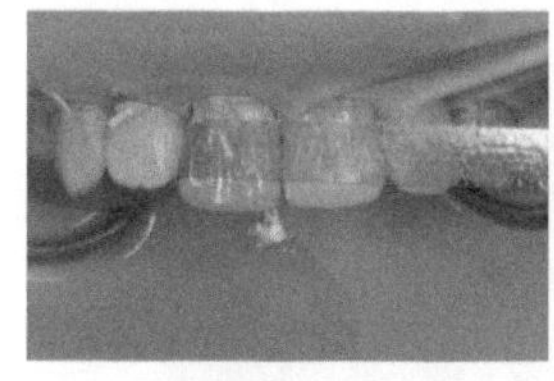
图 1.29　邻面逐级抛光（粗）

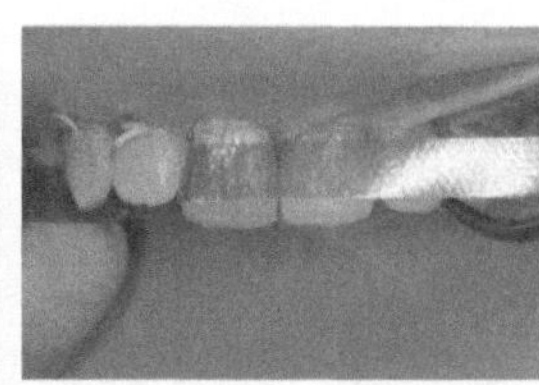
图 1.30　邻面逐级抛光（中）

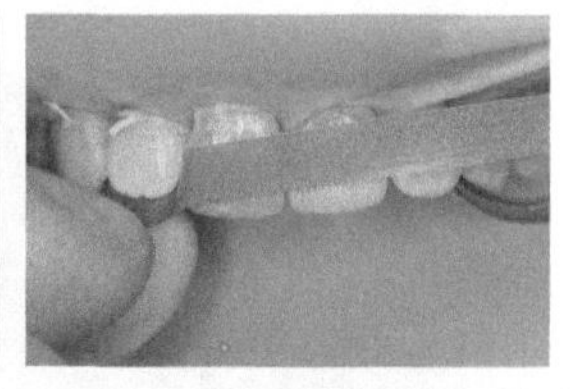
图 1.31　邻面逐级抛光（细）

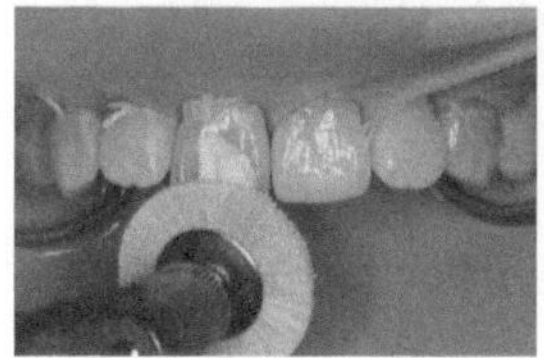
图 1.32　修复体精细抛光

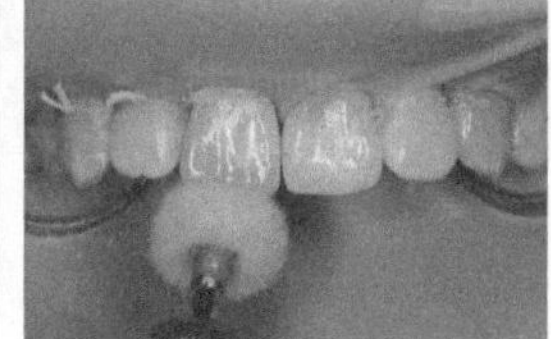
图 1.33　修复体表面上亮

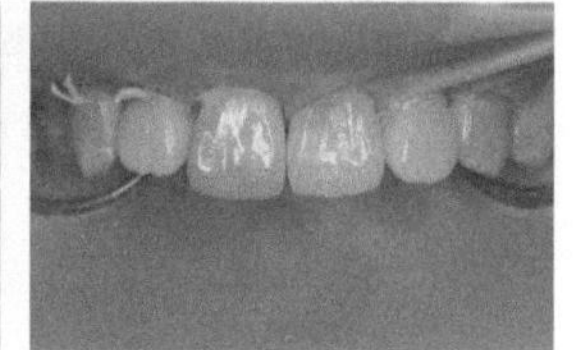
图 1.34　抛光完成

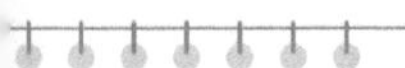
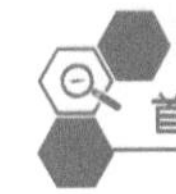

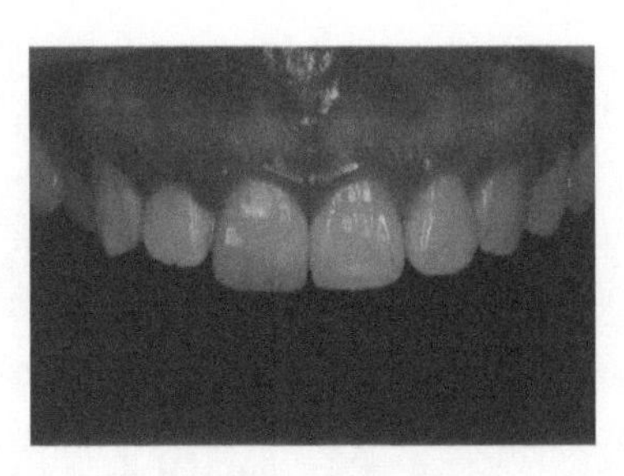
图 1.35　术后即刻

随访

1. 术后 2 小时（图 1.36）：修复体表面具有与天然牙体组织一致的光泽度，表面纹理协调自然，修复体与天然牙体组织之间仍然可见一交界面，但较术后即刻有明显改善。

2. 术后 3 个月（图 1.37）：术后 3 个月患者进行了临床复诊，可见修复体表面光泽度良好，与天然牙体组织过渡自然，交界区无明显白线及灰线形成。但 11 切端乳光区较对侧同名牙有较高的透明度。我们在显微镜辅助下，从 11 舌侧入路，保留整个 D 区的形态及结构，并使用微创球钻去除高透光区对应位置的树脂背板及部分 BT 色乳光树脂，使用 E2 色树脂重新充填该区域，并重新逐级进行抛光，获得了较满意的治疗效果（图 1.38）。治疗前后对比如图 1.39 所示。

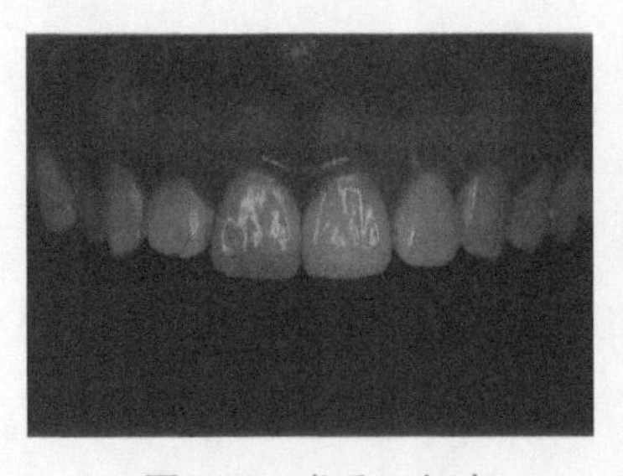
图 1.36　术后 2 小时

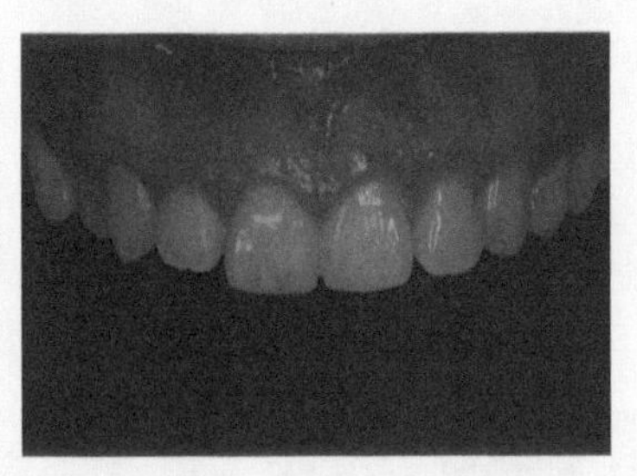
图 1.37　术后 3 个月（切端修整前）

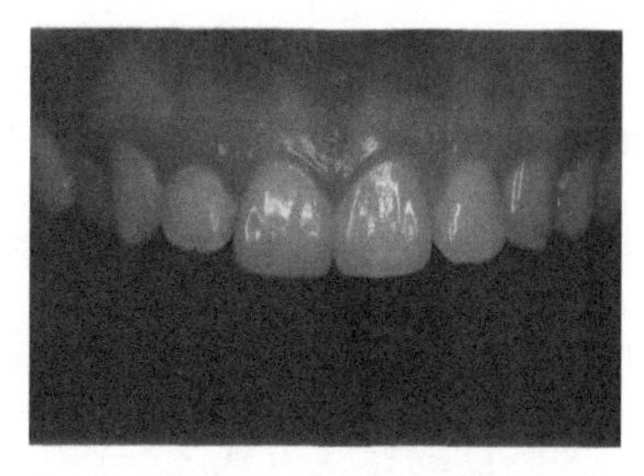

图 1.38　术后 3 个月（切端修整后）

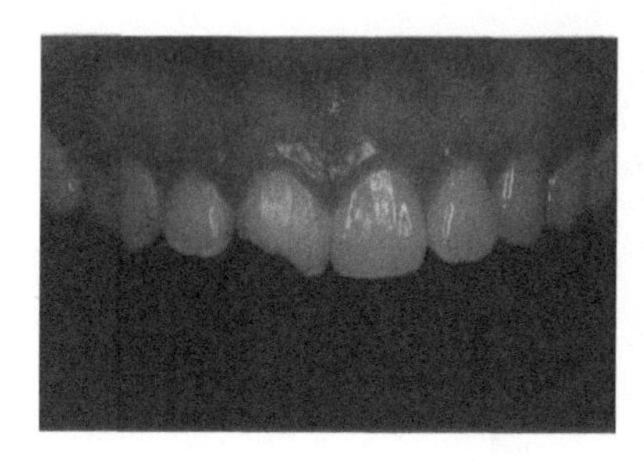
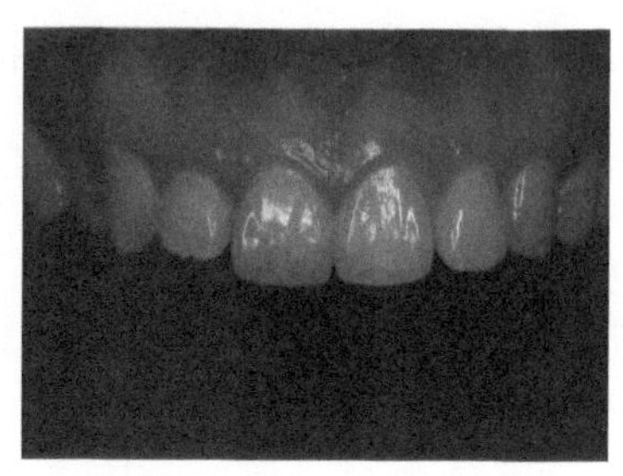

图 1.39　治疗前后对比

病例分析

面对青少年前牙缺损的病例时，必须考虑到生长发育对治疗的影响。由于青少年患者的牙齿萌出及颌骨发育尚未完全，如果在此阶段进行永久性修复，龈缘随牙齿萌出不断退缩，将引起冠边缘暴露，导致修复失败，选择一种恰当的过渡性修复方法尤为重要。

经过 50 余年的发展和改进，纳米填料复合树脂几乎成了牙体缺损直接修复的不二之选。对于美观要求较高的前牙修复，其优势主要体现在：

1. 良好的可调改性，方便临床医师对修复体局部的颜色及形态进行调整，而不需要拆除整个修复体。

2. 美学复合树脂和分层堆塑技术的出现可以实现不同光学性能的树脂材料逐层叠加，从而模拟天然牙体组织（特别是前牙切 1/3）

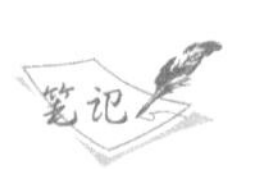

不同层次解剖结构的光学特点及其叠加效应，尤其适合用于对美学要求较高的前牙缺损的修复。

3. 最大限度地保存健康的天然牙体组织是现代牙科治疗的原则和趋势，制备窝洞时应尽可能精确和保守，相较于其他修复方式，复合树脂仍是目前最为微创的修复方式之一。

本病例使用美学纳米填料复合树脂结合分层堆塑技术，作为一种过渡性修复手段治疗青少年前牙牙体缺损，在微创的前提下较好地模拟了前牙的外形及美学特征，获得了较满意的临床效果。

病例点评

复合树脂材料具有操作性能佳、颜色多样、操作过程对牙体组织及周围组织损伤小等优点，被广泛应用于牙体缺损的直接修复。本病例使用纳米填料的美学复合树脂材料作为一种过渡性的修复手段，治疗青少年前牙大面积缺损，再现了天然牙自然的色彩和层次分明的质感，获得了不逊于瓷修复的美学效果。但该项技术的技术敏感性相对较高，椅旁操作时间长，治疗过程中严格的标准化操作是保证修复成功的关键。树脂材料有远期颜色改变的情况发生，因此远期效果还需要进一步观察。

该病例治疗后美学效果优异，是2018年北京口腔医学会牙体牙髓病学专委会“复合树脂直接修复临床报告暨病例展评（前牙组）”一等奖获奖病例。

（范晓川）

002 显微根尖外科手术治疗前牙根尖囊肿一例

病历摘要

患者女性，38 岁。

主诉：右下前牙反复肿痛 7 个月。

现病史：患者 4 年前曾行下前牙根管治疗，近 7 个月自觉右下前牙反复肿痛，逐渐加重，现至我科要求进一步治疗。

既往史：否认全身性系统性疾病史，否认药物过敏史，否认服用双膦酸盐类药物史。

检查：双侧面部基本对称，开口度 3 指，开口型无偏斜。口内检查：41 舌侧中央可见树脂充填物，边缘密合，未见继发龋坏，41 松动Ⅰ°，叩诊不适，牙髓活力测验无反应，唇侧根尖部牙龈肿胀，扪痛（+），可见窦道，未见明显渗出（图 2.1）。CBCT 提示：41 根管内高密度影基本恰填密合，根尖大范围低密度影约为 8 mm × 8 mm × 5 mm，边界清楚，根尖部唇侧硬骨板吸收，冠根比 8 ∶ 11（图 2.2）。生化及传染病等常规检查均未见异常。

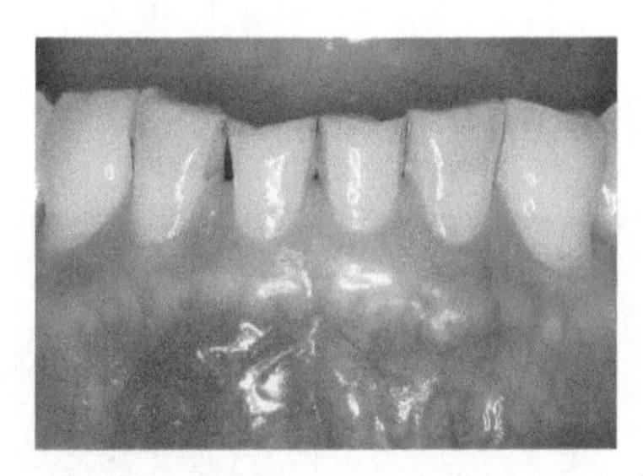

图 2.1　术前口内像

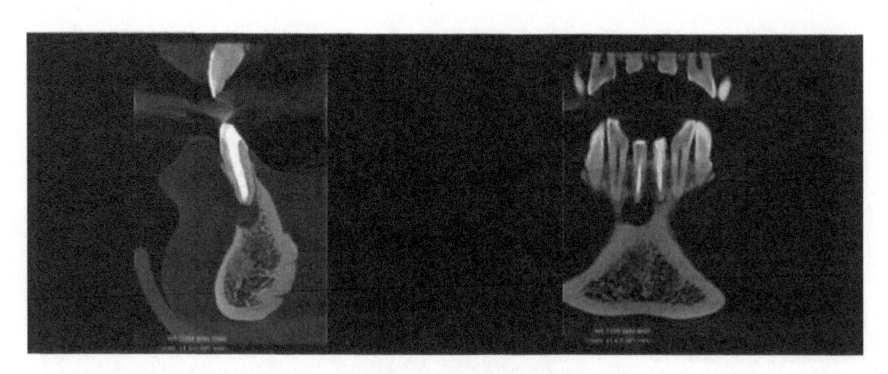

图 2.2 术前 CBCT

诊断：41 根尖囊肿。

治疗计划：41 显微根尖外科手术治疗。

治疗过程：患者知情同意后，常规消毒铺巾，31-42 在 4% 阿替卡因肾上腺素局麻下，采用唇侧龈乳头基部切口（papilla base incision，PBI）结合双侧垂直切口切开至骨皮质，使用骨膜剥离器翻全厚黏膜骨膜瓣，锐性分离窦道处粘连，充分暴露 41 根尖病变区，显微镜下进行根尖周刮治，彻底刮除囊肿及肉芽组织，45°仰角手机结合长柄车针进行根尖切除，切除长度 3 mm，镜下观察根切完整，根管形态为双根管型，管间存在峡部，牙胶周围存在微渗漏，未见根裂。超声工作尖沿牙根长轴方向进行根管倒预备，预备长度 3 mm，预备后洞型冠方可见根管内牙胶。采用生物陶瓷材料 iRoot BP 分层进行根管倒充填。复位黏骨膜瓣，轻压去除积血和液体，使龈瓣紧贴骨面，间断缝合。术后即刻牙片提示：41 截根长度 3 mm，倒充填到位密合。详见图 2.3 ～图 2.10。

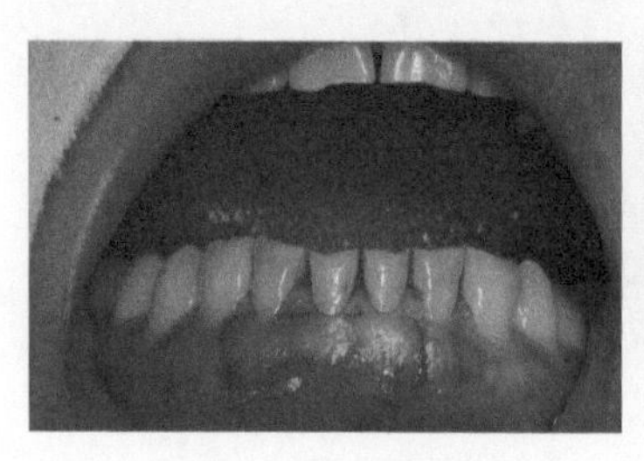

图 2.3 切口设计

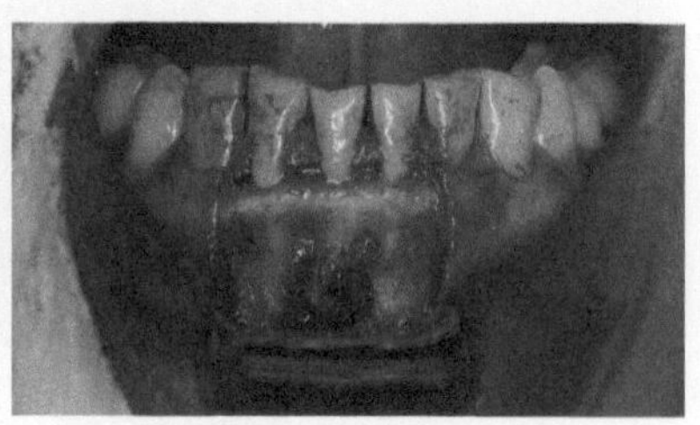

图 2.4 翻瓣后

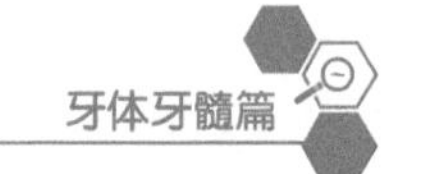

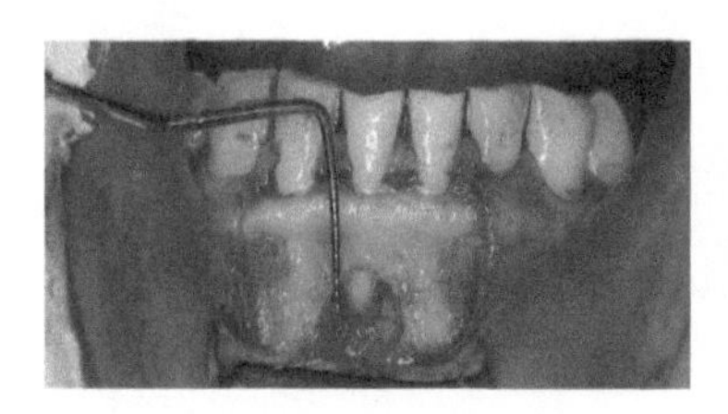
图 2.5　根尖周刮治后

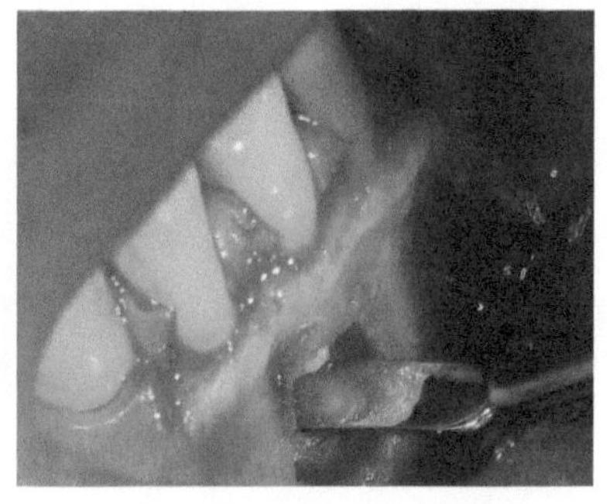
图 2.6　显微镜下截除断面

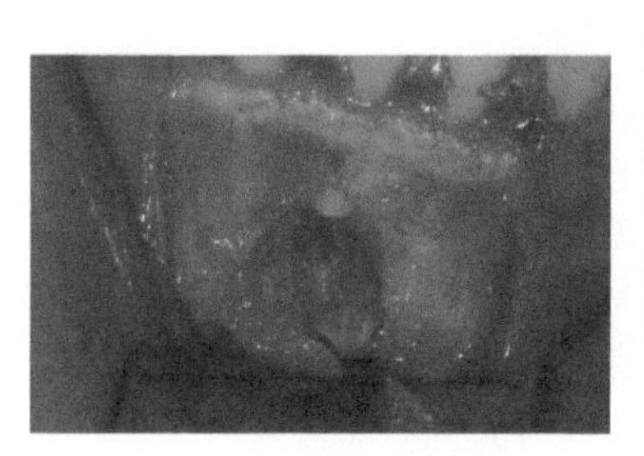
图 2.7　根管倒预备后

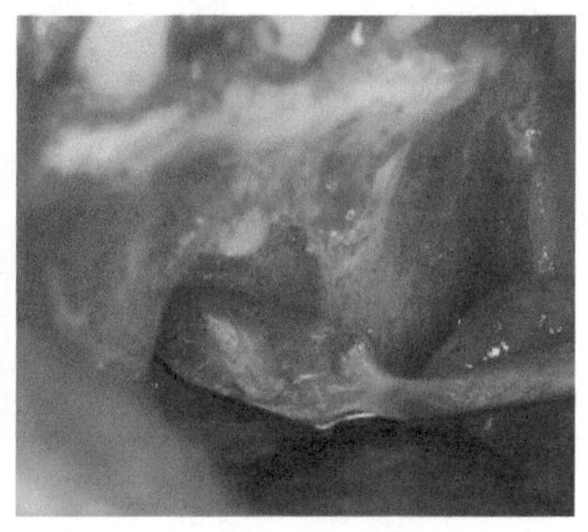
图 2.8　根管倒充填后

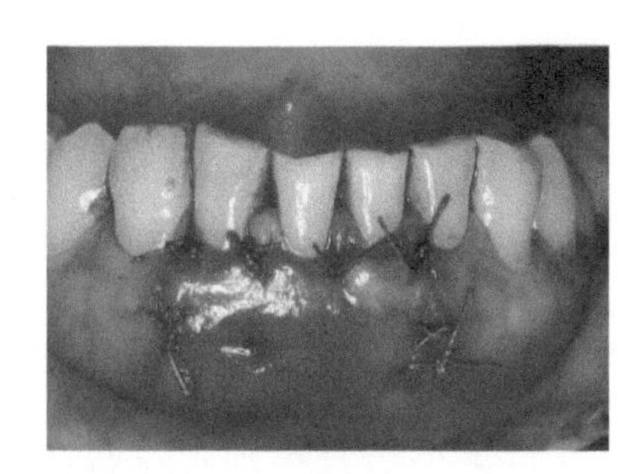
图 2.9　龈瓣复位缝合

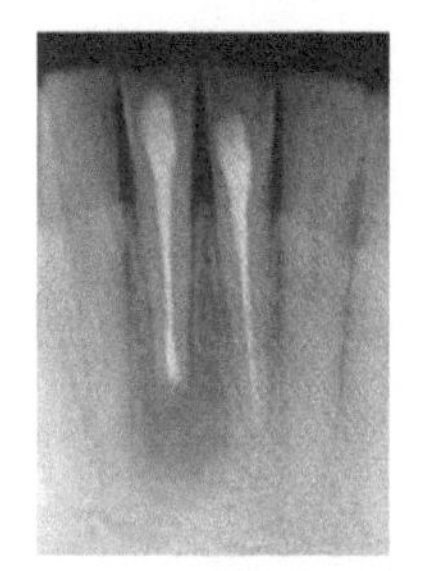
图 2.10　术后即刻牙片

随访：术后 1 周，常规拆线，软组织未见明显红肿，未见明显瘢痕组织（图 2.11）。术后 1 个月软组织愈合良好（图 2.12），根尖片显示 41 根尖区已有新生骨小梁形成（图 2.13）。

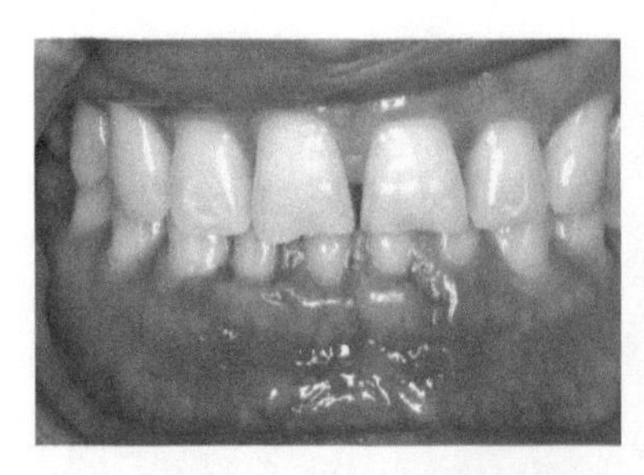

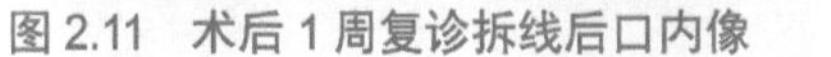
图 2.11 术后 1 周复诊拆线后口内像

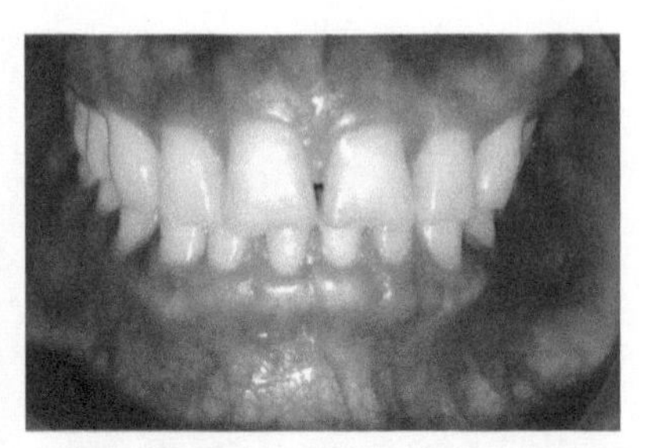
图 2.12 术后 1 个月口内像

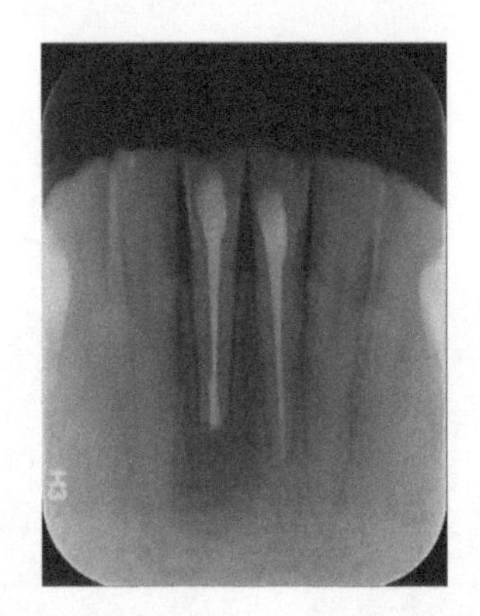
图 2.13 术后 1 个月 X 线根尖片

病例分析

随着根管治疗技术的普遍开展，由根管解剖系统的复杂性、医源性错误（如器械分离）等原因导致根管治疗失败而需要进行根管外科治疗的患牙越来越多。显微根尖外科手术具有精确、微创、并发症少、成功率高达 90% 等特点。下颌切牙根管系统较为复杂，以Ⅰ型根管为主，但仍有 25.46% 的下颌切牙出现Ⅱ、Ⅲ、Ⅵ型根管，下颌切牙根管峡区发生率较高，切牙的峡区底端与根尖距离较近。此病例中下颌中切牙存在明显峡部，常规根管治疗后，根管系统仍存在微渗漏，根管内感染源导致较大范围根尖病变，进行根管再治疗后病变愈合的可能性较小，由于囊肿导致唇侧骨板较大范围缺损，根尖外科手术不需要再去骨开窗。综合各方面考虑，建议患者进行显微根尖外科手术，保留患牙。

病例点评

对于一些符合适应证的根尖病变，显微根尖手术是保存患牙的一个较好的手段。牙科显微镜的使用，会进一步提高根尖手术的精度，从而提高患牙保存的可能性。本病例通过规范的治疗流程，展示了显微根尖外科手术治疗前牙根尖囊肿病例的治疗过程，临床治疗效果满意。其中的一些治疗细节值得借鉴：①术前 CBCT 检查全面评估患牙情况，包括根管充填质量、根尖病变范围、骨缺损程度、冠根比例等，各方面符合根尖外科手术指征，制定手术计划。②术中采用保护龈乳头的 PBI 切口结合双侧垂直切口，术中可清楚暴露病变区，术后瘢痕小。③术中显微镜下根管倒预备要沿牙根长轴方向，避免旁穿可见到根管内冠方的牙胶，表明预备方向正确，并且侧壁清理干净。④根管倒充填采用生物陶瓷类材料 iRoot BP，分层充填，逐层压实。

（尹　君）

参考文献

1. 王捍国．显微根管外科彩色图谱．北京：人民卫生出版社，2016：7–9.
2. 张文，彭彬．下颌前牙根管根尖部形态的影像学研究．中华口腔医学研究杂志（电子版），2013，7（1）：5–9.

003 下颌第一前磨牙变异根管的诊断和治疗一例

病历摘要

患者男性，42 岁。

主诉：右下后牙自发跳痛 5 天。

现病史：5 天前开始出现右下后牙自发性阵发性疼痛，伴冷热刺激加重，1 天前冷热刺激痛自行缓解，但出现明显咬合疼痛。

既往史：体健，否认系统性疾病史，否认药物过敏史。

检查：44 颊面颈部可见牙色充填体，边缘未见明显继发龋坏，冷刺激无反应，叩痛（++），根尖区扪痛（±），牙齿不松动；牙龈缘略红肿，PD：2 ～ 3 mm。X 线根尖片显示：44 根尖周膜完整，未见密度减低影像；根中 1/2 以下牙根膨大，根管影像变模糊，提示可能存在牙根及根管变异（图 3.1），遂行锥形束 CT 检查，显示：主根管在根中约 1/2 处分叉形成 3 个根管，分别为近中颊、远中颊及舌侧根管（图 3.2）。

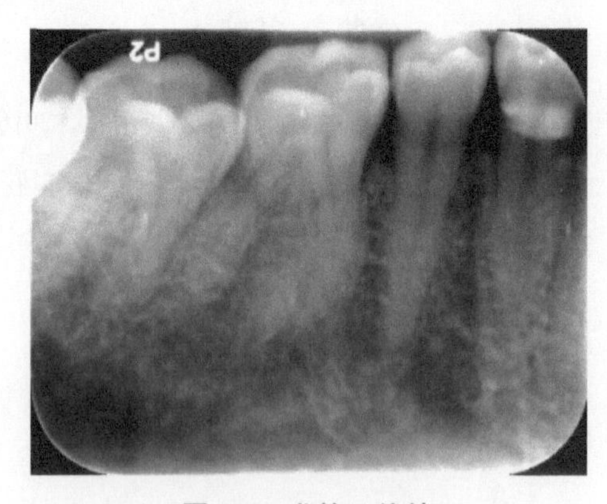

图 3.1　术前 X 线片

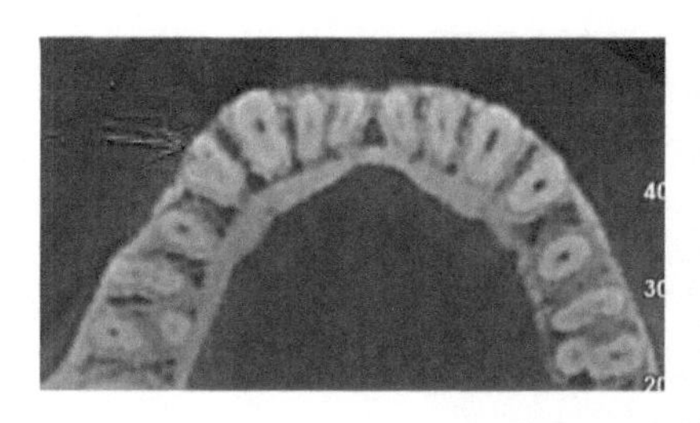
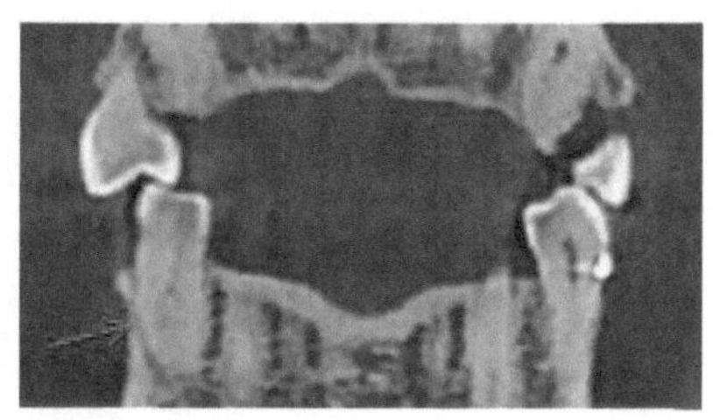

图 3.2　术前锥形束 CT

诊断：44 急性根尖周炎。

治疗计划：44 根管治疗术 + 树脂充填修复。

治疗过程：44 橡皮障隔湿，常规建立根管入路，显微镜下用 DG16 根管探针探及根管口及 3 个根管，分别为近中颊、远中颊及舌侧根管；使用 6# 及 8# C 型先锋锉（C–PILOT files VDW，德国）探查疏通根管（图 3.3）；Protaper S1–F1（Dentsply，美国）进行根管预备（图 3.4），5.25% NaClO 冲洗，干燥，氢氧化钙根管封药。一周后复诊：44 热牙胶垂直加压法充填根管（图 3.5），冠部行树脂充填修复。

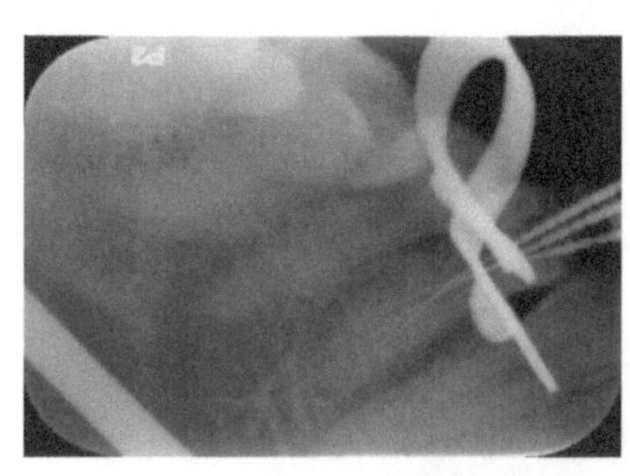

图 3.3　插诊断丝拍 X 线片

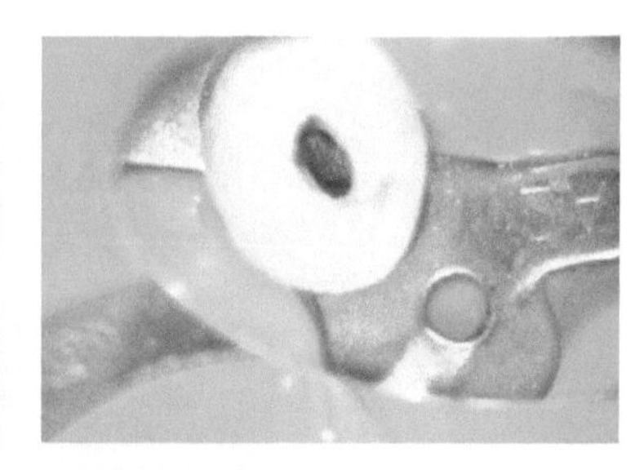

图 3.4　根管预备成形后 3 个根管根管口位置关系

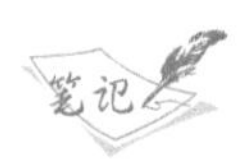

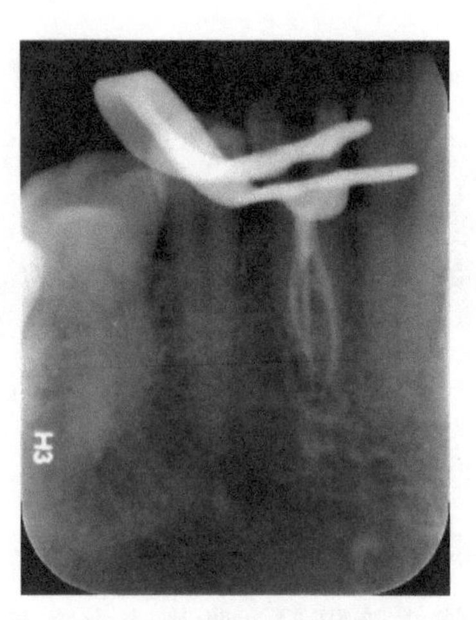

图 3.5　术后即刻 X 线片

随访：术后 3 个月及 2 年复查，患者主诉无不适。临床检查：44 充填体完好，无叩痛，不松动（图 3.6），X 线片显示根尖周无异常（图 3.7）。

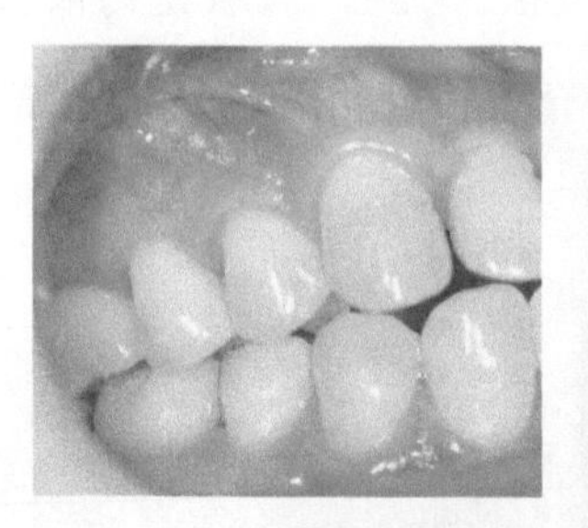
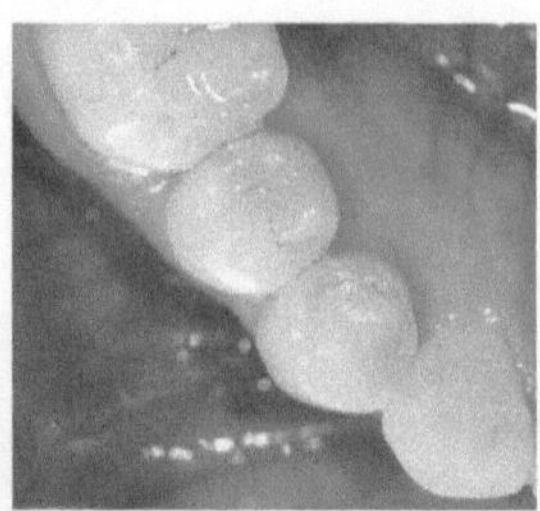

图 3.6　术后 2 年复查口内照

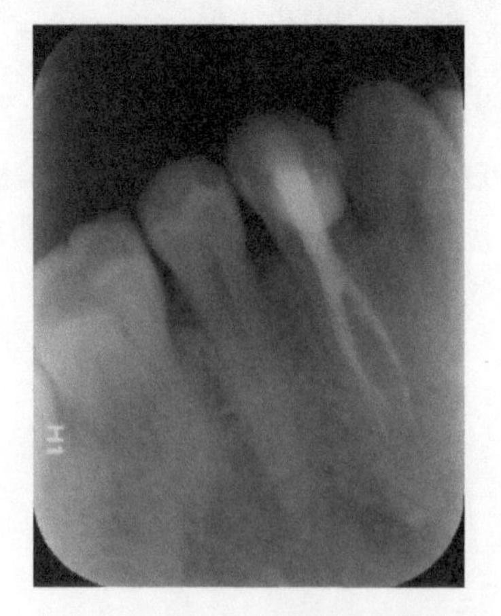

图 3.7　术后 2 年复查 X 线片

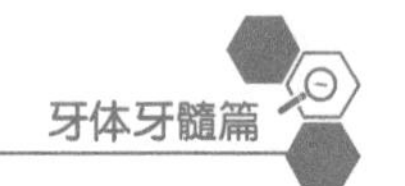

病例分析

根管治疗成功的关键在于准确认识根管系统的解剖形态，并对其进行完善预备成形、消毒及三维充填。遗漏根管是导致根管治疗失败的常见原因之一。对初次根管治疗失败的病例进行非手术再治疗时研究分析显示，20% 左右是由于根管遗漏导致的治疗失败。Song 等在根尖手术中使用显微镜对 493 个牙根的根尖及切除的根尖断面进行观察分析，发现导致根管治疗失败的第二位原因为遗漏根管，占 19.7%。导致根管遗漏的原因，一方面是根管系统形态复杂，具有多态性、变异性和增龄性改变等特点；另一方面是术者对根管解剖变异认识不足，不能将其变异辨认出。

下颌第一前磨牙根管解剖形态复杂多变，多数为单根管，但常发生形态变异，出现双根管、三根管甚至“C”型根管。循证医学的相关研究显示，24.2% 的下颌第一前磨牙为 2 个或 2 个以上根管，中国、澳大利亚及撒哈拉以南的非洲地区人群更容易发生多根或多根管。Yang 等的研究显示，中国人群该牙双根管的发生率为 22.05%，根管形态主要为 1–2 型，其次为 2–2 型（均为 Vertucci 分型）。双根管时，2 个根管口的距离多数在 1 ～ 3 mm 范围内。此外，还有 0.68% 的下颌第一前磨牙为 3 个根管，根管形态主要为 1–3 型（Vertucci 分型），1.14% 为“C”形根管。本文报告的病例根管形态为 1–3 型。

针对下颌第一前磨牙复杂多变的根管形态，术前仔细研读 X 线根尖片有助于发现异常。下颌第一前磨牙多根或多根管时，通常是在牙根中下段由 1 个根管分叉形成 2 个或 3 个根管，因此其根尖片会有一些特征性改变：主要表现为根管影像突然变窄或消失，另外还可能伴有牙根中下段变膨大；本文所报道的病例即有此两种明显

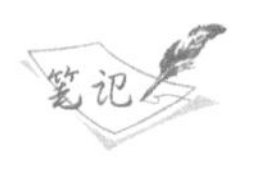

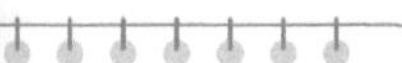
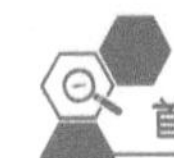

表现。若平行投照怀疑有多个根管，可以偏移投照，再拍摄一张X线片来进一步确认，也可以行锥形束CT检查来进一步明确。本病例拍摄X线片发现根管可能变异后，进一步拍摄了锥形束CT，明确了根管变异的类型，得到了更加清晰和直观的三维影像，可直接观察变异牙根及根管的形态及空间位置关系，为后续的治疗提供有力指引。

病例点评

下颌第一前磨牙变异根管是非常常见的，而并非所有临床医生都会关注这种变异。本病例展示了下颌第一前磨牙变异根管的发现和治疗过程，临床治疗效果满意，其中的一些治疗细节是值得学习和借鉴的：

1. 医生术前仔细研读X线片发现了异常，及时进行了锥形束CT检查进一步明确了解剖变异，有力指引了后续治疗。

2. 寻找及探查变异根管时，将开髓洞型适当向近中颊侧及远中颊侧进行了拓展，形成圆三角形，成功寻找到了第二及第三根管。

3. 在进行根管治疗的过程中，综合利用了牙科显微镜、超声工作系统、DG16根管探针、C型先锋锉、机用镍钛系统、热牙胶根管充填系统等器械和设备，对根管系统进行预备成形及严密的三维充填，提高了这类复杂根管治疗的质量和成功率。

（王变红）

【参考文献】

王变红，侯本祥．下颌第一前磨牙变异根管的诊断和治疗4例报告．北京口腔医学，2018，26（6）：346-349.

004 双根管下颌尖牙根尖周炎一例

病历摘要

患者女性，62 岁。

主诉：右下前牙有洞、塞牙半年。

现病史：患者半年来发现右下前牙有洞，进食时易塞牙，否认明显冷热刺激痛、自发痛及咬合痛，未经任何治疗。

既往史：否认全身系统性疾病及药物过敏史。

检查：43 冠缺失 1/2，龋坏，髓腔暴露，无探痛，叩痛（+），不松动。牙龈略红肿，PD：2 ~ 4 mm。X 线根尖片显示 43 根管上 1/3 影像清晰，下 2/3 根管影像不清晰，根周膜影像呈双层，近中根周膜影像增宽（图 4.1）。

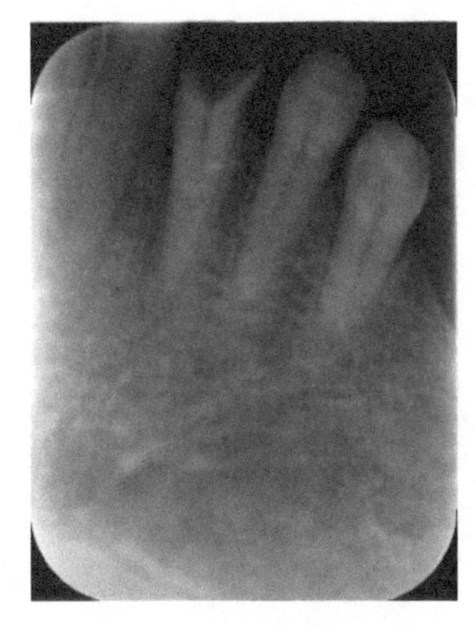

图 4.1　术前 X 线根尖片

诊断：43 慢性根尖周炎。

治疗计划：43 根管治疗 + 桩核冠修复。

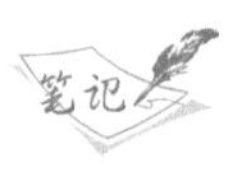

治疗过程： 患者知情同意后，43 上橡皮障，去净龋坏组织，探及唇、舌侧根管各一个，为独立根管，电子根尖定位仪确定工作长度分别为 20 mm、19.5 mm。EDTA 润滑下 Protaper 预备根管至 F2，2.5% NaClO 冲洗根管，超声根管荡洗、干燥（图 4.2）。插 25# 非标准牙胶尖拍 X 线片显示达工作长度（图 4.3）。根管封氢氧化钙糊剂，ZOE 暂封。1 周后复诊，热牙胶垂直加压充填法根管充填，拍 X 线牙片显示根充恰填致密，根中部侧支根管内有根充物影像（图 4.4）。

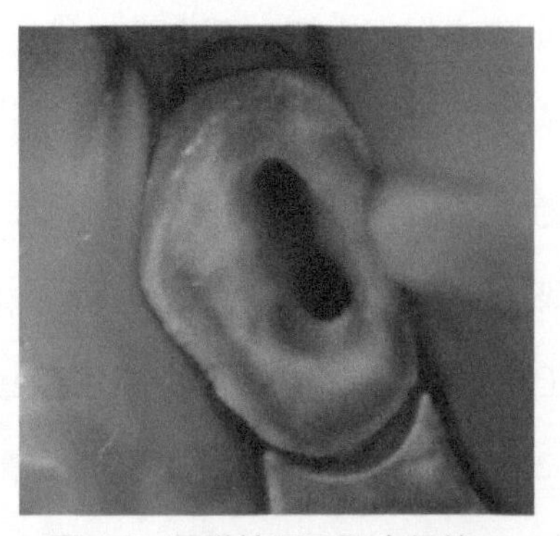

图 4.2　显微镜下见两个根管口

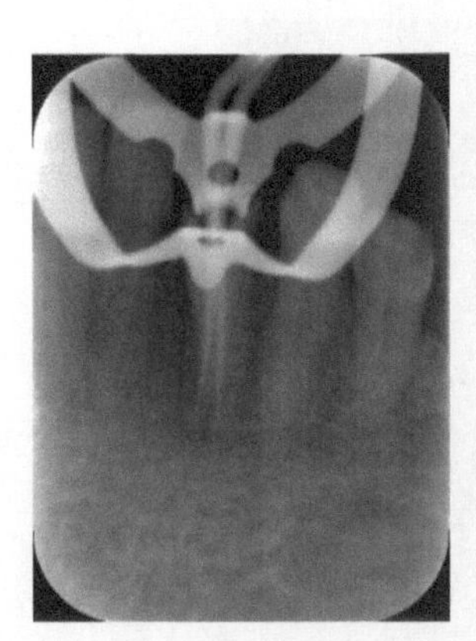

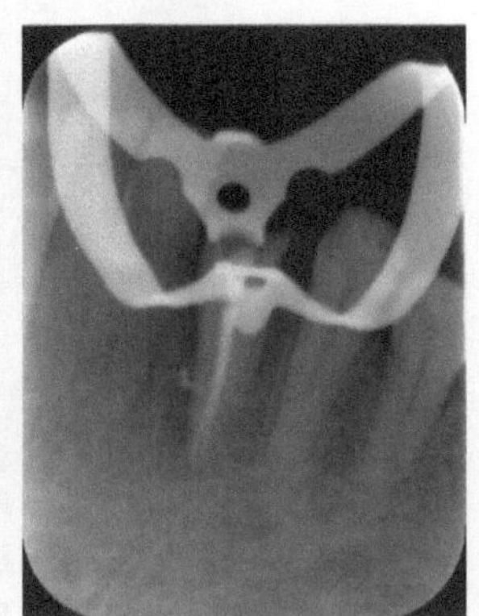

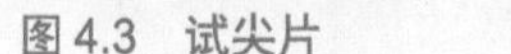

图 4.3　试尖片　　图 4.4　根充片

随访： 3 个月复查，患者无不适，43 无叩痛，不松动，牙龈无异常，X 线牙片显示根尖周骨质无明显异常，侧支根管对应的根周膜增宽已恢复正常，提示病变已愈合（图 4.5）。转修复科桩核冠修复。

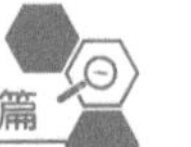

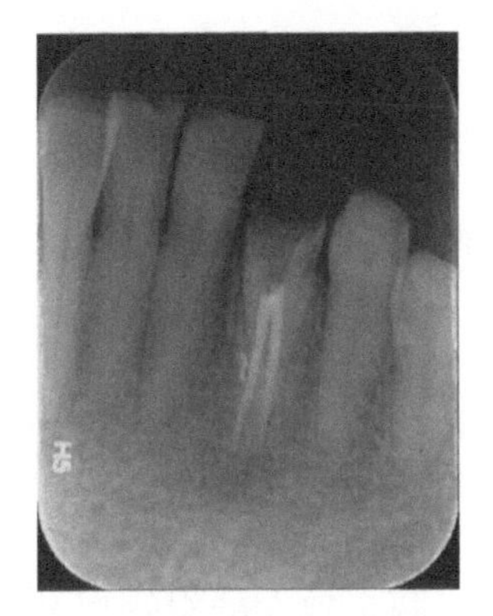

图 4.5　3 个月复查 X 线根尖片

病例分析

本病例术前 X 线根尖片显示根管上 1/3 影像清晰，而下 2/3 根管影像不明显，而且根周膜影像呈双层，提示为双根或不规则的扁根，去净龋坏组织后可见髓腔钙化明显，在偏唇侧寻及一根管口，在根管显微镜辅助下，超声根管器械去除钙化物，于偏舌侧寻及另一根管口，根管细小，疏通两根管后进行常规的根管预备及充填。下颌尖牙的根管变异临床上较为少见，本病例中术者根据影像学检查判断存在根管变异的可能性，避免了根管遗漏的发生，使患牙得到完善的治疗。

根管治疗是牙髓病和根尖周病的最有效治疗方法，但根管解剖变异引起的根管遗漏是造成根管治疗失败的重要原因之一。

根据目前国际通用的 Vertucci 根管分类法，前牙根管可分为以下几型。

Ⅰ型（1–1 型）：从髓室延伸至根尖孔为单一根管，单根管口，单根尖孔（图 4.6A）。

Ⅱ型（2–1 型）：两个独立根管离开髓室，在根尖上方融合成一个根管，单根尖孔（图 4.6B）。

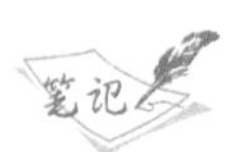

Ⅲ型（1–2–1 型）：1 个根管离开髓室，中途分为两支；然后再融合，并开口于一个根尖孔（图 4.6 C）。

Ⅳ型（2–2 型）：两个独立的根管分别开口于两个独立的根尖孔（图 4.6 D）。

Ⅴ型（1–2 型）：1 个根管在根尖 1/3 处分为两个根管，并分别开口于两个根尖孔（图 4.6E）。

Ⅵ型（2–1–2 型）：两个独立的根管离开髓室，中途融合为一；然后再分成两个根管，并开口于两个根尖孔（图 4.6F）。

Ⅶ型（1–3 型）：1 ～ 3 个根管离开髓室，中途形成 3 个根管；3 个根管或其中的两个根管可先合成一个根管，以 1 ～ 3 个根尖孔开口于根尖（图 4.6G）。

Ⅷ型（变异型）：不能归入上述各类型者。

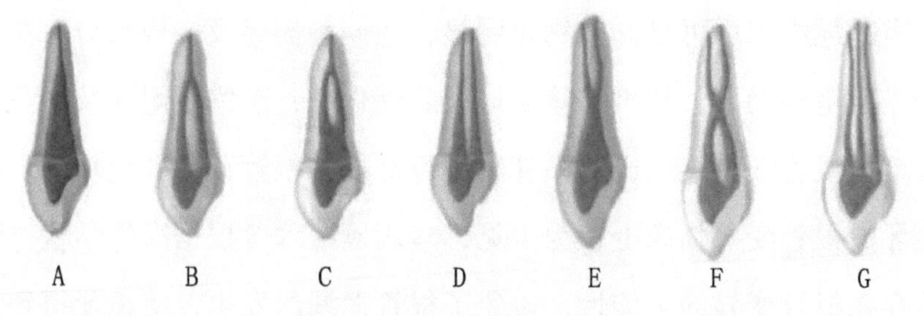

图 4.6 前牙根管分型

[图片来源：VERTUCCI F J. Root canal anatomy of the human permanent teeth. Oral Surg Oral Med Oral Pathol，1984，58（5）：589–599.]

下颌尖牙多为单根单根管型，当出现单根双根管或双根双根管时则被认为是牙齿变异，临床上较为少见。黄超等对 1984—2008 年报道的 1120 个下颌尖牙进行分析，发现下颌尖牙单根单根管和单根双根管 Vertucci Ⅱ型占 93%，其余的根管形态仅占 7%，并以Ⅲ型为主，Ⅳ型仅占 1.5%。

根管治疗过程中，下列情况需考虑双根管的可能：① X 线根尖片发现根管不在牙根中央，或者上段根管影响清晰而下段突然变得纤细或不清；②术后 X 线根尖片显示根充恰填致密，而临床症状不消失或者根尖周病变经久不愈。

临床上避免下颌尖牙根管遗漏的有效措施包括：①采取偏角度投照判断患牙唇、舌向根管数量和位置；②应用锥形束 CT（cone beam CT，CBCT）获得牙齿的三维形态，在根管治疗术前及术中，通过 CBCT 不同角度及层面观察根管的形态、数目、走向及根尖孔的位置，可以克服根尖片偏角度投照造成的牙根影像失真和变形的缺陷。明确根管的解剖变异，避免根管遗漏，是根管治疗取得成功的前提条件。

病例点评

下颌尖牙疾病的患病率不高，医生往往会忽略下颌尖牙的根管系统结构，因此在治疗该牙的牙髓病、根尖周病过程中易漏掉变异的根管，从而导致治疗的失败。本病例依据 X 线牙片及临床探查明确了根管的解剖特征，避免了根管遗漏的发生，经过充分的化学、机械预备后进行严密的根管充填，术后 3 个月复查根尖周病变已完全愈合，冠部修复后，行使咀嚼功能，达到了良好的治疗效果。本病例提示在探查根管数量和形态的过程中，需要熟悉每颗牙的根管系统和根管变异的发生率，从而保证根管治疗的成功率。

（王艳华）

参考文献

1. VERTUCCI F J. Root canal anatomy of the human permanent teeth. Oral Surg Oral Med Oral Pathol，1984，58（5）：589–599.

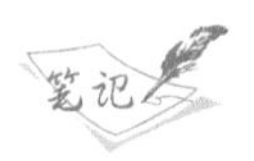

2. 黄超，陈克南，宋倩，等. 下颌前牙牙根及根管变异的研究现况. 牙体牙髓牙周病学杂志，2014，24（11）：673–676.
3. 衡士超，程勇，李波，等. 锥形束 CT 在牙体牙髓病诊治中的临床应用. 中华口腔医学研究杂志（电子版），2012，6（1）：85–92.

005 纤维桩联合复合树脂分层堆塑技术修复前牙大面积牙体缺损一例

病历摘要

患者男性，14 岁。

主诉：正畸治疗后要求改善前牙外观。

现病史：2 周前结束正畸治疗，拆除口内矫治器后发现坏牙较多，影响美观，现就诊于我科，要求治疗。

既往史：酸性饮料饮用史数年，500 ～ 1000 mL/ 天。否认全身系统性疾病，否认药敏史。

检查与辅助检查：牙齿排列整齐，前牙覆耠、覆盖正常，咬合关系良好。14-24 广泛釉质脱矿伴深龋坏，探质软。14、21、23、24 无探痛及叩痛，冷测同对照牙。13、11、22 探诊敏感，无叩痛，冷测一过性敏感。12 唇面大面积软化牙本质，未探及穿髓孔，探诊极敏感，无叩痛，冷测迟缓痛。14-24 牙龈稍红肿，未探及附着丧失（图 5.1）。曲面断层提示，14-24 牙根发育完成（图 5.2）。

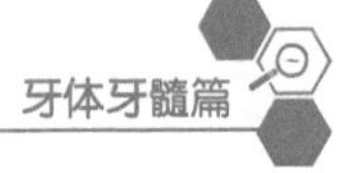

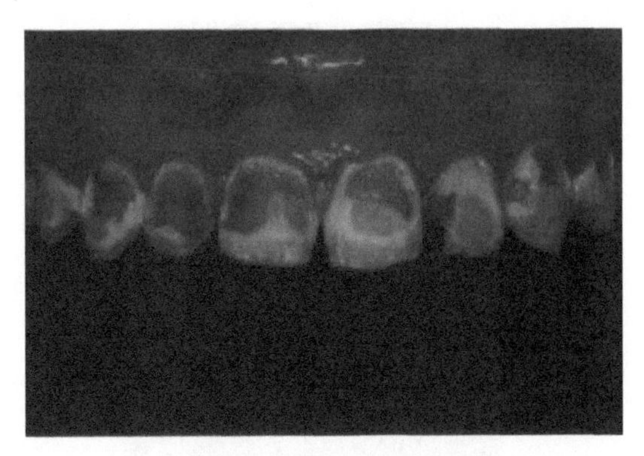

图 5.1　治疗前口内像

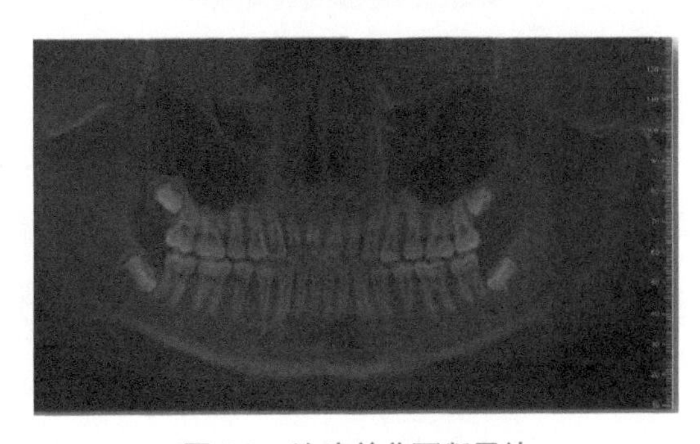

图 5.2　治疗前曲面断层片

诊断：12 慢性牙髓炎；11、13、22 可复性牙髓；14、21、23、24 深龋；菌斑性龈炎。

治疗计划：牙周基础治疗；12 根管治疗；11、13、22 试行保髓；14、21、23、24 复合树脂贴面修复。

治疗过程：初诊龈上洁治，术区消毒，4% 阿替卡因肾上腺素局部浸润麻醉。橡皮障隔湿，12 去龋开髓，机动镍钛系统（Protaper，Dentsply）常规根管预备至 F2，超声根管荡洗，垂直加压法严密充填根管，X 光片提示：12 根充恰填密实（图 5.3），Ceivitron 暂封。

笔记

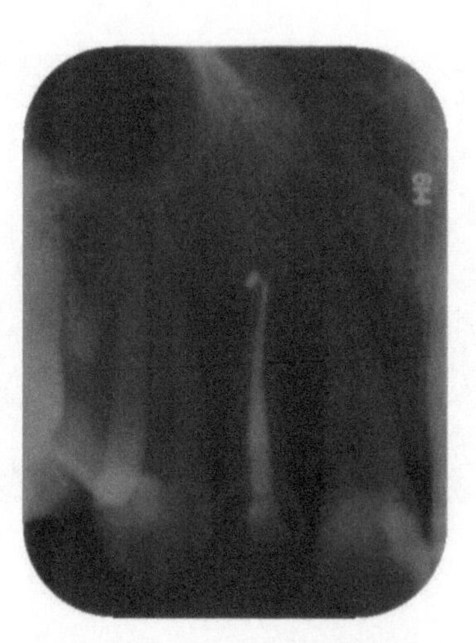

图 5.3　X 光片显示根充恰填密实

14、13、11-24 先后三次复诊，在 2.5 倍放大镜及橡皮障辅助下彻底去净龋坏组织及软化牙本质，微创牙体预备（龈上 0.5 mm 圆凹肩台），硅橡胶抛光尖（Shofu）对预备体边缘抛光。其中 13、11 唇面及 22 近中邻面近髓。iRoot BP 间接盖髓，Ionosit（DMG）垫底，特氟龙纤维带隔离保护邻牙，35% 磷酸（GLUMA，Heraeus Kulzer）选择性酸蚀 14、13、11-24 釉质边缘 20 s。水汽枪彻底冲洗 40 s 并吹干，涂布粘接剂（Scotchbond Universal，3M ESPE）2 遍并轻吹至一薄层，光照固化 20 s。A3D、A2B 色复合树脂（Filtek Z350XT，3M ESPE）恢复牙本质主体。应用釉质测量尺（496–497，LM Dental）控制釉质层厚度为 0.5 mm。最后使用 A1E 色复合树脂完成釉质层构建，表层涂布阻氧凝胶后绝氧光照 40 s，使复合树脂完全固化。金刚砂车针（MANI）初步修整外形后拆除橡皮障，依次使用硅橡胶抛光尖、抛光条（EPITEX，GC）抛光唇腭侧面及邻面，使用金刚砂及氧化铝抛光膏精细抛光并上亮（图 5.4、图 5.5）。

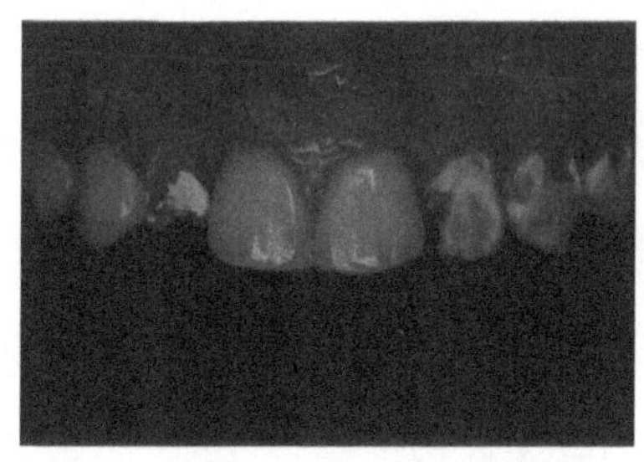

图 5.4　14-21 树脂修复后

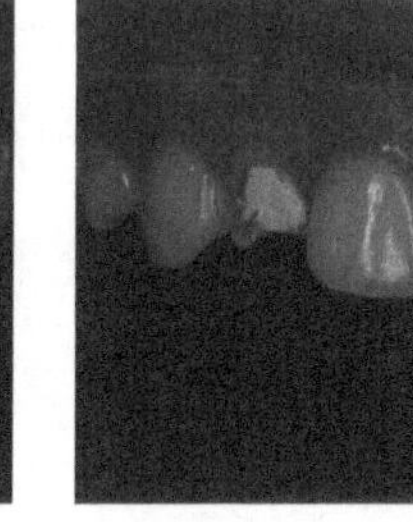

图 5.5　22-24 树脂修复后

藻酸盐制取上下颌印膜，并灌制超硬石膏模型，参考牙冠美学比例尺（PROGS，Hu–Friedy）及 22 形态，制作 12 美学蜡型，Wax–up 精确恢复 12 舌侧外形（图 5.6、图 5.7）并使用硅橡胶制作导板（图 5.8）。约日复诊，橡皮障隔湿，牙线结扎 13-11 颈缘。2.5 倍放大镜辅助下去除 12 暂封物及表面软化牙本质（图 5.9）。选择适宜粗细的玻璃纤维桩及配套的根管钻，沿根管逐步向下预备至根长的 2/3（图 5.10）。纤维桩插入根管内试桩，参考 22 调整暴露于根管外桩的长度，保证桩有足够的长度但不进入牙冠的切 1/3（图 5.11）。硅橡胶导板口内复位，保证桩不影响导板就位（图 5.12）。双固化树脂加强型玻璃离子水门汀经螺旋根充器导入根管后插入纤维桩，并保持一定压力，彻底清除根管外多余的粘接剂，光照固化 20 s。参考邻牙及美学蜡型修整纤维桩唇面，保证其可全部埋藏于釉质层之下（图 5.13）。特氟龙纤维带隔离保护邻牙（图 5.14），35% 磷酸酸蚀釉质、无活力牙本质及纤维桩 60 s（图 5.15），水气枪彻底冲洗 60 s 并吹干至牙面呈白垩色，加压涂布粘接剂（Adper Single Bond 2，3M ESPE）2 遍，轻吹至一薄层，光固化 20 s（图 5.16），并拆除特氟龙纤维带（图 5.17），A1E 色复合树脂放置于硅橡胶导板并摊开成一均匀薄层，口内就位并固化形成腭侧树脂背板（图 5.18），使用 A3D 色复合树脂制作牙本质内核并完整覆盖纤维桩（图 5.19），

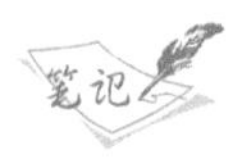

使用 A2B 色复合树脂恢复牙本质主体并塑造发育叶形态及切端反乳光（图 5.20），使用釉质测量尺预留 0.5 mm 釉质层。切端及邻面边缘剩余间隙使用 BT 色乳光树脂充填（图 5.21）。聚酯薄膜及楔子辅助邻面成型，A1E 色复合树脂恢复釉质层（图 5.22），表层涂布阻氧凝胶，绝氧光照 40 s（图 5.23）。金刚砂车针初步修整外形（图 5.24），随后拆除橡皮障，依次使用硅橡胶尖（Shofu，日本）、抛光条（EPITEX，GC，日本）逐级抛光牙面及邻面，依次使用 3 μm、1 μm 钻石抛光膏及 1 μm 氧化铝抛光膏低速无水状态下精细抛光并上亮。最终效果如图 5.25 所示。

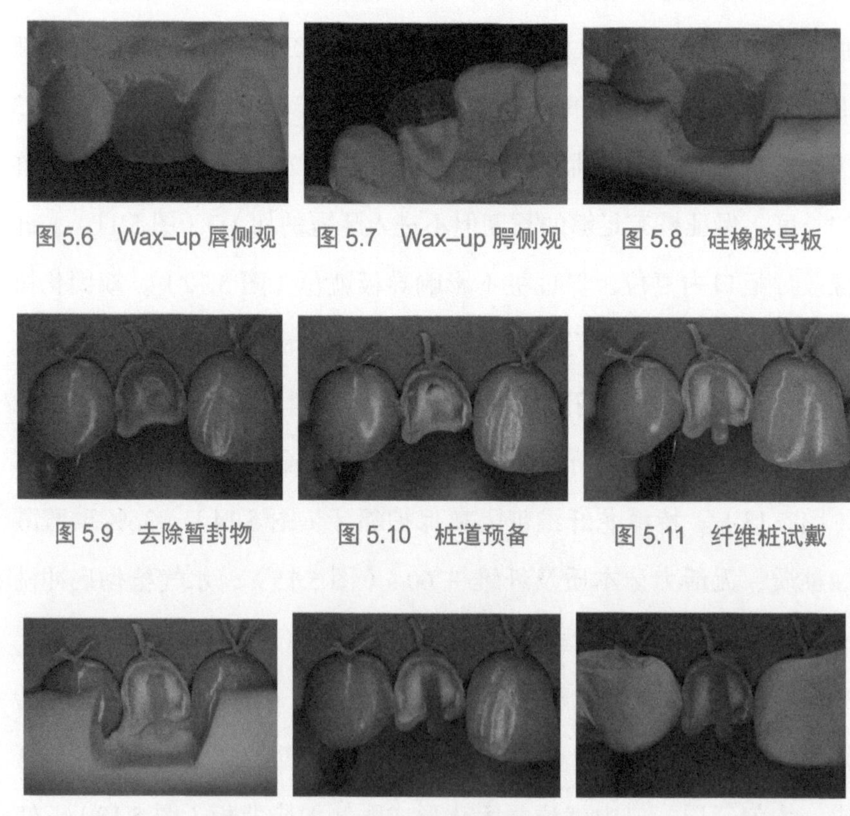

图 5.6　Wax-up 唇侧观　图 5.7　Wax-up 腭侧观　图 5.8　硅橡胶导板

图 5.9　去除暂封物　图 5.10　桩道预备　图 5.11　纤维桩试戴

图 5.12　导板口内复位　图 5.13　纤维桩粘接及修整　图 5.14　邻牙隔离保护

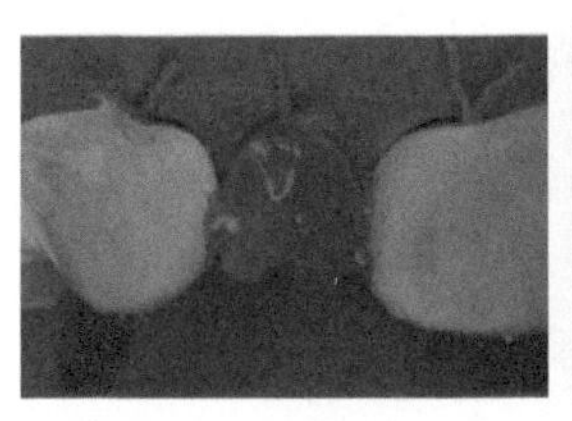
图 5.15　35% 磷酸全酸蚀

图 5.16　涂布粘接剂并固化

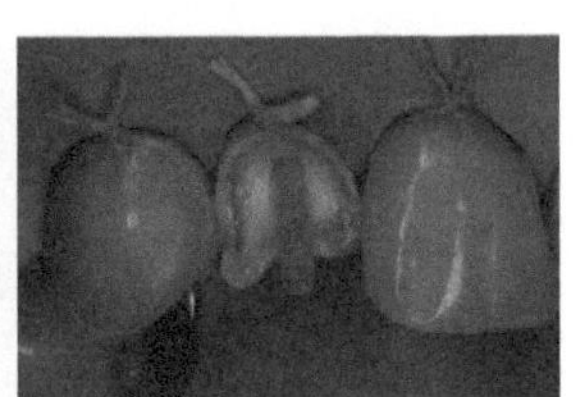
图 5.17　拆除特氟龙纤维带

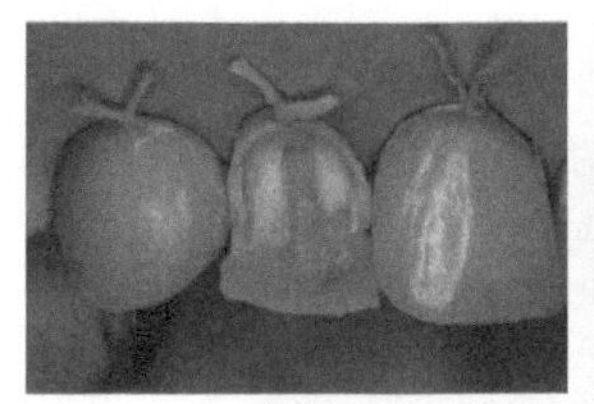
图 5.18　A1E 形成腭侧背板

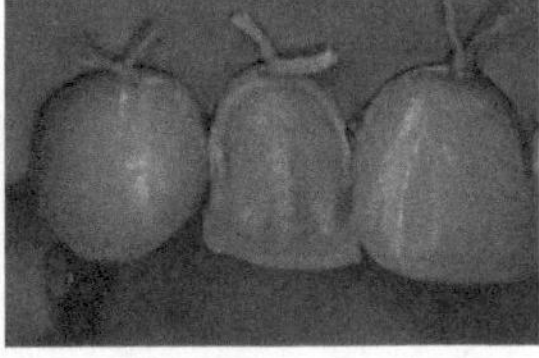
图 5.19　A3D 形成牙本质内核

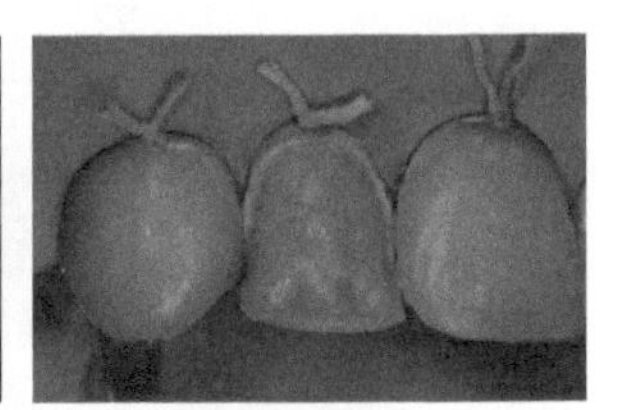
图 5.20　A2B 形成牙本质主体

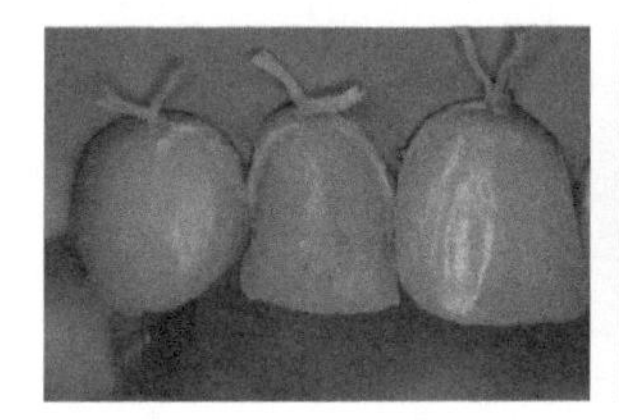
图 5.21　BT 色充填乳光区

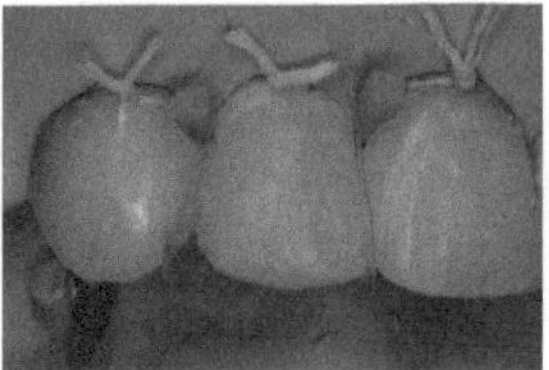
图 5.22　A1E 恢复釉质层

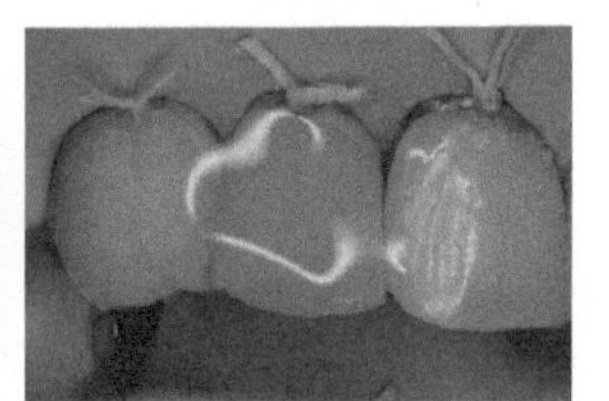
图 5.23　阻氧光照固化

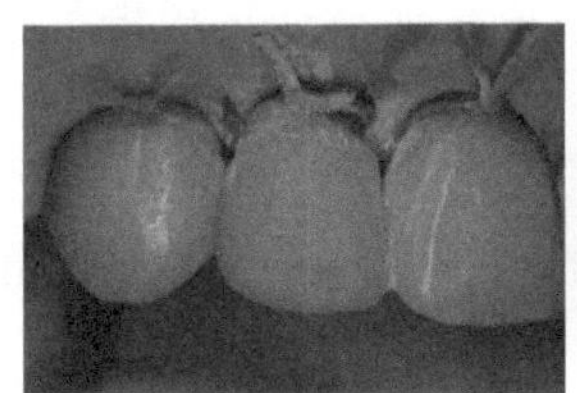
图 5.24　外形修整

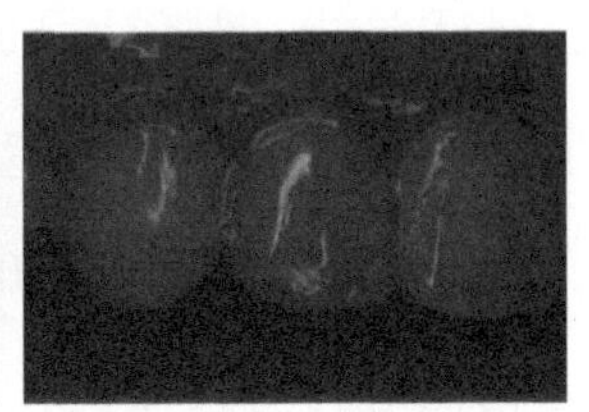
图 5.25　术后即刻

随访：术后 3 个月复查，患者口腔卫生一般，龈缘区牙面可见少量滞留菌斑，11、13、22 牙髓活力正常，11、12 龈缘略红肿，上前牙颜色、形态自然，修复体表面光泽度良好，与天然牙体组织过渡自然，无明显交界区存在。对全口进行龈上洁治，并对 12 颈缘进行二次精细抛光（图 5.26）。治疗前后如图 5.27 所示。

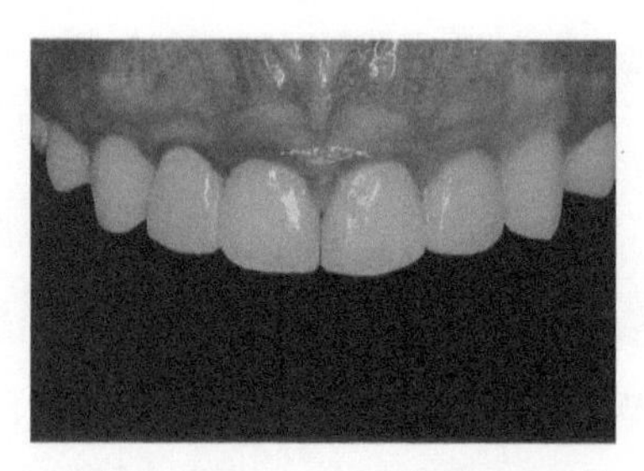

图 5.26　术后 3 个月（精细抛光后）

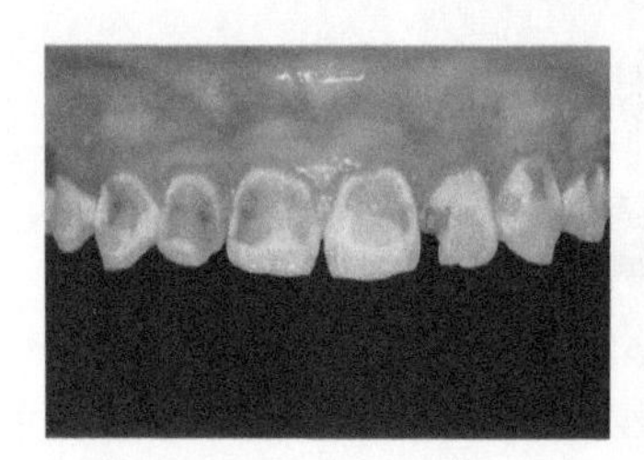
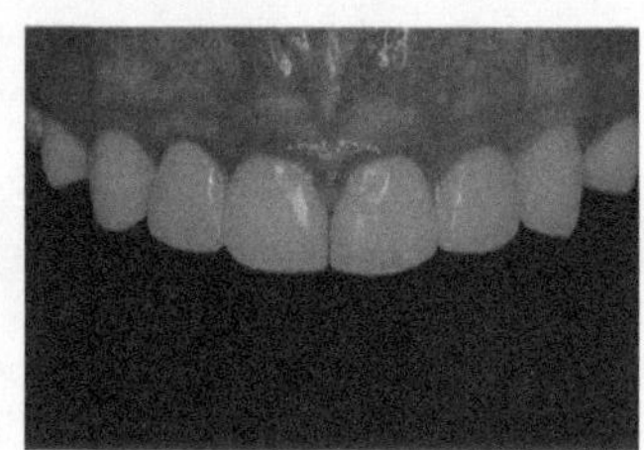

图 5.27　治疗前后对比

病例分析

青少年因外伤或严重龋源性疾病导致牙体缺损时，应选择一种恰当的过渡性修复方法，维持牙弓长度，恢复牙齿生理外形及功能，使之维持至生长发育结束。并在此基础上进行永久性修复。

对于缺损超过原有牙体组织 50% 的病例，由于粘接面积不足，单纯使用复合树脂进行直接修复往往不能提供足够的固位力，易造成修复体脱落。根管桩可以增加牙齿的抗力形和固位形，可以作为大面积牙体缺损的辅助固位装置。金属桩因刚性及弹性模量均大于牙体组织，受力时易形成应力集中，可导致牙根折断或纵裂。玻璃纤维桩由大量同向排列的玻璃纤维粘固于环氧树脂基质中制成，其挠曲强度高达 500 MPa，在根管预备量较小的情况下可达到桩核要求的强度，其弹性模量接近于天然牙本质，有利于应力向根表面传导

和分散，从而减小根内应力集中，降低根折可能，保护剩余牙体组织。此外，玻璃纤维桩具有良好的半透明性，美学性能佳，与复合树脂联合应用较适合用于前牙美观区的修复。

本病例使用纳米美学复合树脂联合玻璃纤维桩作为一种过渡性修复方法，治疗青少年前牙大面积牙体缺损，获得了相对满意的临床效果。

病例点评

青少年多颗前牙龋齿存在治疗方法上的选择。本病例使用的纳米美学树脂具有色彩丰富、耐磨性强、易于抛光等特点，其与纤维桩联合应用作为一种临时性的修复手段更加适合治疗青少年前牙大面积牙体缺损，良好地恢复了天然牙的外形及质感，最大限度地减小了前牙区大面积牙体缺损所带来的美学问题，以及前牙不美观对生长发育期青少年心理方面造成的影响。本病例操作步骤规范、详细，治疗效果好。患者术后 3 个月复查时牙面再次出现堆积的菌斑，提示患者及家长口腔卫生保健意识相对薄弱，临床医生应注意加强患者的口腔卫生宣教并密切随访，避免继发龋的发生，以获得更加稳定的远期疗效。

（范晓川）

006 下颌第二磨牙意向性再植一例

病历摘要

患者女性，46 岁。

主诉：右下后牙反复肿痛 3 个月。

现病史：两年前曾行右下后牙根管治疗，后不适，行根管再治疗并冠修复。近期自觉不适，近 3 个月来右下后牙反复肿胀、鼓包，遂于门诊就诊。

既往史：体健，否认慢性病史及药物过敏史。

检查：47 金属冠修复，殆龈距离较短，颊侧牙龈略肿胀，见窦道，无明显渗出；牙冠边缘密合，牙龈无明显红肿，PD 1 mm。47 冷测无反应，叩痛（+），不松动（图 6.1）。X 线根尖片显示：47 远中根管充填尚可，近中根管欠填；根尖周及根分叉区域见低密度影像（图 6.2）。CBCT 显示近中根及根分叉区域低密度影像（图 6.3）。

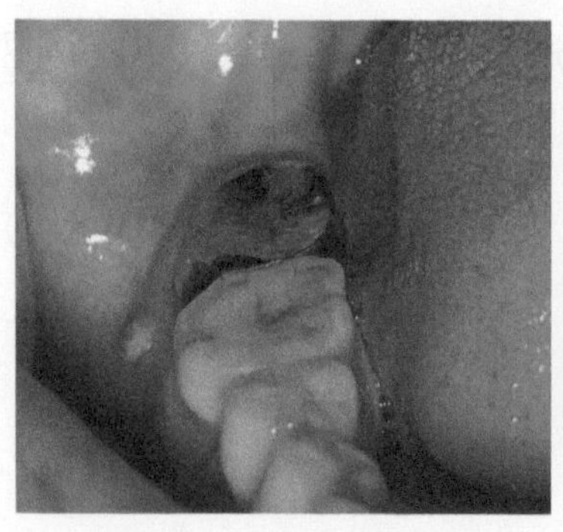

图 6.1 术前口内像

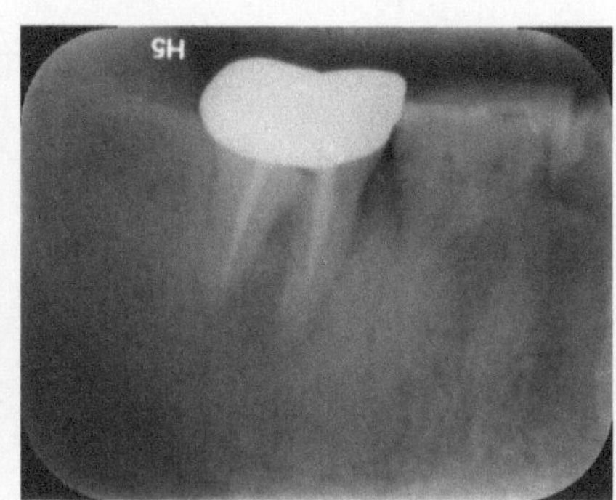

图 6.2 术前 X 线片

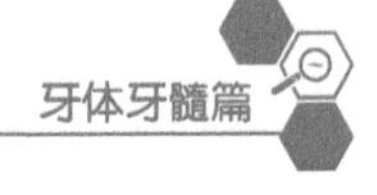

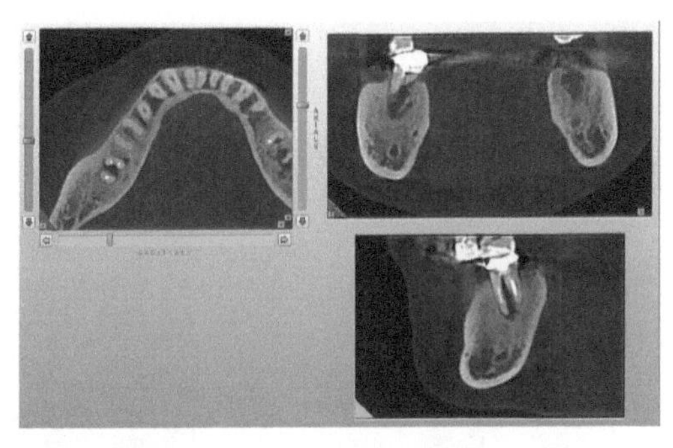

图 6.3　术前 CBCT

诊断：47 慢性根尖周炎。

治疗计划

方案一：①去除冠部修复体，行根管再治疗；②若再治疗失败，行意向性再植术。

方案二：拔除患牙，考虑种植等修复方式。

治疗过程

交代病情及治疗计划，尝试根管再治疗，患者不同意治疗方案一，坚决主张拔除。与患者反复沟通，尝试意向性再植，患者同意该治疗方案并签署知情同意书。

1. 去除冠部修复体，尽快微创拔除患牙（图 6.4）；

2. 离体患牙使用生理盐水简单清洗，生理盐水纱布包绕牙冠，在显微镜下高速手机切除根尖 3 mm，并完成倒预备、iRoot BP 倒充填（图 6.5 ～图 6.8）；

3. 患牙回植，24 小时内断续冷敷（图 6.9、图 6.10）；

4. 术后 48 小时后，予微波辐射理疗 3 天，1 次 / 天；

5. 术后 1 周、1 个月及 5 个月随访（图 6.11 ～图 6.14），并完成冠部修复（图 6.15）。

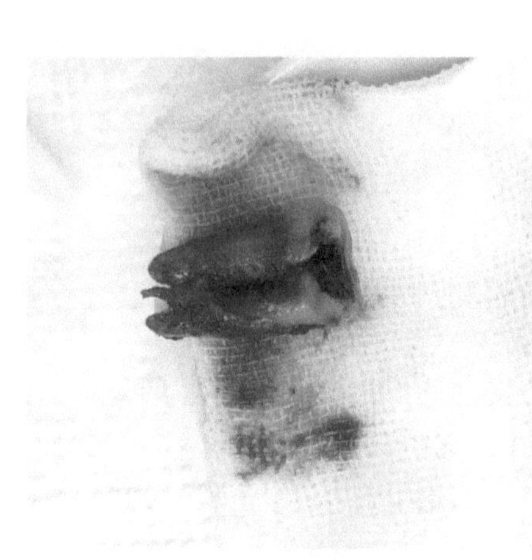
图 6.4　微创拔除患牙

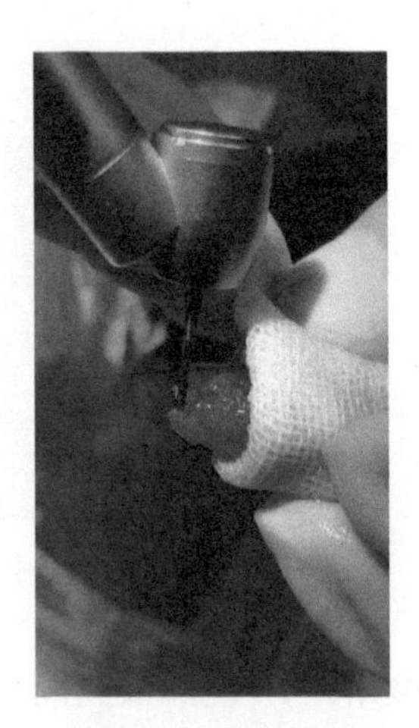
图 6.5　根尖切除

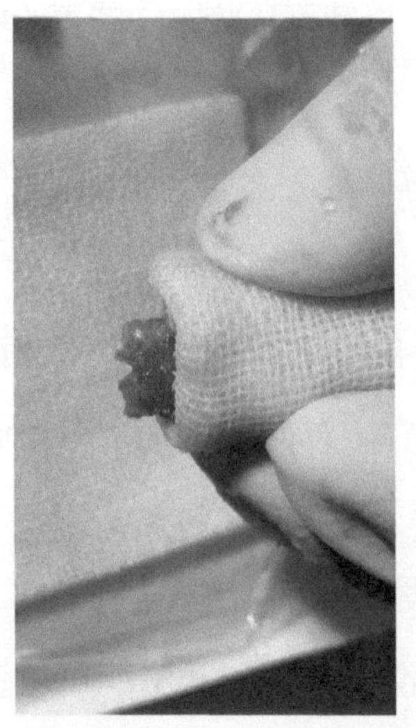
图 6.6　根尖切除后

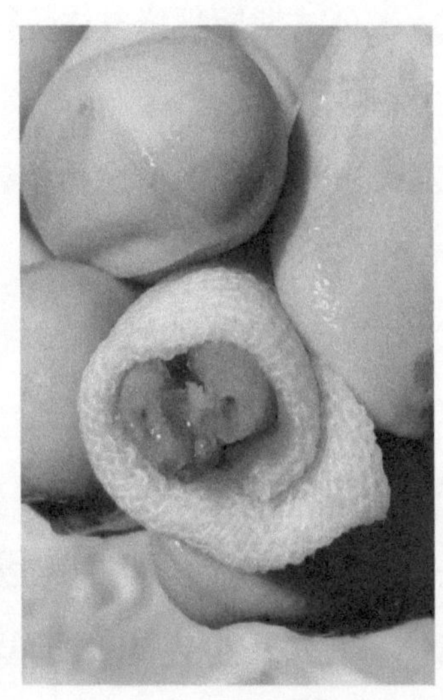
图 6.7　根尖倒预备

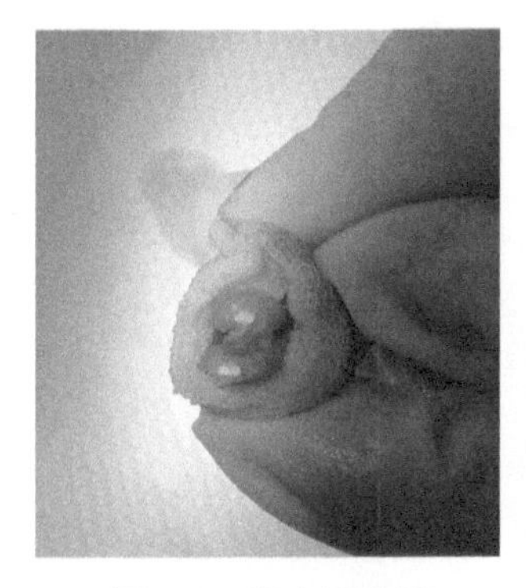

图 6.8　根尖倒充填

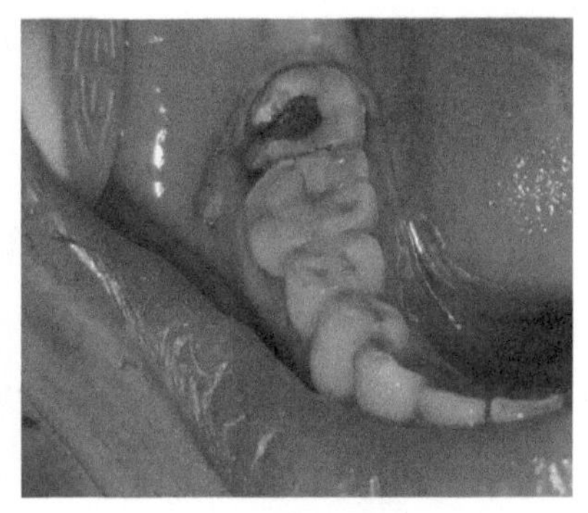

图 6.9　回植牙槽窝

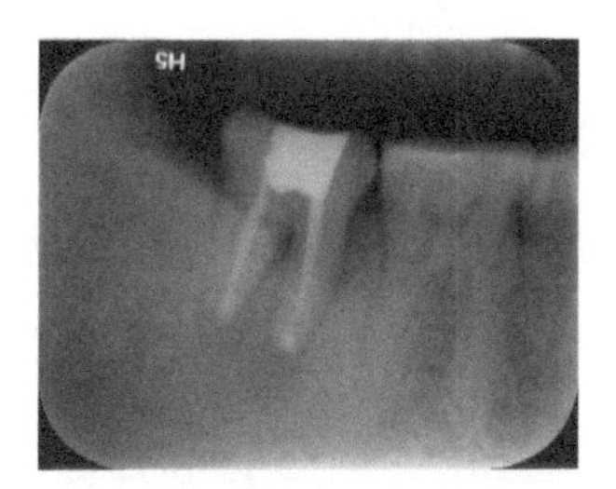

图 6.10　术后即刻 X 线片

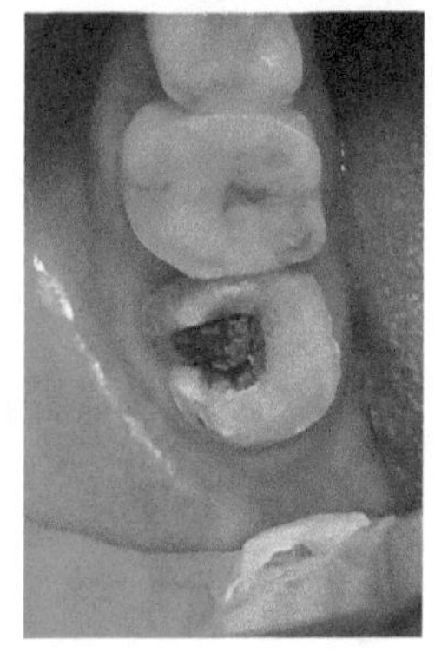

图 6.11　术后 1 个月口内像

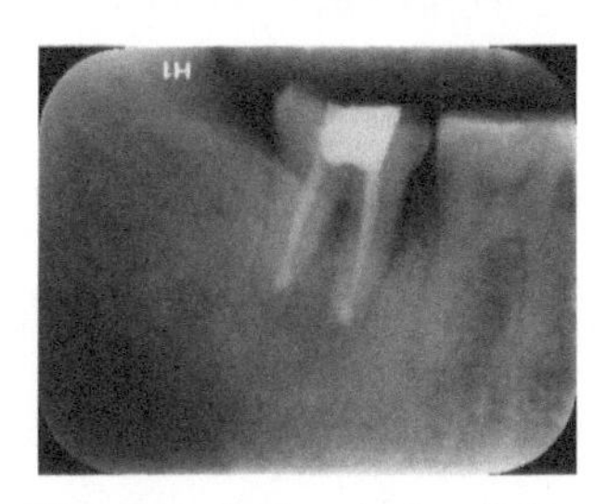

图 6.12　术后 1 个月 X 线片

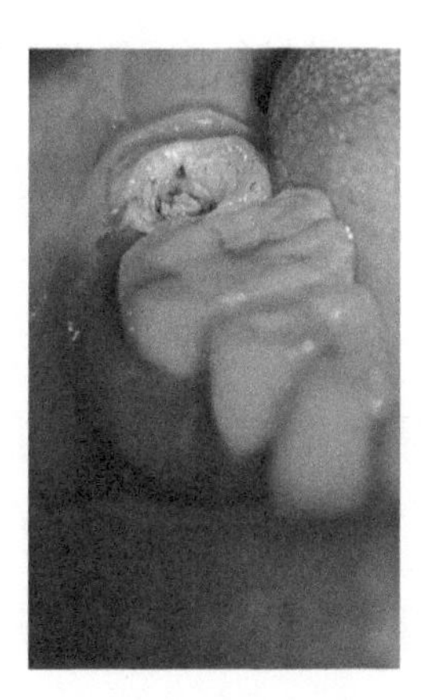

图 6.13　术后 5 个月口内像

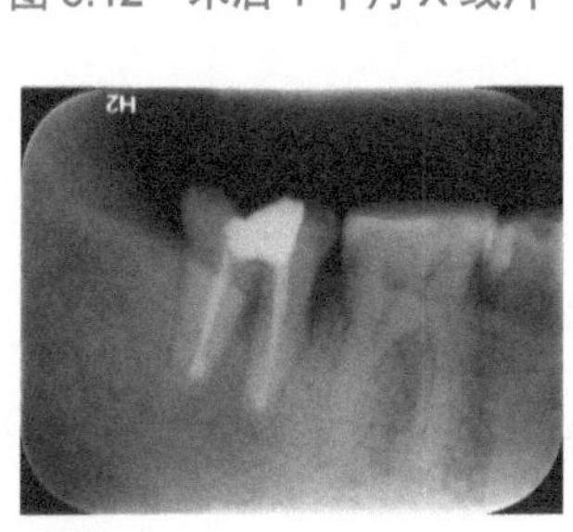

图 6.14　术后 5 个月 X 线片

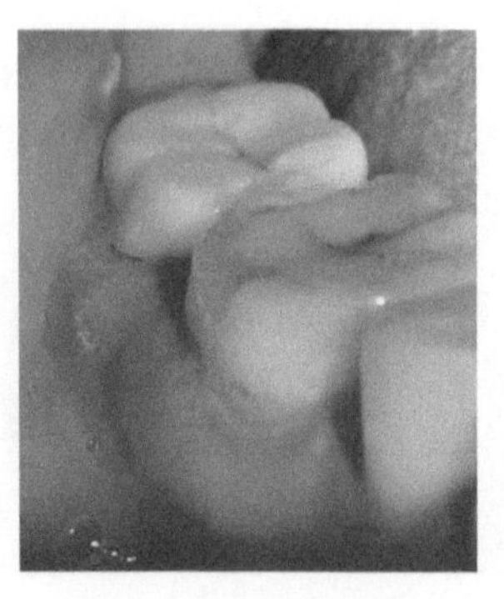

图 6.15 修复完成后

病例分析

根管治疗术是治疗牙髓病、根尖周病的首选方法，根管治疗不规范、不完善是根管治疗术失败的首要原因。因此，当根管治疗不完善时，常规应首选根管再治疗术。在新理论、新材料和方法，以及器械设备的不断应用下，现代根管治疗术及再治疗成功率不断提高，但是因为根管系统的复杂性及根管外生物膜、真性囊肿形成等原因，仍有较多的失败病例。随着牙科手术显微镜、超声设备及器械、各种生物材料的使用，显微根尖外科采用手术方法，通过根尖周刮治、根尖切除、根管倒预备和倒充填等操作步骤，以达到去除根尖周病变、保留患牙的目的。

下颌第二磨牙由于位置靠后、颊侧骨板厚、根尖区毗邻下颌神经管等原因，且常常受限于患者开口度，通常不能进行根管外科手术，此时，可考虑意向性再植术，也就是将无法实施在体手术的患牙微创拔除，在体外迅速进行（显微）根尖或牙根手术，最后及时回植牙槽窝。

对于意向性再植术的影响较大的因素有牙根数量、牙槽间隔骨板的厚度及牙周条件等。在本病例治疗过程中，在最短的时间内微创拔除患牙，保持牙齿完整，并尽量保持牙周膜存活，严禁使用牙挺。离体牙放入生理盐水弯盘中简单清洗，生理盐水纱布包绕牙冠，显微镜下使用高速手机进行根尖切除及根尖倒预备，使用 MTA 或者 iRoot BP 倒充填，回植牙槽窝。使用缝线或者牙周塞治剂等弹性固定措施固定患牙，一周左右拆除固定，并定期随访观察。意向性再植术失败主要是由于牙根吸收、牙根微裂等，不能继续保留而拔除。

病例点评

由于感染、牙周组织再附着、牙根吸收、牙固连等原因，对根管治疗及再治疗后失败的牙齿进行意向性再植是一种风险较大的治疗方案。本文通过充分的医患沟通，谨慎选择，严格操作，精准手术，获得了较好的保存患牙的结果。

下颌第二磨牙经根管治疗及再治疗后失败的病例，通常情况下，下颌第二磨牙根管外科手术可能性较小，非手术的根管再治疗仍为治疗首选方法。针对一些病例，选择意向性再植术可能会获得较好的治疗效果。该病例有以下几点值得借鉴和注意：①根据患者的主观原因，经术前沟通及排除明显手术禁忌证，最终选择意向性再植术，医患双方共同决策、共同制定治疗计划，并获得成功，从而保留患牙；②该病例右下颌第二磨牙为双根，牙槽间隔骨质破坏较大，减小了微创拔牙的难度；③患牙回植入牙槽窝后未行固定，即便患牙没有咬合功能，也具有一定的风险，值得注意；④患者术后行 3 天微波照射理疗，对减轻局部创伤、促进组织恢复具有一定作用，可借鉴应用。

（刘　勇）

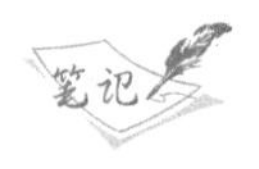

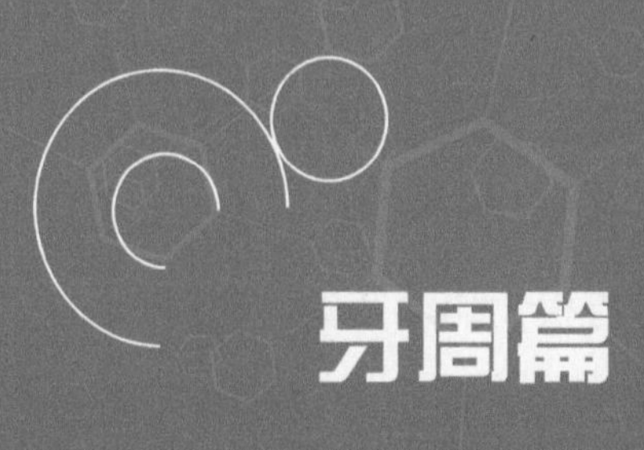

牙周篇

007 慢性牙周炎伴药物性牙龈肥大治疗一例

病历摘要

患者男性，60岁。

主诉：全口牙龈肿胀1年。

现病史：1年来全口牙龈肿胀，逐渐加重，20年来刷牙及咬物时容易出血，量少，漱口可止，3年前发现牙齿松动，不影响咀嚼，1周前在我科局部冲洗上药后症状稍有改善。不吸烟，否认夜磨牙，刷牙2次/天，2分钟/次，横竖混刷，1周前开始用冲牙器。

既往史：高血压20年，服用“施慧达”（苯磺酸左旋氨氯地平片），现稳定至120/80 mmHg。3年前拔智齿史。

检查及辅助检查：口腔卫生状况差，牙石（+++）；牙龈普遍红肿增生，质较韧，探诊出血指数BI4；探诊深度普遍7～9 mm，探及釉牙骨质界，根分叉病变Ⅰ～Ⅱ度；前牙普遍松动Ⅰ～Ⅱ度，骨吸收达根中1/2，后牙普遍松动Ⅱ～Ⅲ度，骨吸收占根长1/3～1/2；27远中龋坏及髓，无探痛，叩痛（±），松动Ⅲ度，冷诊无反应，骨吸收超过根尖，上颌窦骨硬板不连续，上颌窦内软组织影像；11、21腭侧分别有多生牙埋伏，牙根无接触；16远中及17近中颈部龋洞，𬌗面牙本质暴露，边缘尖锐，探诊不敏感，无叩痛，冷测同对照牙；16及𬌗干扰，CBCT显示根周膜增宽；46、47𬌗面牙本质暴露；38过长；前牙拥挤，深覆𬌗，深覆盖。详见图7.1、图7.2、表7.1。

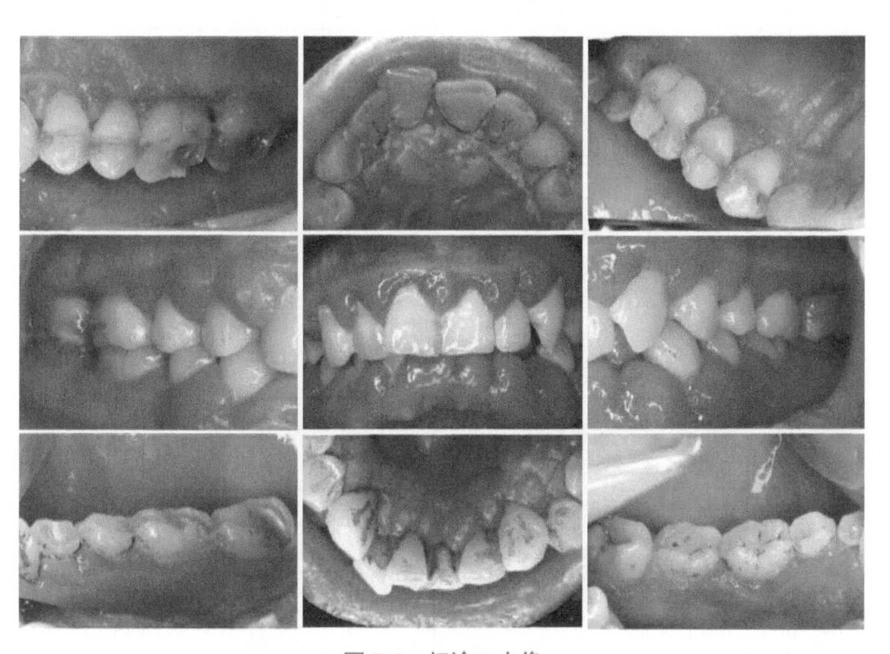

图7.1　初诊口内像

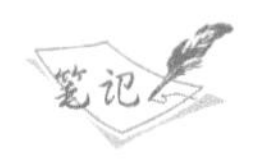

表 7.1　龈上洁治后牙周大表

	8	7	6	5	4	3	2	1	1	2	3	4	5	6	7	8
M			Ⅱ	Ⅱ	Ⅱ			Ⅰ+	Ⅰ	Ⅰ		Ⅲ	Ⅲ	Ⅱ+	Ⅲ	
FI		1 / 2 1	1 / 2 2											1 / 2 2	1 / 1 2	
GR																
S																
BI		4 / 4	4 / 4	4 / 4	4 / 4	4 / 4	4 / 4	4 / 4	4 / 4	4 / 4	4 / 4	4 / 4	4 / 4	4 / 4	4 / 4	
PD-B		7 5 6	7 $_{3}$ 7	7 $_{3}$ 7	7 5 9	7 $_{2}$ 7	8 5 7	8 5 6	6 $_{3}$ 7	7 7 9	9 7 7	7 $_{3}$ 9	7 $_{3}$ 7	7 $_{3}$ 5	4 $_{3}$ 10	
PD-L		7 $_{2}$ 7	7 $_{3}$ 7	7 $_{3}$ 8	8 $_{3}$ 7	9 $_{3}$ 7	6 $_{3}$ 5	5 $_{3}$ 7	6 $_{3}$ 5	5 $_{3}$ 7	8 7 5	6 $_{3}$ 10	8 $_{3}$ 5	7 $_{3}$ 5	5 7 10	
	8	7	6	5	4	3	2	1	1	2	3	4	5	6	7	8
PD-L		4 4 9	9 5 9	9 5 10	10 7 8	6 5 7	7 5 6	6 5 7	6 5 7	7 5 8	8 5 9	9 9 9	7 7 8	7 5 7	7 $_{3}$ 7	
PD-B		4 $_{3}$ 5	5 5 7	7 5 7	9 4 7	7 7 8	7 $_{3}$ 9	9 7 8	9 8 9	9 7 9	9 9 10	9 7 7	7 7 9	9 5 9	9 5 10	
BI		4 / 4	4 / 4	4 / 4	4 / 4	4 / 4	4 / 4	4 / 4	4 / 4	4 / 4	4 / 4	4 / 4	4 / 4	4 / 4	4 / 4	
S																待拔
GR																
FI		1 / 1	1 / 2											1 / 2	1 / 1	
M		Ⅰ	Ⅱ	Ⅰ			Ⅰ+	Ⅰ+	Ⅰ+	Ⅰ	Ⅱ	Ⅱ+	Ⅲ	Ⅲ	Ⅲ	

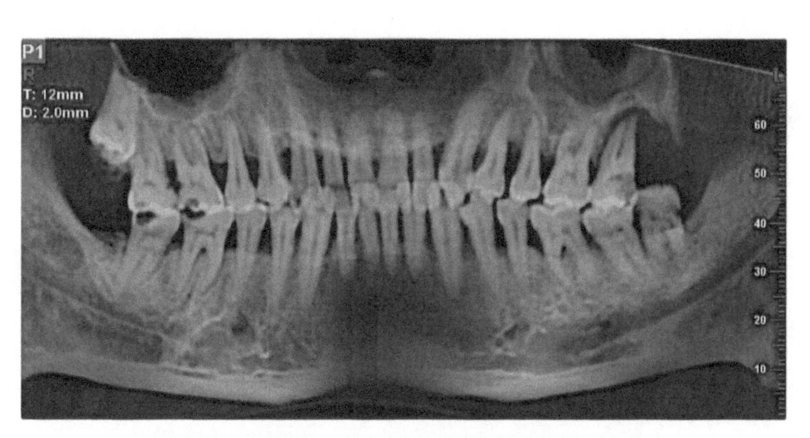

图 7.2　初诊时全口 CBCT 截取而得的曲断影像

诊断：①慢性牙周炎伴药物性牙龈肥大；② 27 牙周牙髓联合病变；③ 16、17 深龋、磨损；④ 46、47 磨损；⑤ 38 高位阻生；⑥ 11、21 腭侧多生牙；⑦错𬌗畸形。

治疗计划

1. 全身病治疗：原药物继续控制高血压；

2. 基础治疗：口腔卫生宣教，拔除 27、38，龈上洁治、龈下刮治 + 根面平整，调改尖锐牙尖及边缘嵴，充填 16、17、46、47；

3. 手术治疗：酌情翻瓣术 + 骨成形术 + 牙龈成形术；

4. 修复正畸治疗：酌情正畸，种植修复 27；

5. 牙周维护治疗。

治疗过程及随访

危险因素评估并做出全口牙的预后判断（图 7.3），制定治疗计划，与患者详细沟通。患者要求先行基础治疗，暂缓手术、正畸、种植治疗。

2016 年 1 月：口腔卫生宣教，龈上洁治术，龈下刮治术 + 根面平整术，调𬌗；

2016 年 4 月：复查，二次刮治，拔除 27，充填 16 和 17；

2016 年 7 月及 2016 年 12 月：复查，口腔卫生尚可，牙龈红肿

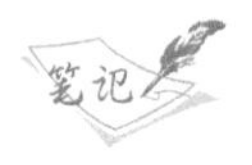

增生明显改善，16、17已充填，27已拔。与治疗前相比，探诊深度普遍明显改善，右侧后牙区松动消失，前牙区和左侧后牙区松动明显改善，详见图7.4及表7.2。建议牙周手术，患者要求暂缓。

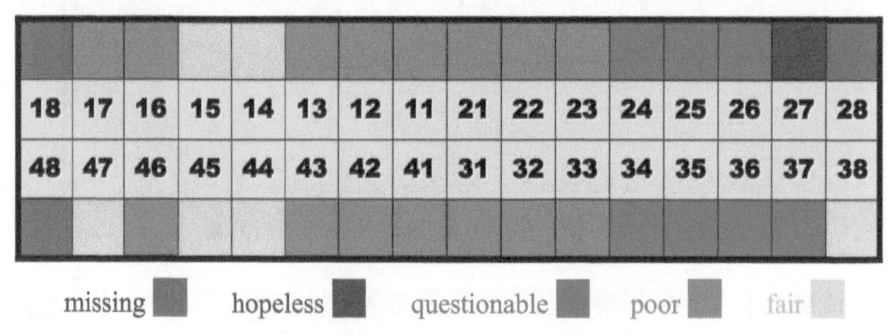

图7.3　全口牙预后判断情况

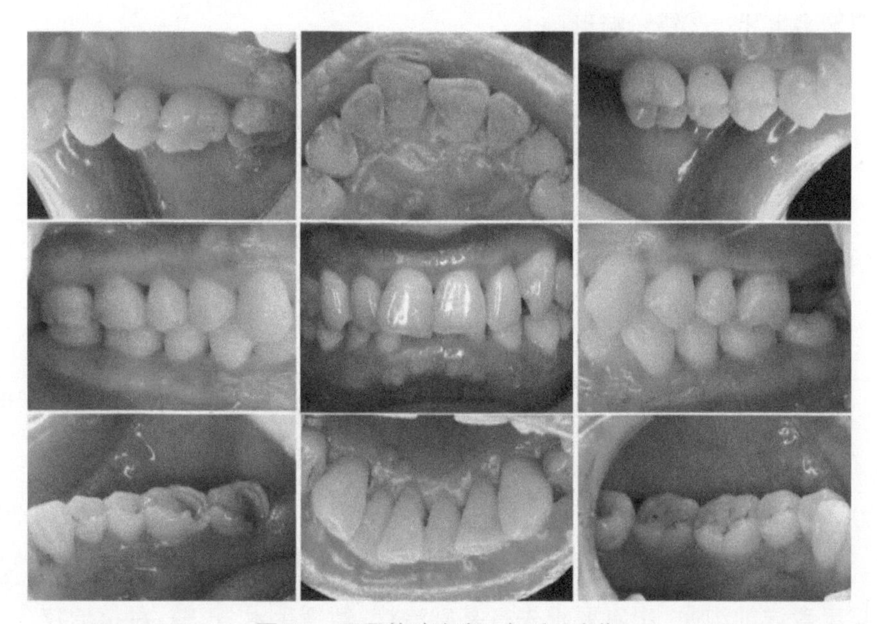

图7.4　牙周基础治疗1年后口内像

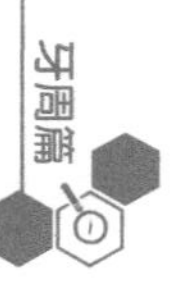

表 7.2　牙周基础治疗 1 年后牙周大表

	8	7	6	5	4	3	2	1	1	2	3	4	5	6	7	8
M								Ⅰ		Ⅰ	Ⅰ	Ⅱ	Ⅰ$^+$	Ⅱ		
FI		1 / 2 1	1 / 2 2											1 / 2 2		
GR																
S																
BI		1 / 1	1 / 1	1 / 3	4 / 4	4 / 1	3 / 1	1 / 1	1 / 1	1 / 1	4 / 3	1 / 1	1 / 1	1 / 1		
PD-B		3 2 3	**4** 2 3	3 2 3	**4** 2 **5**	**6** 2 3	**5** 2 3	3 2 3	3 2 3	3 3 **5**	**6** 2 3	**4** 2 **4**	**4** 2 **4**	**4** 2 3		
PD-L		**5** 3 **5**	**5** 3 **4**	3 3 **5**	**4** 2 3	**4** 2 3	3 2 3	2 2 3	3 2 3	3 2 3	**4** **7** 3	3 2 3	3 2 3	3 2 3		
	8	7	6	5	4	3	2	1	1	2	3	4	5	6	7	8
PD-L		3 3 **5**	**4** 3 **5**	**4** 3 **4**	**5** 2 **4**	3 2 3	2 1 2	2 1 3	2 1 3	2 1 2	2 2 3	3 3 **4**	**4** 2 **4**	**4** 3 **5**	**5** 3 **8**	
PD-B		3 2 3	3 **5** 3	3 2 3	3 **4** 3	3 2 **4**	**4** 2 3	3 2 3	3 2 3	3 2 **4**	**4** **4** **7**	**6** 3 3	3 2 3	**4** **6** **4**	**4** 3 **7**	
BI		4 / 1	1 / 1	3 / 3	3 / 4	3 / 1	1 / 1	1 / 1	1 / 1	1 / 1	3 / 3	3 / 3	2 / 3	1 / 4	3 / 3	
S																待拔
GR																
FI			1											1 / 2	1 / 1	
M							Ⅰ	Ⅰ	Ⅰ$^+$	Ⅰ$^+$	Ⅱ	Ⅱ	Ⅱ	Ⅰ	Ⅰ	

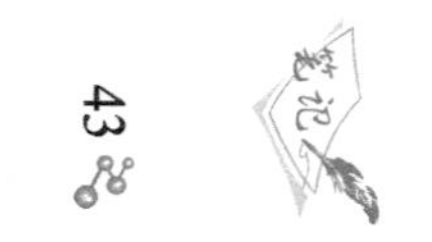

病例分析

本患者为一例由钙通道阻滞剂药物诱发慢性牙周炎伴药物性牙龈肥大的病例。目前，我国高血压患者已达 1.34 亿，合并高血压的慢性牙周炎患者在临床非常多见。根据中国高血压协会的统计，目前我国高血压患者中接受药物治疗者约 50% 使用钙通道阻滞剂，提示钙通道阻滞剂诱发的药物性牙龈肥大在临床上会越来越多见。

对于合并高血压的牙周病患者，首先应明确其血压控制情况，并依此调整口腔治疗的内容。第十版 *Carranza's Clinical Periodontology* 根据成人血压范围规范了相应的口腔治疗措施，详见表 7.3。

表 7.3 患者血压情况及相应口腔治疗的注意事项

血压（mmHg）	口腔治疗注意事项
＜120/80	正常治疗
（120～139）/（80～89）	正常治疗，每次监测血压
（140～159）/（90～99）	每次监测血压并告知患者血压情况 嘱规律去内科复查 正常口腔治疗 注意减轻患者紧张情绪
（160～180）/（100～110）	每次监测血压并告知患者血压情况 与内科会诊 选择性治疗（常规检查、洁治、非手术的牙体牙周治疗） 注意减轻患者紧张情绪
≥180/110	立即内科会诊 口腔内仅做急症处理（止痛、止血、消炎） 注意减轻患者紧张情绪

钙通道阻滞剂诱导的药物性牙龈肥大是否需要停药 / 换药是口腔医生关注的另一个问题。常见的钙通道阻滞剂药物包括地平类药物、维拉帕米和地尔硫䓬。越来越多的临床资料显示，不停药 / 换药但经过彻底的牙周基础治疗（包括个人菌斑控制、龈上洁治、龈下刮治）后，牙龈肥大增生能够得到明显缓解；而只停药 / 换药但不做牙周治疗的患者，轻度牙龈增生者可以减轻，重度牙龈增生者无效。因此，目前对于此类患者，口腔医生应当明确药物仅是诱发因素，最重要的治疗措施是去除菌斑和局部刺激因素，强调患者完善的菌斑控制和终身维护，对于经过彻底的牙周基础治疗后，牙龈增生仍不能完全消退者，可酌情手术成形。

在本病例中，虽然因患者原因未能实施手术，彻底消除深袋，但就基础治疗前后的效果对比可见，仅经过牙周基础治疗，牙龈增生、牙周袋深度和牙齿松动度均有明显改善，可作为佐证。

病例点评

随着相关系统疾病患者数量的增加，相关药物性牙龈增生的患者也在不断地增加。在综合医院口腔科内，药物性牙龈增生的病例并不少见。本文病例为一例由钙通道阻滞剂药物诱发慢性牙周炎伴药物性牙龈肥大的病例，医生通过规范的牙周基础治疗得到了较好的治疗效果。对于此类患者，并不建议牙周治疗前停药或换药，口腔医生应做好去除始动病因和局部刺激因素的工作，根据疗效再与内科医生协商是否停药或者更换药物。

（贾雪婷）

参考文献

1. 孟焕新，临床牙周病学 . 2 版 . 北京：北京大学医学出版社，2014：153–157.
2. NEWMAN M G，TAKEI H H，KLOKKEVOLD P R，et al. Carranza's Clinical Periodontology. 10 nd ed. Los Angeles：Oversea Publishing House，2006：651.
3. 栾庆先，曹采方 . 牙周基础治疗对药物性牙龈增生疗效的纵向观察 . 现代口腔医学杂志，2005（3）：239–241.

008 广泛型侵袭性牙周炎牙周系统治疗一例

病历摘要

患者男性，25 岁。

主诉：前牙松动 3 年余。

现病史：3 年前患者自觉前牙松动，左下前牙曾自行脱落，行烤瓷固定桥修复，刷牙出血五年余，未接受牙周治疗。否认不良习惯：口呼吸，咬硬物，刷牙不当等不良习惯；刷牙每日两次，未用牙线、牙缝刷。

家族史：祖母早年多牙缺失，其余不详。

既往史：否认系统性疾病史及传染病史，否认药物过敏史，否认烟酒嗜好及长期药物使用史。

检查：患者张口度、张口型基本正常，覆殆、覆盖关系基本正常，前牙散在间隙，41–32 固定桥修复；口腔卫生差，牙石（++）；

牙龈红肿充血，探诊出血（+），探诊深度 3 ~ 12 mm，全口附着丧失 3 ~ 10 mm；21 唇侧牙龈退缩近根尖，伸长 1 mm 且扪及早接触（图 8.1 ~ 图 8.5）；11、21、36、42 松动Ⅲ度，22、46、41–32 固定桥松动Ⅱ度；16、12 松动Ⅰ度；16、26、46 根分叉病变Ⅱ度；36 根分叉病变Ⅲ度；36、42、46 根尖阴影，36、42 牙髓冷诊无反应；46 牙髓冷诊反应迟钝。X 片显示患者余牙均有牙槽骨水平吸收或角形吸收，16、26、36、46 牙槽骨角形吸收近根尖，36、46 根尖不平滑，疑似牙根外吸收影像。12、11、21、22、32、41、42 牙槽骨吸收近根尖（图 8.6，牙周检查大表见图 8.7、图 8.8）。

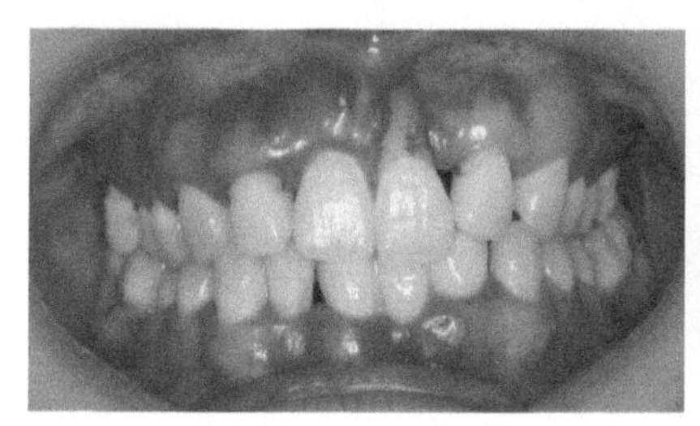

图 8.1　患者初诊口内正面咬合像

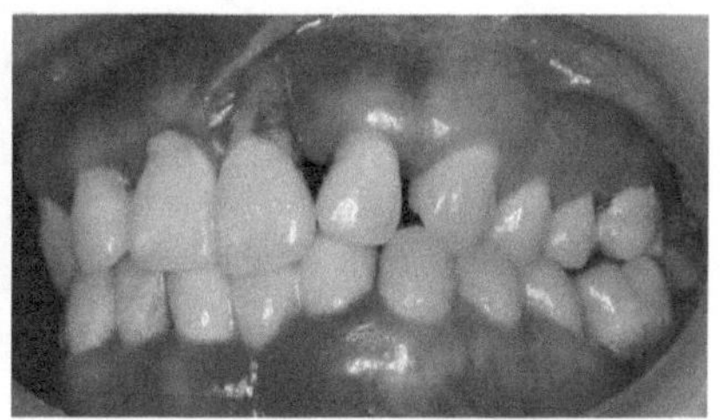

图 8.2　患者初诊口内左侧咬合像

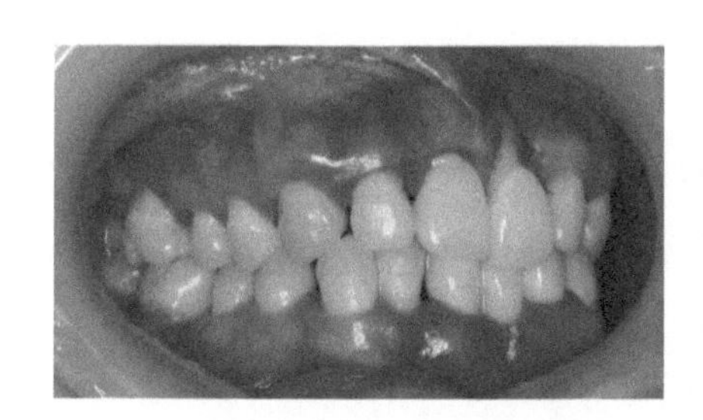

图 8.3　患者初诊口内右侧咬合像

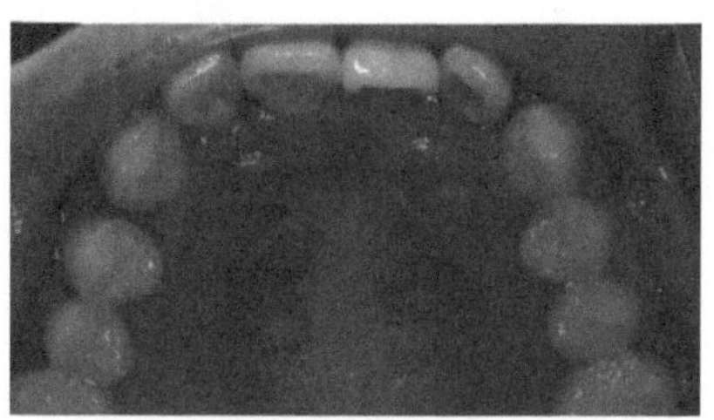

图 8.4　患者初诊上颌殆面像

笔记

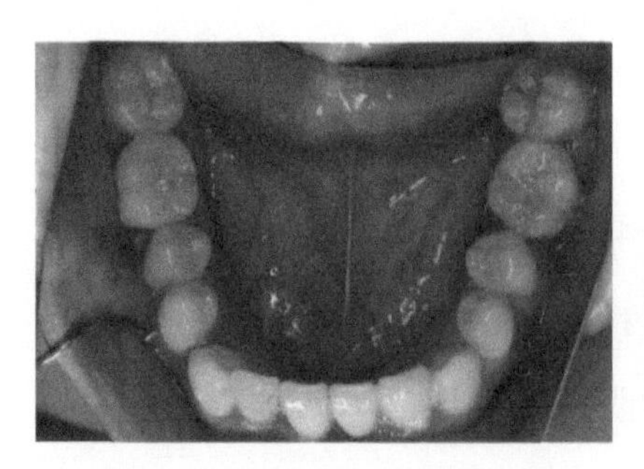
图 8.5　患者初诊下颌殆面像

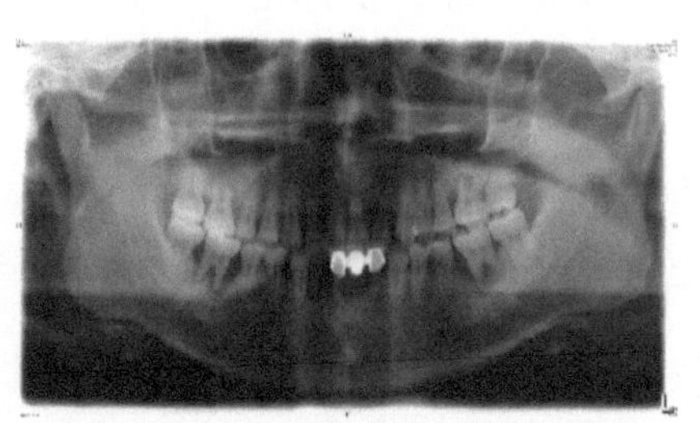
图 8.6　患者初诊时曲面断层面

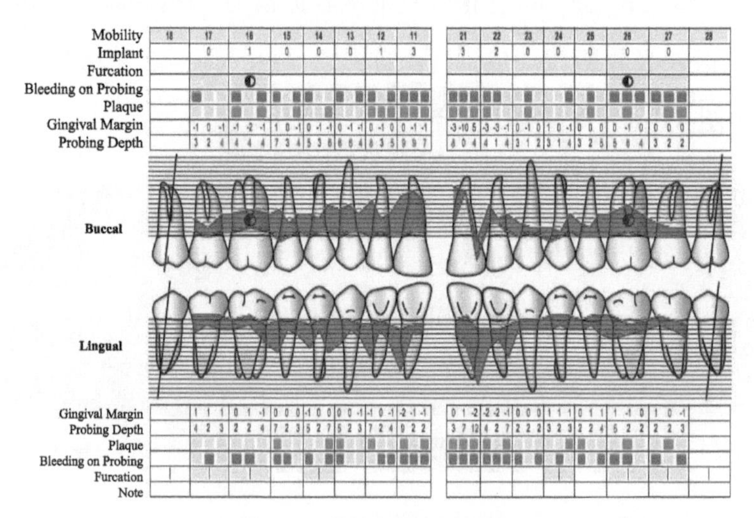

图 8.7　患者上颌牙周检查

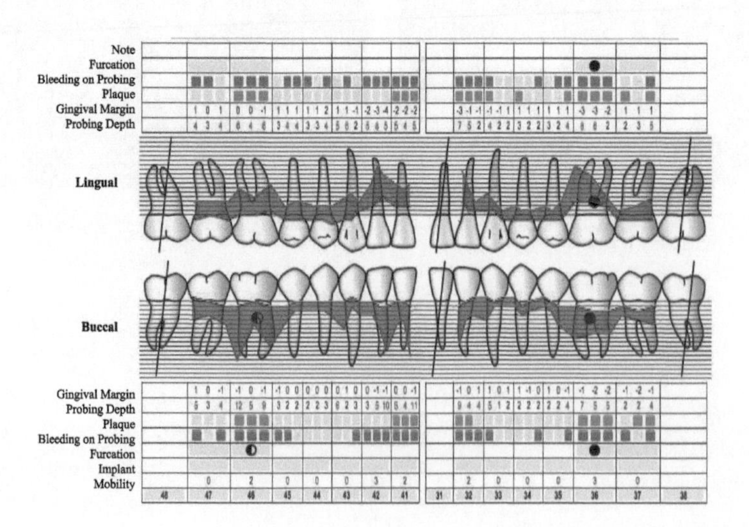

图 8.8　患者下颌牙周检查

诊断：①广泛型侵袭性牙周炎；②36、46、42牙周牙髓联合病变；③安氏Ⅰ类错牙合畸形。

预后判断：① 11、21、22、36、42、46 预后无望。② 12、16、26、32、41 预后较差。③其余牙预后良好。

治疗计划

1. 牙周基础治疗：①口腔卫生宣教；②拔除 11、21、22、36、42、46，其余牙齿基础治疗后再评估；③龈上洁治、龈下刮治及根面平整；④必要时牙合治疗；⑤药物治疗：必要时全身或局部使用抗生素。

2. 必要时牙周手术治疗。

3. 择期修复治疗。

4. 牙周支持治疗。

治疗过程

1. 告知病情、治疗计划、流程、费用等，患者表示先保留 22、46等Ⅱ度松动牙，待基础治疗后再决定是否拔除，并签署治疗同意书。进行口腔卫生宣教。

2. 拔除 11、21、36、42。

3. 行龈上洁治术，抛光；全口分区分次行龈下刮治术 + 根面平整术。

4. 六周后复查，疗效评估，患者余牙牙周状况明显改善（图 8.9、图 8.10）。

5. 部分区位翻瓣术 + 拔牙术 + 骨成形术。

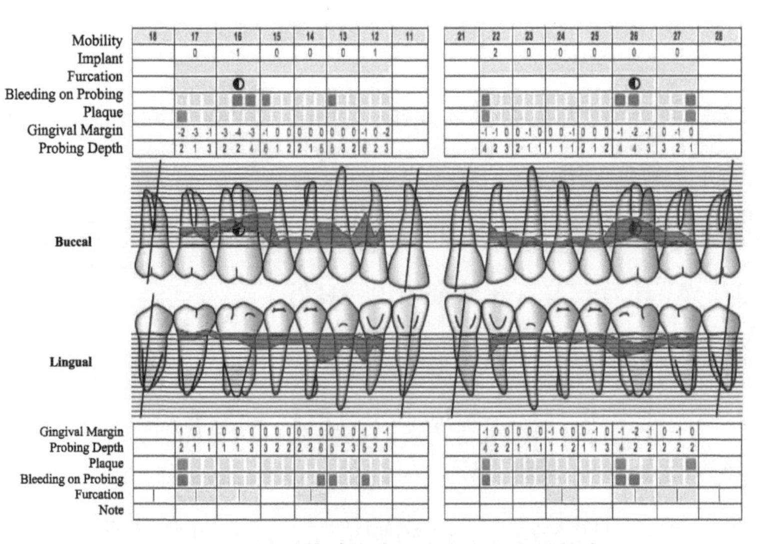

图 8.9　牙周基础治疗后患者上颌牙周检查

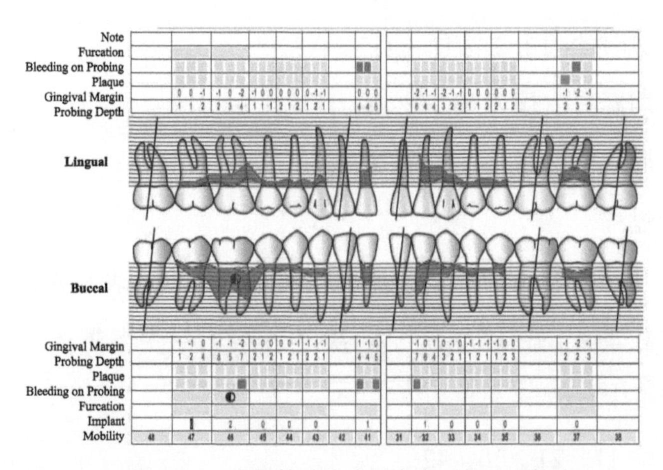

图 8.10　牙周基础治疗后患者下颌牙周检查

根据患者复查时牙周检查情况，探诊深度＞ 5 mm，反复探诊出血的位点及骨形态不良的位点，告知患者，建议行翻瓣术＋骨成形术，患者知情同意。于左上区余牙处行内斜切口＋沟内切口，保留附着龈，切口直达骨面（图 8.11），翻全厚瓣，刮除肉芽，暴露骨面，见 26 骨形态不良，进行骨修整。基础治疗后根面牙石去除较彻底，根分叉区可探入未穿通（图 8.12）。可见 22 近中及远中牙槽骨均吸收至根尖，22、23 间隙大，基础治疗后仍有明显继发型𬌗创伤，不利于后续修复。告知患者，建议拔除 22，患者知情同意（图 8.13）。拔除 22，瓣修整后行间断八字缝合（图 8.14），上塞治剂，一周拆线。右下区及下前牙区均行翻瓣术 + 骨成型术（图 8.15、图 8.16）。

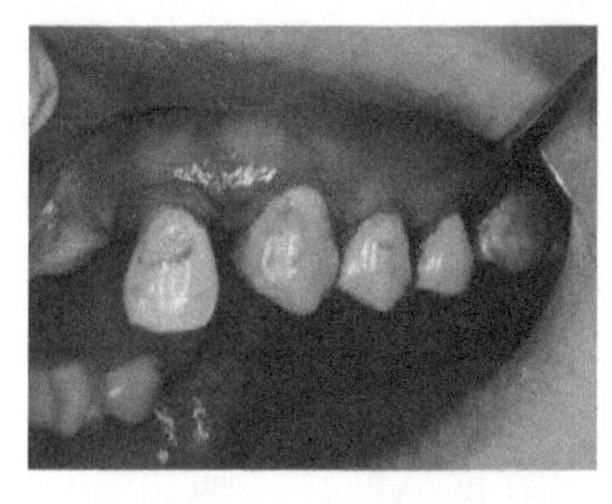

图 8.11　左上区余牙翻瓣术切口设计

图 8.12　左上区余牙翻瓣后

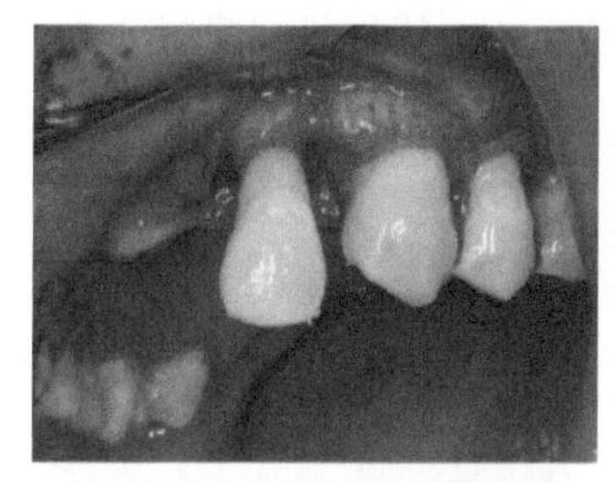

图 8.13　22 近中及远中牙槽骨均吸收至根尖，建议拔除 22

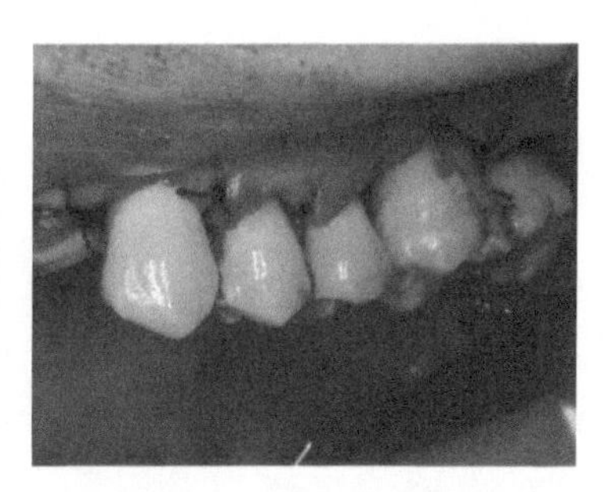

图 8.14　间断八字缝合

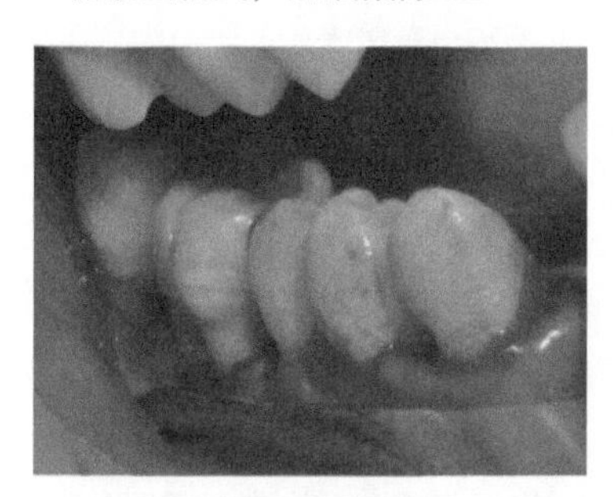

图 8.15　右下区翻瓣术 + 骨成形术，同期拔除 46

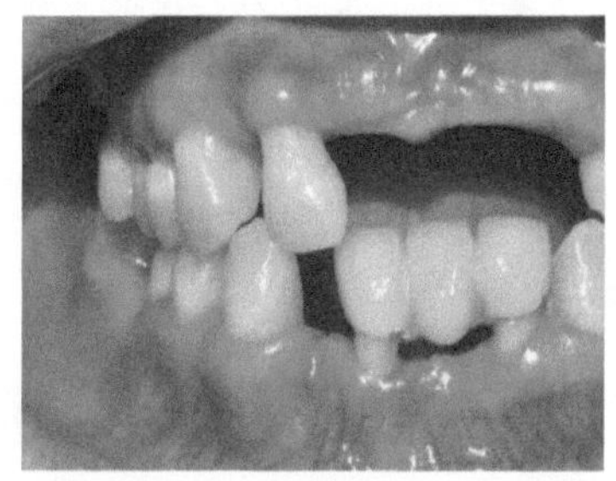

图 8.16　下前牙区翻瓣术 + 骨成形术

术后复查：患者各术区均术后一周拆线，无不适。术后一个

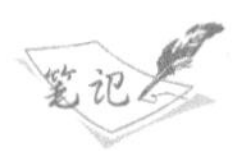

月复查，患者自觉牙龈状况良好，刷牙出血等现象较治疗前改善明显。检查可见牙龈色粉红，无红肿，探诊深度不超过 4 mm（图 8.17 ～图 8.19）。

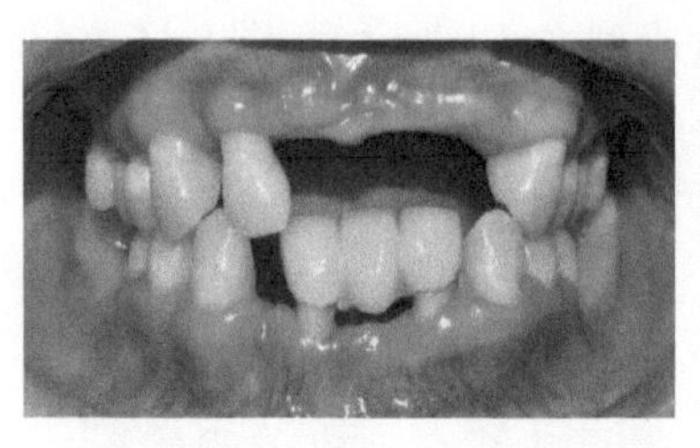
图 8.17 术后一个月口内正面咬合像

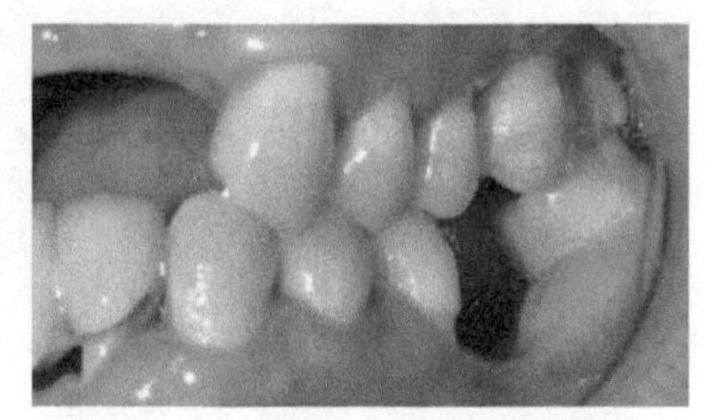
图 8.18 术后口内左侧咬合像

随访：嘱患者每三个月复查，患者依从性佳，随访时口腔卫生状况良好。患者于术后三个月于外院修复科行牙列缺损修复治疗，至今义齿使用良好。患者术后一年复查可见牙龈状况良好，无红肿，患者自诉义齿使用良好（图 8.20）。

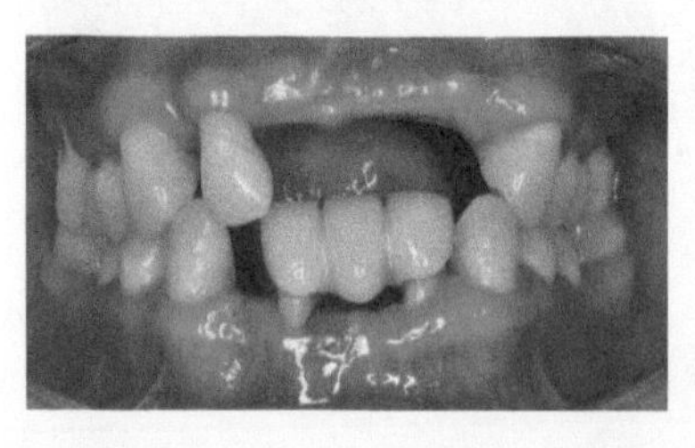
图 8.19 术后口内右侧咬合像

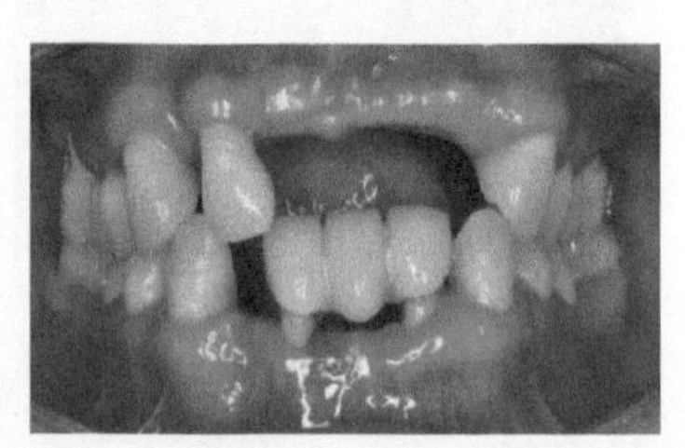
图 8.20 患者术后一年口内正面咬合像

病例分析

1. 侵袭性牙周炎的鉴别诊断

侵袭性牙周炎需与慢性牙周炎进行鉴别，前者主要致病菌为伴放线聚集杆菌（Aa），病情进展迅速，常早期出现牙齿松动、牙齿移位甚至失牙的现象。该患者年龄较轻，病情进展快，且有较典型的 X 线表现：第一磨牙牙槽骨角形吸收，余牙牙槽骨水平吸收或角

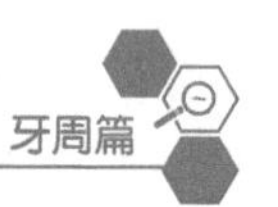

形吸收，局部刺激因素与牙周炎发展程度不成比例，家族史可疑，并无系统性疾病史，侵袭性牙周炎可能性大，可进一步检查血清内抗 Aa 特异性抗体。

2. 侵袭性牙周炎的治疗要点

侵袭性牙周炎需本着早诊断、早治疗、防止复发、彻底消除感染的原则，除了完善的牙周基础治疗，翻瓣术及骨成形术常用于切除伴放线聚集杆菌侵入的牙周袋软组织壁并控制牙周炎的局部刺激因素。维护期治疗及恰当的修复治疗也是其获得良好治疗效果的关键。

3. 重度侵袭性牙周炎患者拔牙与修复治疗的要点

对于该患者及部分类似患者来说，已明确有较多预后不良或预后无望的患牙，涉及多颗牙拔除及后期修复治疗时，不能单纯追求保留天然牙的数目，要立足于建立并维持长久健康和功能的牙列。对预后存疑的牙齿需慎重评估，及早拔除对后期修复或邻牙牙周健康有影响的患牙，同时需注意患者在治疗中可能会出现的继发性𬌗创伤，并应在治疗过程中结合考虑患者经济条件、就诊条件等。

该患者依从性较好，但因经济原因或个人原因拒绝进行位点保存、固定修复或种植修复等治疗。可摘局部义齿美观不良、咀嚼功能较差、异物感明显，且有研究表明牙周炎患者行可摘局部义齿修复后存在基牙失牙率较高等问题，已告知该患者并强调牙周支持治疗的重要性。

病例点评

侵袭性牙周炎的诊断和治疗原则都比较明确，但是由于发病率不高，口腔医生（尤其是非牙周专业的口腔医生）往往会漏诊。本

文展示了一例较典型的侵袭性牙周炎病例，同时也详细地描述了治疗原则和治疗过程，临床疗效良好，患者满意。治疗过程中需要进一步强调的有以下几点：①需要对患者进行详细的检查和患牙评估，在综合考虑疗效、后期修复及患者因素之后，制定合理的治疗计划。②强调牙周病的基础治疗，龈下刮治术及根面平整术到位，为附着性愈合提供有利条件，有利于后续的治疗。③强调口腔卫生宣教和患者及时复诊，有利于治疗后牙周组织健康的长期维护。

（张　瑞）

参考文献

1. 孟焕新 . 临床牙周病学 . 北京：北京大学医学出版社，2014.
2. TONETTI M S，STEFFEN P，MULLER–CAMPANILE V，et al. Initial extractions and tooth loss during supportive care in a periodontal population seeking comprehensive care. J Clin Periodontol，2000，27（11）：824–831.
3. LINDHE J. Eek of Clinical Periodontology. 5nd ed. Copenhagen：Munksgaard，2011：655–694.
4. NEWMAN M G，TAKEI H H，KLOKKEVOLD P R，et al. Carranza's Clinical Periodontology. 11nd ed. Philadelphia：WB Saunders Company，2012：384–386，396–411.

009 牙龈瘤牙周系统治疗一例

病历摘要

患者男性，46 岁。

主诉：右上牙牙龈肿物 1 年余。

现病史：1 年多前患者发现右上牙牙龈肿物，后逐渐长大，局部牙齿出现移位。局部牙龈无疼痛，肿物无破溃，无消长史。否认刷牙出血，牙齿松动，咬合不适。否认牙痛症状。刷牙 2 次 / 日，约 2 分钟 / 次。不吸烟，喝茶。

既往史：未进行任何口腔治疗，否认各类慢性病史及传染病史，否认药敏史。

检查：13、14 邻间隙增大，13、14 龈乳头呈结节样增生，大小约 5 mm × 8 mm，表面光滑，色粉质韧，边界清楚，不能移动，无触痛。PD：3 ～ 4 mm，BI：2 ～ 3。14 近中沟较为明显，13、14 牙体未见明显缺损，均无叩痛，不松动，冷测同对照牙（图 9.1）。

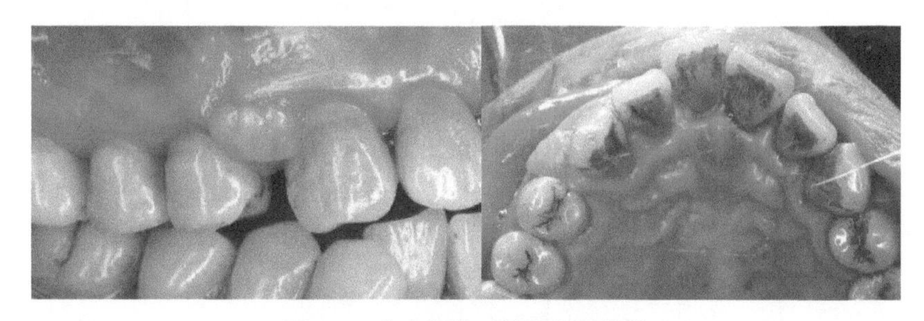

图 9.1　患者初诊时的牙龈肿物像

患者口腔卫生一般，菌斑软垢中量，牙石（++），色素中量。全口牙龈色略红，龈乳头及龈缘略圆钝，质中。全口大部分位点

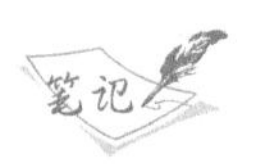

表 9.1 患者洁治后记录的牙周大表

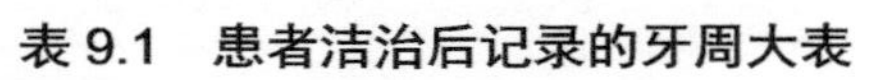

	8	7	6	5	4	3	2	1	1	2	3	4	5	6	7	8
M																
FI																
GR																
S																
BI	缺失	3/4	3/3	2/2	3/2	2/2	3/2	2/2	2/2	2/3	3/2	3/3	3/2	3/3	3/4	缺失
PD-B		4 3 4	5 3 4	4 3 4	4 3 4	4 3 4	4 3 4	4 4 4	4 3 4	4 3 3	4 4 4	3 3 4	4 3 4	4 3 4	4 3 4	
PD-L		4 3 5	5 3 4	4 3 4	4 3 4	4 3 4	4 2 4	4 4 4	3 4 3	3 3 4	4 3 3	4 4 4	4 3 4	4 3 5	5 4 6	
	8	7	6	5	4	3	2	1	1	2	3	4	5	6	7	8
PD-L		4 4 4	4 4 4	4 3 4	4 3 4	3 2 3	3 3 3	3 2 3	2 2 3	2 2 3	3 3 2	3 3 3	3 3 4	4 4 4	4 4 4	
PD-B		4 3 4	4 4 4	3 3 3	3 2 3	3 1 3	2 2 2	3 2 2	2 1 3	3 2 3	3 1 3	3 2 3	3 2 4	4 3 4	4 3 3	
BI	缺失	4/3	3/2	3/2	2/1	2/1	1/2	1/2	1/2	2/2	1/1	2/1	2/2	4/3	4/3	缺失
S																
GR																
FI			2											2		
M																

PD：2 ～ 4 mm，个别位点 PD：5 ～ 6 mm，可及附着丧失。可及根分叉病变。未见牙齿明显松动。BI：1 ～ 3（图 9.2、表 9.1）。

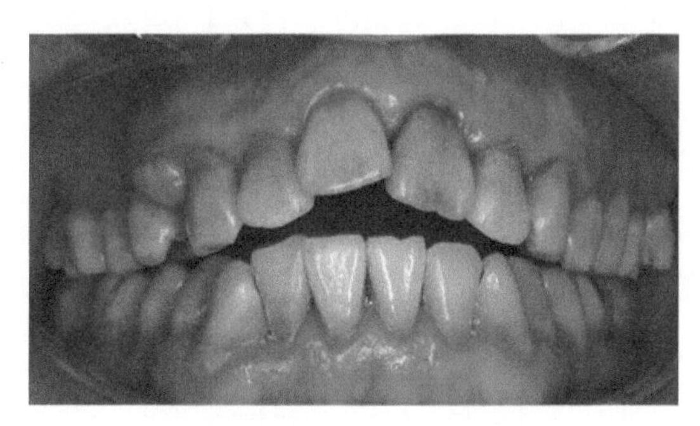

图 9.2　患者初诊时的口内像

辅助检查：13、14 根尖片检查可见 13、14 间近牙槽骨嵴顶处骨结构紊乱，呈斑片状高低密度混合影像，骨小梁结构消失。13、14 牙根未见明显吸收影，周围骨组织未见明显破坏影（图 9.3）。

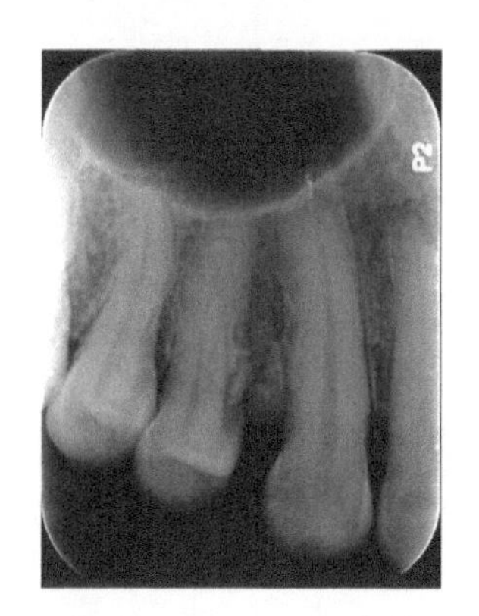

图 9.3　13、14 根尖片

诊断：① 13、14 牙龈瘤（纤维型）；②慢性牙周炎。

鉴别诊断

1. 牙龈瘤：牙龈瘤是指发生在牙龈的炎症反应性瘤样增生物，常发生于中、青年，主要见于牙龈乳头部位，唇、颊侧多见，舌、腭侧少见。肿物呈圆球形或椭圆形，表面可呈分叶状，大小不一，

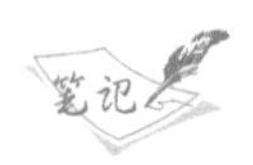

表 9.2　患者基础治疗后复查的牙周大表

	8	7	6	5	4	3	2	1	1	2	3	4	5	6	7	8
M																
FI																
GR																
S																
BI	缺失	2 2	2 1	1 1	1 1	1 1	1 1	0 0	0 1	1 1	1 1	1 2	1 1	2 2	2 2	缺失
PD-B		3 3 3	4 2 3	3 2 3	3 3 4	4 3 3	3 2 3	3 2 3	3 2 3	3 3 3	3 2 3	3 3 3	3 3 4	4 3 4	4 3 3	
PD-L		3 3 4	4 3 3	3 3 3	3 3 3	3 3 3	3 2 3	3 2 3	3 2 3	3 2 3	3 2 3	4 3 3	3 3 3	3 3 4	4 3 3	
	8	7	6	5	4	3	2	1	1	2	3	4	5	6	7	8
PD-L		4 3 4	3 3 3	3 3 3	3 3 3	3 2 3	3 2 3	3 2 3	2 2 2	2 2 3	3 2 3	3 3 3	3 2 3	3 2 4	4 3 4	
PD-B		3 3 3	3 4 3	3 2 3	2 2 3	2 1 3	2 1 2	2 2 2	2 1 2	2 2 2	3 1 3	3 2 3	3 2 3	3 3 3	3 2 3	
BI	缺失	2 1	2 2	2 2	2 1	1 1	1 1	1 1	1 1	1 1	1 1	2 1	2 1	2 1	2 1	缺失
S																
GR																
FI			2											2		
M																

直径由数毫米至 1 ～ 2 cm。一般生长较慢，长时间存在的较大肿物可导致牙槽骨的破坏，局部牙齿可发生松动移位。

2. 牙龈恶性肿瘤：牙龈癌多为高分化的鳞癌，肿物表面多见菜花状溃疡，易出血及发生坏死。早期向牙槽突及颌骨浸润，使骨质破坏，引起牙齿松动和疼痛。

治疗计划

1. 牙周基础治疗（口腔卫生宣教，洁治术，龈下刮治术和根面平整术）；

2. 牙周手术切除牙龈瘤；

3. 牙周维护治疗。

治疗过程

1. 2016 年 9 月 15 日至 2016 年 9 月 23 日全口的洁治、龈下刮治和根面平整。

2. 2016 年 10 月 31 日复查评估和术前准备。复查时患者牙龈肿物未见明显变化，口腔卫生较前改善，全口牙龈色粉质韧，大部分位点 PD：1 ～ 3 mm，个别位点 PD：4 mm，BI：1 ～ 2（表 9.2）。

3. 2016 年 11 月 7 日行牙龈瘤切除术 + 牙周翻瓣术 + 骨成形术。局麻下在肿物周围约 5 mm 范围外的正常牙龈上做切口，完整切除肿物，继而做内斜切口和沟内切口，翻开全厚瓣，暴露骨嵴顶，可见 13、14 邻间骨嵴异常增生，颊侧骨板有少量吸收，边缘肥厚（图 9.4）。涡轮手机磨除增生骨质，修整颊侧骨边缘，在牙间和根间形成生理性的纵凹沟（图 9.5），并进一步行 13、14 邻面的根面平整，最后复位龈瓣，修整成形，间断缝合。切除组织送病理，镜下可见较多成熟的胶原纤维束，纤维束之间可见炎性细胞，结果回报：送检软组织为纤维性龈瘤（图 9.6）。

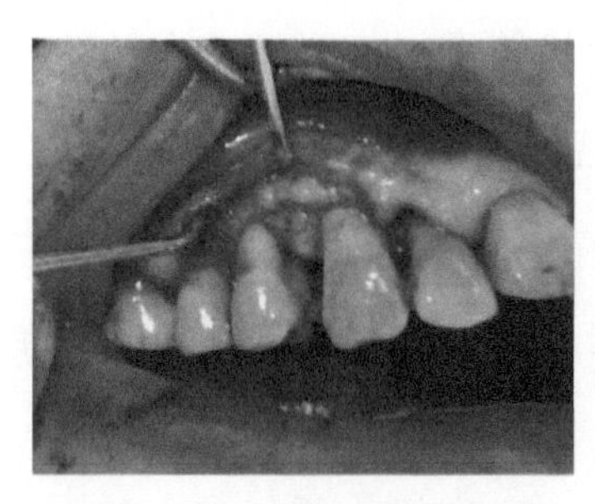

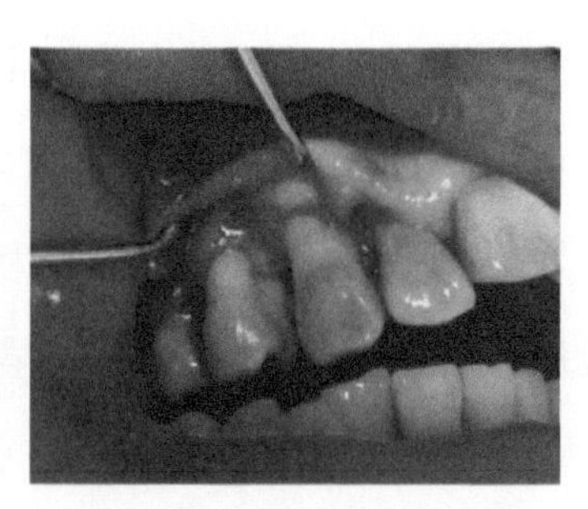

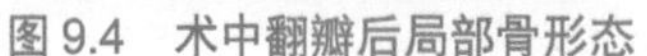
图 9.4　术中翻瓣后局部骨形态　　图 9.5　术中完成骨成形术

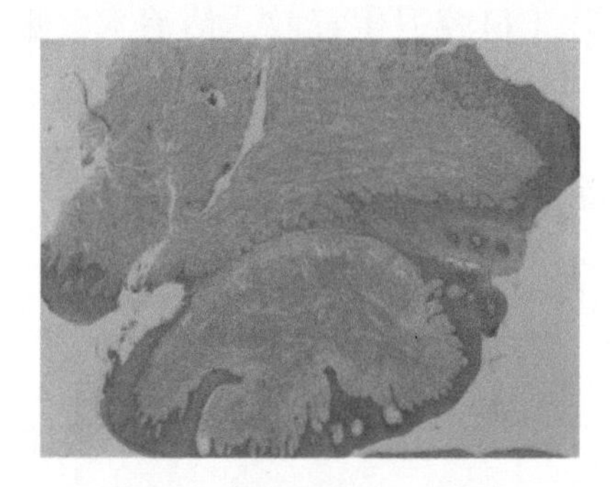

图 9.6　病理（HE，×100）

4. 2016 年 11 月 21 日术后 2 周复查，肿物完整切除，局部牙龈愈合可，未见明显红肿，龈乳头形态欠佳，14 颊侧及近中根面暴露，探诊不敏感。13、14 无叩痛，不松动，冷测同对照牙（图 9.7）。全口牙龈色粉质韧，大部分位点 PD：1 ～ 3 mm，个别位点 PD：4 mm，BI：0 ～ 2。患者进入牙周维护期。

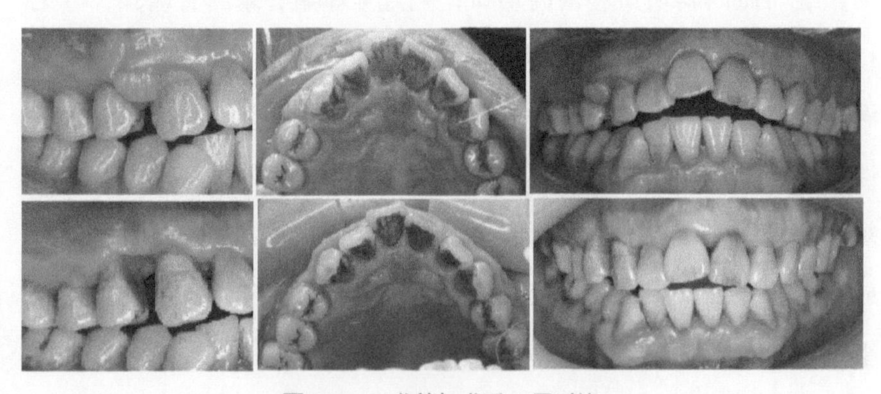

图 9.7　　术前与术后 2 周对比

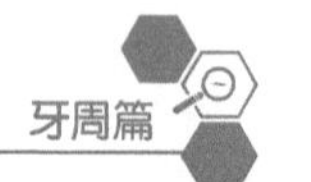

病例分析

牙周系统治疗程序一般分为四个阶段，分别是基础治疗、牙周手术治疗、修复或正畸治疗和牙周支持治疗。牙周基础治疗是所有牙周病患者都需要进行的最初始的治疗，目的是消除致病因素、控制炎症。本病例中患者因牙龈肿物就诊，经检查患者同时患有慢性牙周炎，因此先进行基础治疗控制牙周炎症，再安排手术切除肿物。经过口腔卫生宣教、洁治、刮治和根面平整，患者的口腔卫生和牙龈状态得到了改善，牙周袋变浅，为进一步的牙周手术打下良好的基础。

牙龈瘤来源于牙周膜及颌骨牙槽突的结缔组织，一般认为是局部机械刺激及慢性炎症刺激导致的反应性增生物，不具有肿瘤的生物学特性和特有结构，不是真性肿瘤，但具有肿瘤的外形及生物学行为，如切除后易复发。根据病理结构的不同，通常将牙龈瘤分为肉芽肿型、纤维型和血管型三类。本患者牙龈肿物色粉质韧，表面光滑，不易出血，应属于纤维组织丰富的肿物。该牙龈肿物不仅有软组织的增生，X 线中还可见到骨组织的异常，因此手术不局限于牙龈肿物的切除，还进行了局部骨组织的成形，使骨组织的形态接近生理外形，便于牙龈的恢复和患者长久的菌斑控制。术中还对牙龈瘤局部牙齿进行了根面平整，刮除牙周膜，以防止牙龈瘤的复发。

病例点评

这是 1 例纤维型牙龈瘤的病例。患者因牙龈肿物就诊，经检查初步诊断为牙龈瘤。但患者同时患有慢性牙周炎，主诊医生并没有立刻安排患者进行牙龈瘤的切除，而是建议患者先进行牙周基础治

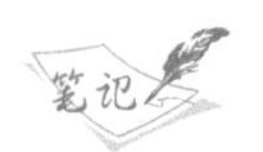

疗，控制牙周炎症，待患者牙周状态好转后再进行牙龈瘤的切除手术。术式采用牙龈瘤切除术+牙周翻瓣术+骨成形术，不仅切除了牙龈瘤，还重塑了局部骨组织的生理形态，重建了牙龈的生理外形，为患者的菌斑控制创造了良好的解剖条件。综上，此病例提供了牙龈瘤的诊断思路和牙周系统治疗方案，供大家参考。

（彭 磊）

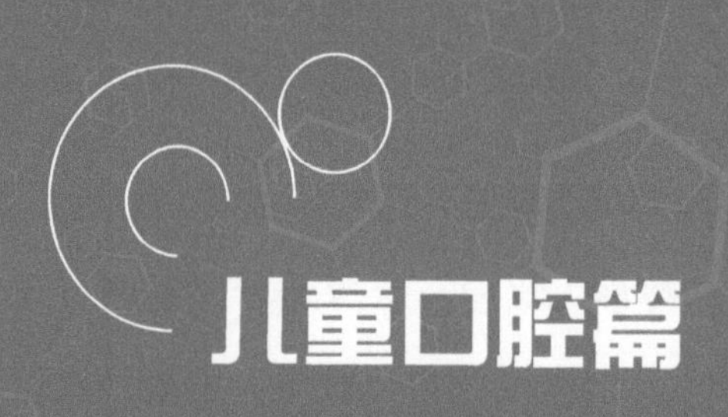

儿童口腔篇

010 上颌第二乳磨牙腭侧双根双根管一例

病历摘要

患者女性，7 岁。

主诉： 要求治疗右上后牙。

现病史： 一周前曾因“右上后牙肿痛，有脓包 3 天”于外院就诊。一个月前曾有肿胀史。诊断为55慢性根尖周炎急性发作，行开髓治疗。治疗后疼痛减轻。今就诊于我科要求继续治疗。

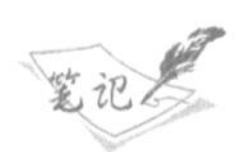

既往史：体健。

检查：55 𬌗面见暂封物，颊侧牙龈轻度红肿，扪之无明显波动感。叩痛（+），不松动，冷诊无反应。未探及牙周溢脓。颌面部未见明显肿胀。X 线片显示：55 根尖区及根分歧下方牙槽骨见低密度影像，疑似见四个牙根影像（图 10.1）。牙冠𬌗方见高密度影像。

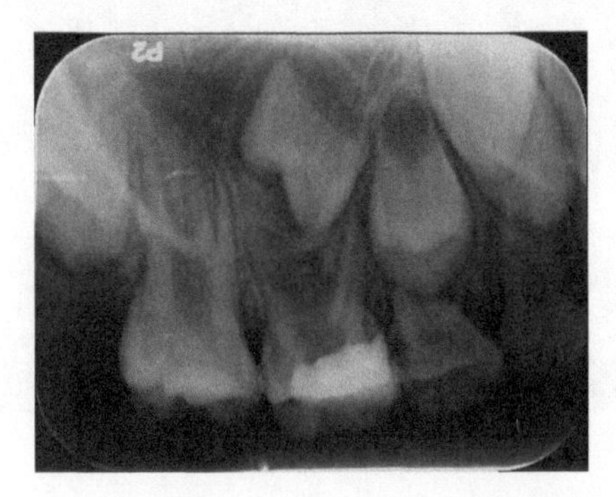

图 10.1　术前 X 线片显示 55 疑有四个牙根

诊断：55 慢性根尖周炎。

治疗计划：55 根管治疗术。

治疗过程

1. 患儿家长签知情同意书后，55 去暂封物，去净龋坏组织，玻璃离子做近中假壁，上橡皮障，揭净髓室顶，显微镜下观察髓腔及根管，见近中颊根、远中颊根、近中腭根、远中腭根（图 10.2）。去除坏死牙髓，探查并测量根管工作长度（美国登士柏 PROPEX Ⅱ），MP 根管初尖锉为 10 号，工作长度为 11 mm；DP 根管初尖锉为 25 号，工作长度为 14 mm；MB 根管初尖锉为 20 号，工作长度为 12 mm；DB 根管初尖锉为 20 号，工作长度为 13 mm。使用 10 # 至 40 # K 锉和 H 锉进行根管预备，3% 过氧化氢液根管冲洗，拭干，CP 棉球及玻璃离子暂封。

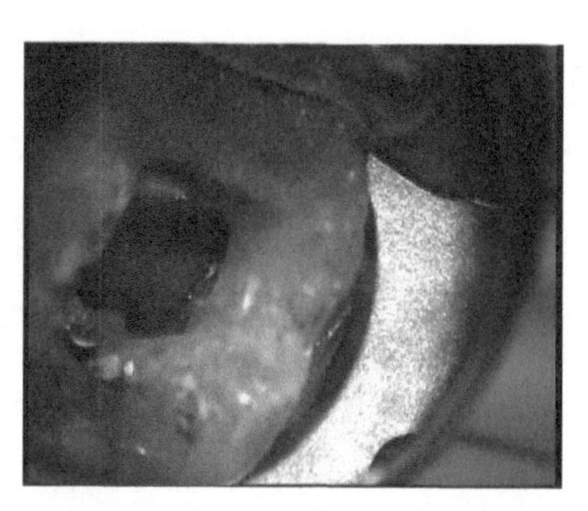

图 10.2　显微镜下显示四个根管口

2. 一周后复诊：患者未诉不适。检查：55 封药在位，无叩痛，牙龈无红肿。处置：55 去除暂封药，见根管无渗出，3% 过氧化氢液冲洗根管，拭干，以 Vitapex 进行根管充填（图 10.3），X 线片显示 55 两近中根管及远中腭根恰填，远颊根管糊剂超填（图 10.4）。磷酸锌水门汀垫底，复合树脂充填。

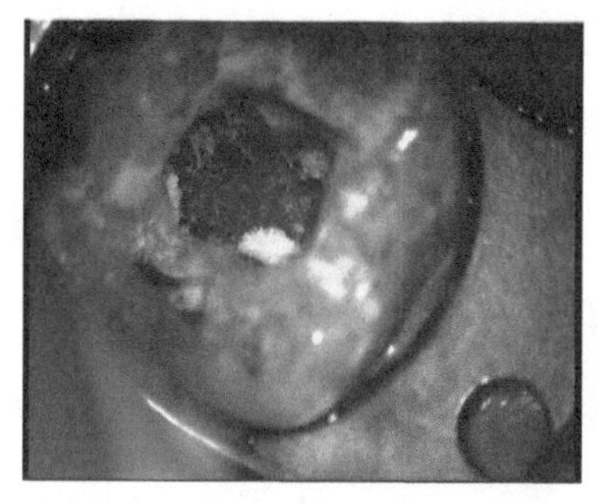

图 10.3　显微镜下见根管充填完成后的四个根管口

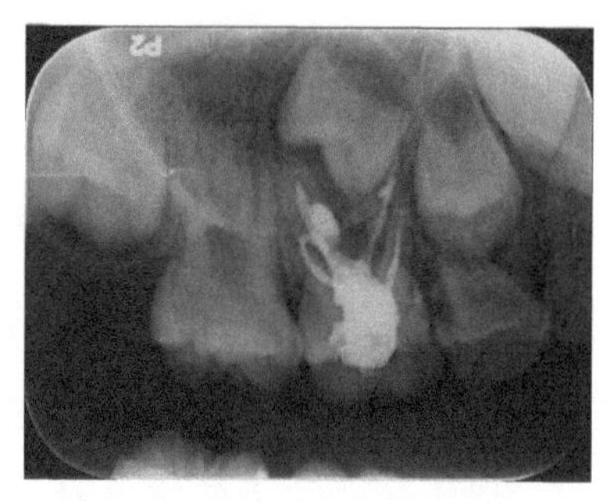

图 10.4　术后 X 线片

病例分析

通过根管显微镜观察髓室底，可以见到患牙的四根管口连线呈以颊部两根管连线为底边的梯形，区别于有 MB2 的四根管上颌第二乳磨牙。通过腭侧两个根管走形方向的不同，指向两个渐行渐远的根尖

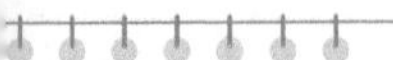
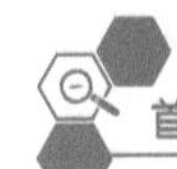

孔，可以判断出这不是单腭根的双根管，而是两个独立的腭侧牙根。

治疗中我们发现各根管的长度和直径并不相同，近中腭根不仅初尖锉更细，且根管口弯曲度大，进入时较为困难，可见变异的近中腭根是十分细短弯曲的，这与其他三个根管显著不同。文献中曾报道发现一例上颌第二乳磨牙近中腭根，但初尖锉为 20 号，可见变异的近中腭根根管形态存在很大差异，尚无规律可言，需要更多更进一步的研究。

近年来，学者们利用 CBCT 对乳磨牙根管形态进行研究，结果表明：上颌第二乳磨牙牙根数目和根管数目存在变异情况。亦有学者的研究结果表明腭侧双根（共四根管）的发生率为 1.53%。文献中关于腭侧根管变异情况的病例报道并不多见，仅有两位学者发表过腭侧双根的报道。本病例中，我们通过拍摄术前 X 线片，对患牙牙根及根管形态进行初步了解：该患牙疑似有两个近中根影像，提示存在牙根及根管变异可能。治疗中我们使用了根管显微镜，因其影像清晰且可以放大，大大提高了发现变异根管的效率，避免了根管的遗漏；并且免去了患者进一步多角度投照 X 线根尖片或 CBCT 等更大辐射剂量的检查。术前根尖片对乳牙变异根管的治疗有重要辅助作用，根管显微镜方便医生对于上颌第二乳磨牙各种牙根和根管变异的类型进行探查，二者结合使用能尽量避免因遗漏根管造成的治疗失败，因此在临床工作中建议推广使用。

病例点评

本病临床发生率低，在治疗中需要耐心和责任心。上颌第二乳磨牙根管形态及牙根数目存在变异情况，常见的为三根三根管，临床上也可见三根四根管报道，但基本为近中颊侧第二根管（MB2）。本病例发现一罕见上颌第二乳磨牙腭侧双根、双根管病例，X 线片及根管显微镜证实为腭侧双根、双根管（MP、DP）。为了更大程度上确认根管的数量和根管口的位置，显微镜可以帮助医生得到更加清晰直观的影像。根管显微镜的应用放大了临床医生的视野，结合X线片能帮助找到更为细小的根管，从而提高乳牙根管治疗的成功率。

（韩玉婷　李 菁）

参考文献

韩玉婷，李菁．上颌第二乳磨牙腭侧双根双根管 1 例．牙体牙髓牙周病学杂志，2017，27（1）：60.

笔记

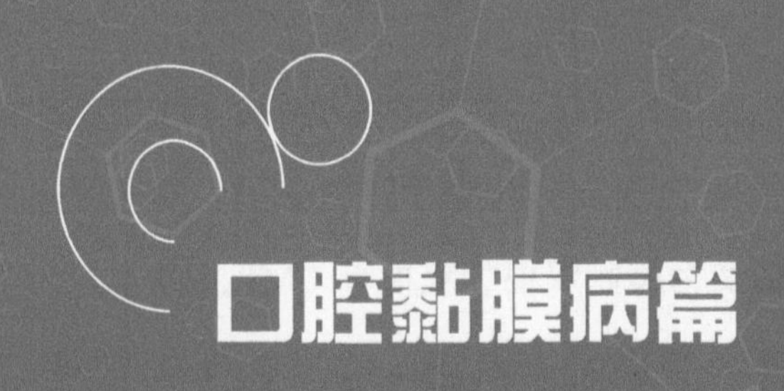

口腔黏膜病篇

011 光动力治疗口腔黏膜白斑一例

病历摘要

患者女性，64 岁。

主诉：上颌牙龈变白 5 年余。

病史：5 年余前，患者发现上颌牙龈变白，出现白色斑块，无疼痛不适。否认吸烟、饮酒史。否认系统性疾病史及药物过敏史。曾口服番茄红素 1 年余，效果不佳。现因需要佩戴全口义齿，要求治疗口腔黏膜白斑。

检查：上颌唇、颊侧牙龈达双侧上颌结节及龈颊沟、左颊后份

及翼颌皱襞，可见大面积白色斑块，稍高于黏膜表面，表面均质状，边界清楚，未及溃疡及糜烂（图 11.1）。

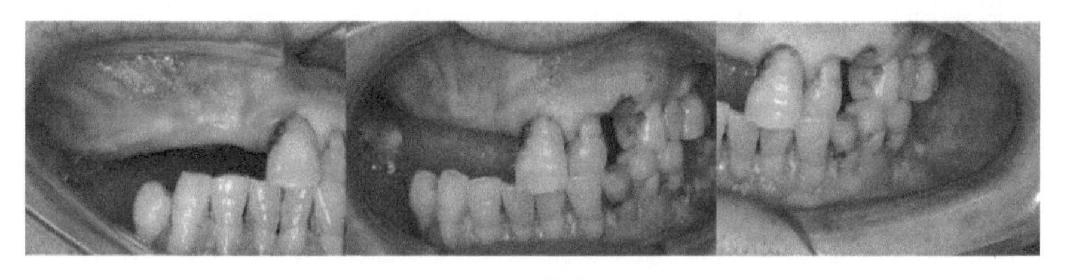

图 11.1　黏膜白斑

临床印象：口腔白斑病。

进一步检查

1. 血常规、血凝、生化及肝肾功能检查未见明显异常。

2. 切取 24–25 间颊侧牙龈 0.5 cm × 0.5 cm × 0.5 cm 大小黏膜组织，送病理。常规 HE 染色，病理结果为口腔黏膜上皮单纯增生，不伴异常增生。

诊断：口腔白斑病。

鉴别诊断

1. 口腔白色角化病：是长期的摩擦、热、化学等刺激造成的口腔黏膜白色斑块或斑片。好发于唇、舌缘及双颊黏膜。去除刺激因素后，病损可逐渐变浅甚至消退。临床表现为边界不清的浅白色斑块或斑片，质软。病理为上皮过度角化。

2. 白色海绵状斑痣：是一种少见的常染色体显性遗传病。常出现在青春期前，无性别差异，好发于双颊黏膜。临床表现为典型的海绵状及水波样皱褶状白色斑块及斑片。可部分揭去，其下方黏膜无糜烂。病理表现为上皮角化不全，明显增厚，棘细胞增大，层次增多，空泡性变，胞核固缩或消失。

3. 口腔扁平苔藓：是一种慢性炎症性皮肤黏膜病，好发于 30～60 岁女性。目前病因不明。可发生于口腔黏膜任何部位。临床表现为白色

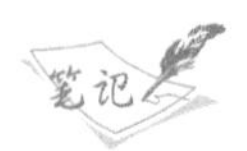

网状条纹或斑块，边界不清，可伴有黏膜充血及糜烂。病理表现为上皮过度角化不全，基底细胞液化变性，基底膜下方固有层中大量淋巴细胞呈带状浸润。

诊断依据

1. 临床表现为界限清楚的白色斑块，高起于黏膜表面。

2. 病理诊断符合口腔白斑病。

治疗计划：光动力治疗。

治疗过程

1. 配置光敏剂：盐酸氨酮戊酸外用散使用前加入注射用水溶解，配置为浓度 20% 的溶液，将溶液浸入棉片中（图 11.2），避光备用。

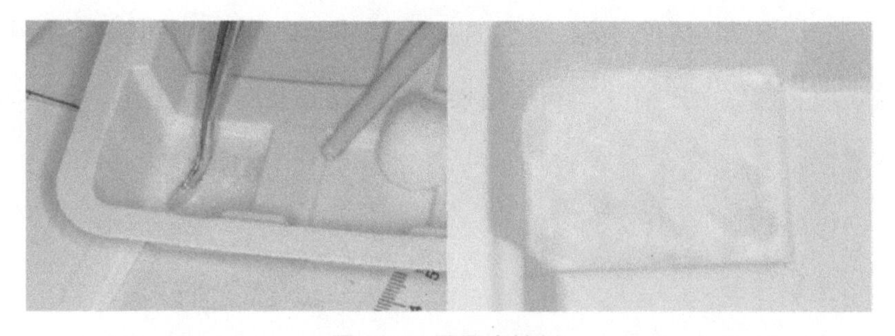

图 11.2　配置光敏剂

2. 外敷光敏剂：清洁患处，保持干燥，将药液棉片置于患处，加江米纸和保鲜膜隔湿，纱布阻挡，敷药 2 小时（图 11.3）。

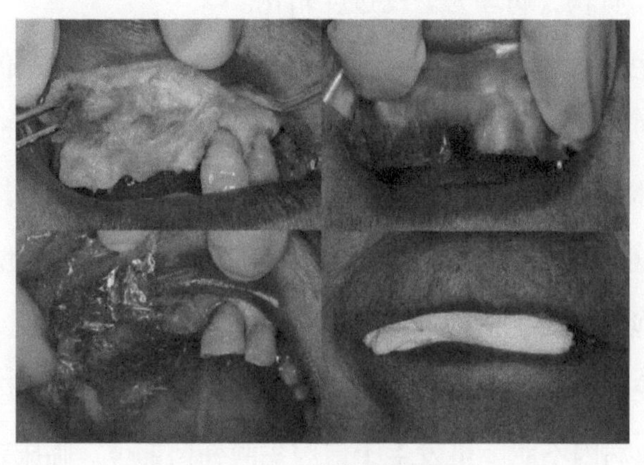

图 11.3　外敷光敏剂

3. 光照：特定光源照射，输出波长为 632.8 nm，光斑大小直径 2 cm，功率 270 ～ 280 mW，照射 5 ～ 10 min（图 11.4）。

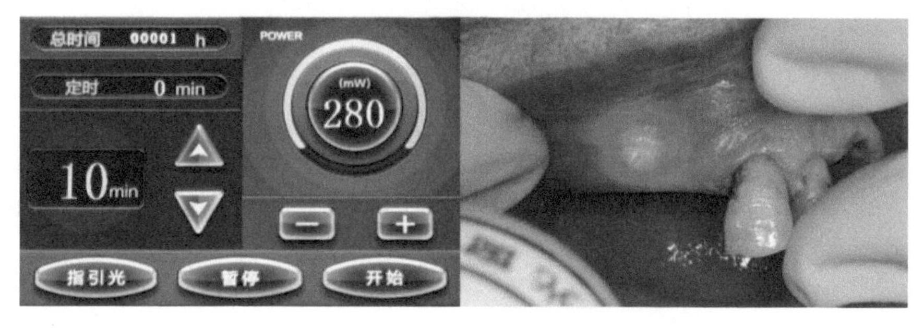

图 11.4 光照

随访

1. 光动力治疗 1 周后，可见光照区域黏膜约 2.0 cm × 2.0 cm 口腔白斑消失，其中央可见一大小为 0.5 cm × 0.5 cm 浅表糜烂面（图 11.5）。

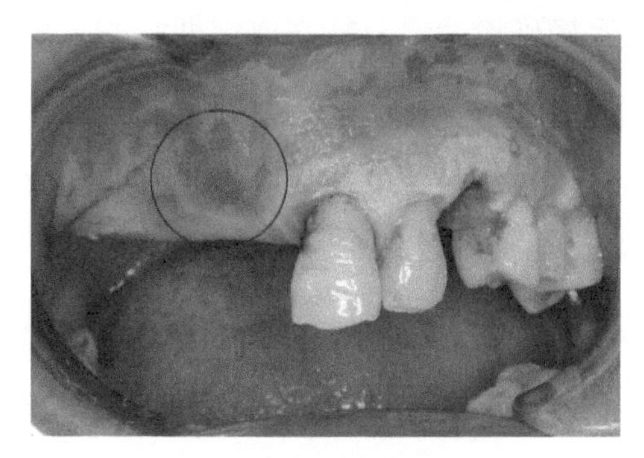
注：画圈处为光照区域。
图 11.5 光动力治疗 1 周后

2. 光动力治疗 3 个月后，可见光照区域白斑无复发，黏膜愈合良好，无色素沉积及瘢痕（图 11.6）。

笔记

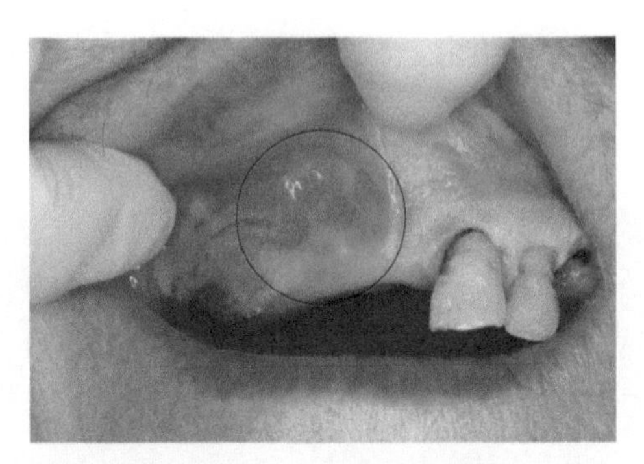

图 11.6 光动力治疗 3 个月后

病例分析

口腔白斑病是指口腔黏膜上以白色斑块或白色斑片为主的损害，是最常见的口腔黏膜潜在恶性疾病。目前尚无有效的治疗措施，大部分患者通常在疾病确诊后，只能采取定期复查，早期发现可疑癌变的治疗措施。番茄红素、β–胡萝卜素等去角化类型药物长期服用，可部分减淡口腔斑块，但很难全部去除。手术切除也是目前常用的治疗措施，但对于大面积且恶变风险不高的白色斑块，手术切除创伤大，术后影响美观，且对口腔功能有一定影响，同时反复的切除刺激可能诱发口腔白斑的恶变。本病例中，患者口服番茄红素 1 年余，效果不佳，同时口腔白斑面积广泛，行手术切除创伤面积过大。传统治疗方式效果不佳。

光动力治疗（photo dynamic therapy，PDT）是 20 世纪 70 年代形成的新技术，用于浅表肿瘤的非手术治疗，具有靶向性、微创性等特性。目前已在皮肤科、妇科及泌尿科广泛开展，治疗皮肤癌前病变、原位癌、外阴白斑及膀胱癌等疾病。口腔白斑位置表浅，黏膜对光敏剂吸收良好，同时易于临床观察，因此成为光动力治疗的新适应证。近年来，国外报道 PDT 用于口腔黏膜白斑的治疗有效率较高，复发率低。

PDT 治疗为口腔白斑病患者提供了一种新的治疗选择。本病例首次在我院尝试采用光动力治疗口腔黏膜白斑病。患者术前无须特殊准备。病损局部外敷光敏剂 2 小时，术后无须避光。光照时疼痛可耐受。若疼痛，可采用局部浸润麻醉或表面麻醉。本例患者进行了一次光动力治疗，光斑直径 2 cm。术后 1 周复查，光照区域白斑消失，光照中央可见一直径 0.5 cm 的糜烂面，无须特殊处理，1 ～ 2 周可自愈。随访 3 个月后复查，治疗区域愈合良好，无瘢痕，白斑无复发。因此，相对于其他治疗手段，PDT 治疗患者更易于耐受。

本病例仍需要继续多次反复的光动力照射，治疗剩余大面积的白斑。由于口腔解剖结构的特殊性，光动力治疗需要有一些特殊的注意事项：①光敏剂的吸收程度往往会受到口腔中不断分泌的唾液、唇颊舌等组织的不自主运动，以及局部敷用光敏剂时间等因素的影响。②白斑面积分布广泛，覆盖了特殊的解剖结构（如腮腺导管开口、舌下腺导管开口、与牙齿紧邻的牙龈组织等），需要特殊考虑。③上颌结节处由于咽反射存在，敷药很难进行严密隔湿，可能会直接影响到后续的治疗效果。

病例点评

光动力治疗已经积累了四十多年的经验，但是在口腔临床的应用并不多。对于大面积广泛性白斑，治疗方法十分有限，无论是药物疗法还是手术切除，都存在不同程度的困难。而光动力为口腔白斑病的治疗带来新的方法，也为无法手术治疗的黏膜疾病带来新的思路。

光动力治疗方法在口腔领域应用的时间尚短，本病例是一个非常有意义的尝试，本病例需要进行继续治疗和更长时间的随访观察，从而确定光动力治疗在本病例中的确切疗效。光动力疗法治疗口腔白斑病的有效性及安全性的也需扩大样本量，长期观察，以形成基于循证医学证据的规范诊治流程，以便未来在临床推广应用。

（苏 莎　穆长清）

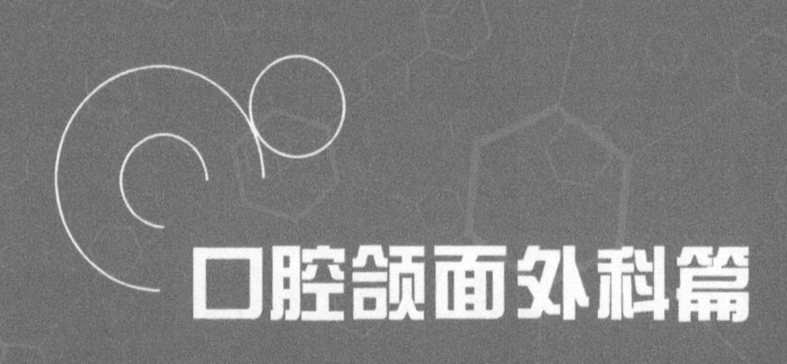

012 下颌阻生智齿微创拔除一例

病历摘要

患者男性，26 岁。

主诉： 正畸前需拔除埋伏智齿。

现病史： 患者因“牙不齐”于 1 个月前于正畸科就诊，建议拔除上下智齿。

既往史： 体健，否认慢性病史及药物过敏史。

检查： 左右面部基本对称，开口度、开口型正常，下颌牙列拥挤，37 略长，远中倾斜；38 未萌出，牙龈无红肿，口内未触及

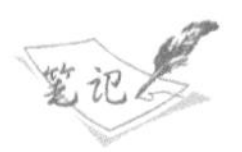

38（图 12.1）。CBCT 显示 38 锥形根，水平低位阻生，与 37 牙根关系密切（图 12.2）。

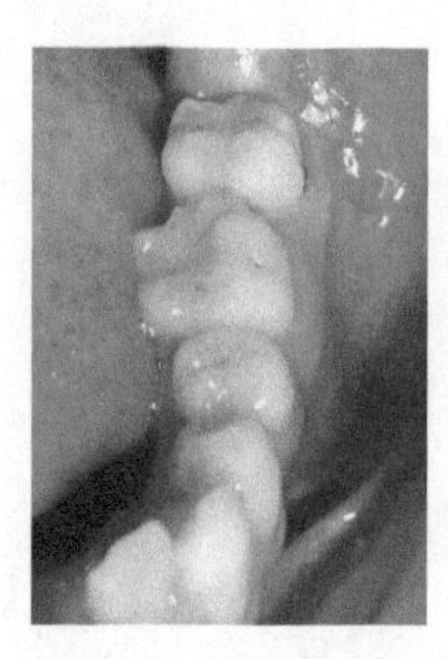

图 12.1 术前口内像

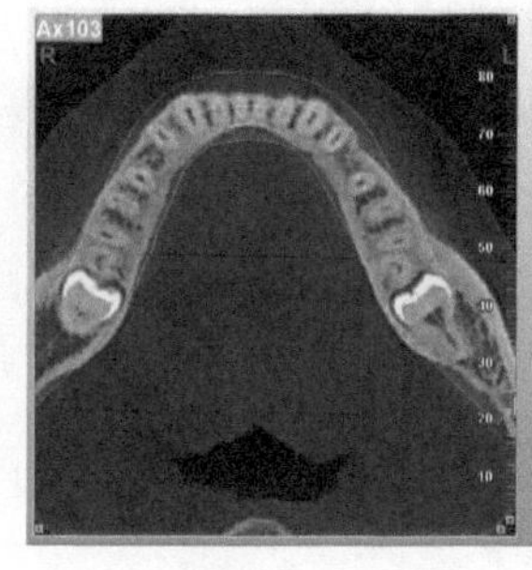
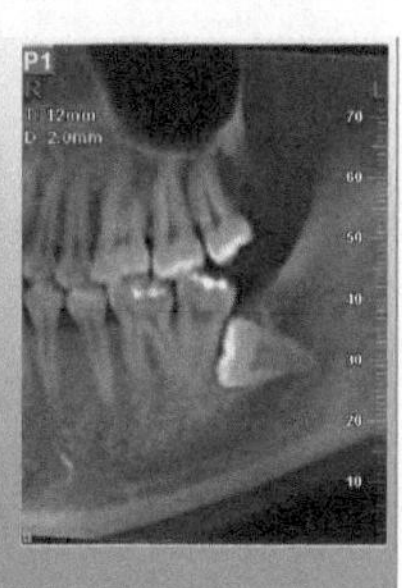

图 12.2 术前 CBCT

诊断：38 水平低位阻生智齿；错𬌗畸形。

治疗计划：38 微创拔除。

治疗过程：患者知情同意后，口腔黏膜消毒剂 5 mL 口内含漱 2 分钟，2% 利多卡因 4 mL 行下齿槽神经阻滞麻醉，37 远中黏膜行阿替卡因肾上腺素 0.2 ～ 0.3 mL 局部浸润麻醉。麻醉满意后，消毒、铺巾，37 远中轴角处切开至骨膜，长约 0.5 cm，向近中沿龈沟切开至 36 近中，翻全厚瓣；充分暴露 37 远中颊侧骨面，高速反角涡轮去除部分骨质，寻及 38 牙冠；沿 38 牙体颊侧沟槽去骨，“T” 型分冠，截冠并取出；挺松牙根，分根并取出；生理盐水彻底冲洗创腔，牙龈拉拢对位缝合（图 12.3 ～图 12.13）。术后 1 周拆线。术后 2 周复查（图 12.14、图 12.15）。

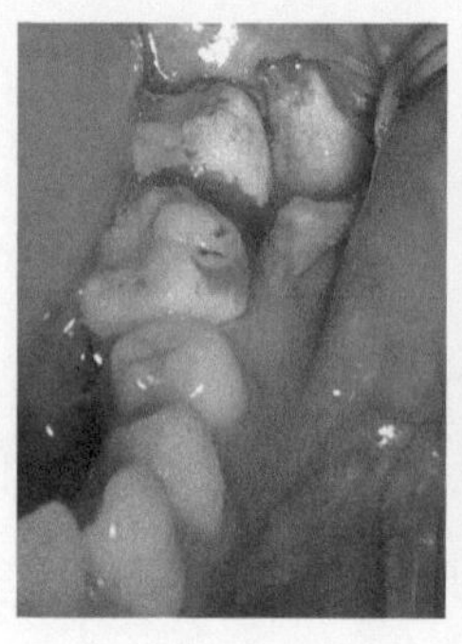

图 12.3 切开、翻瓣

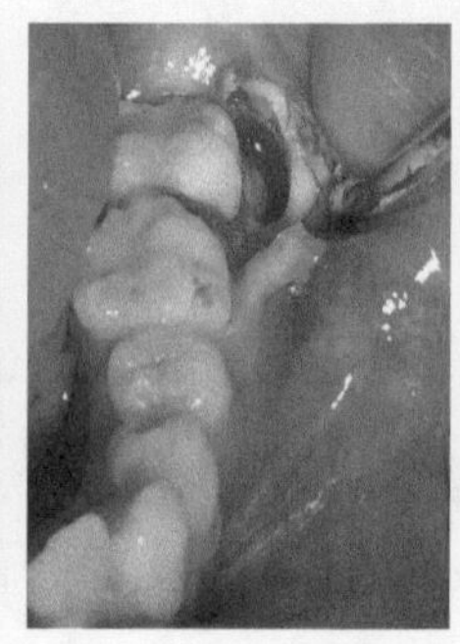

图 12.4 磨除少量骨质

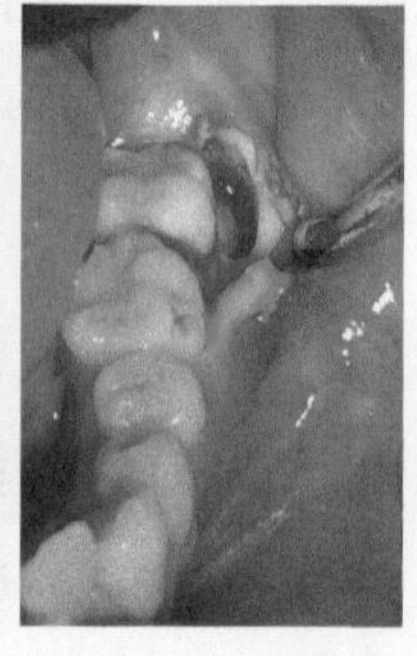

图 12.5 沟槽去骨

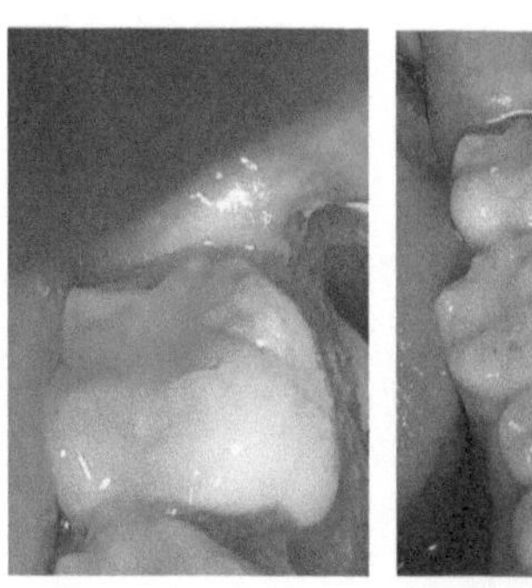
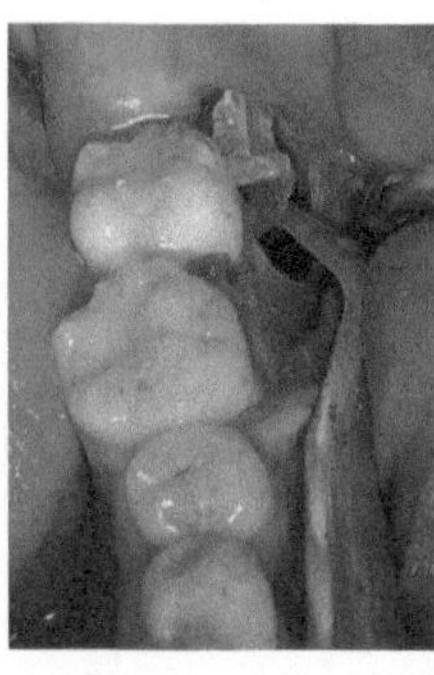
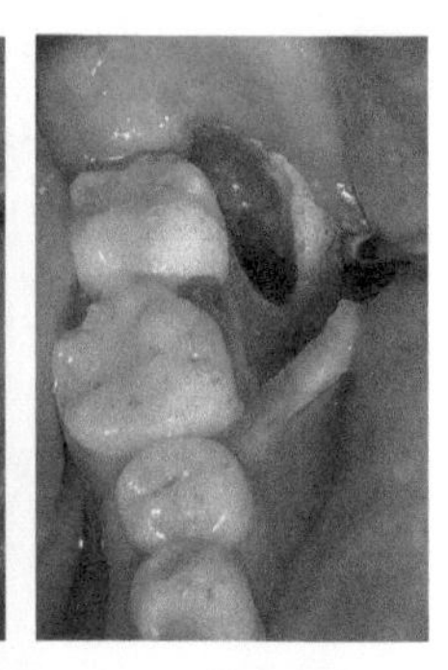

图 12.6　分冠　图 12.7　取出牙冠　图 12.8　牙冠取出后

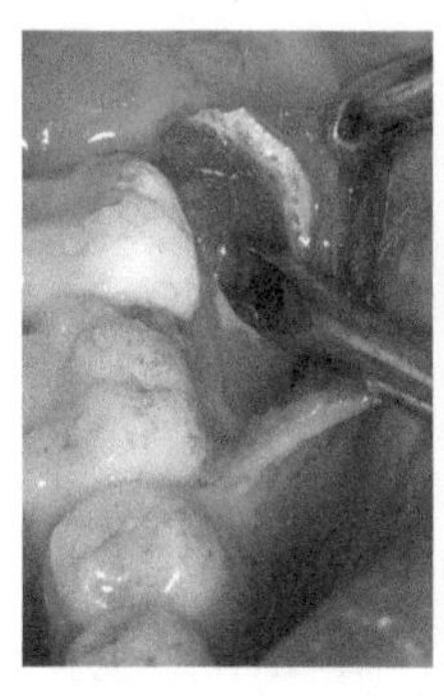
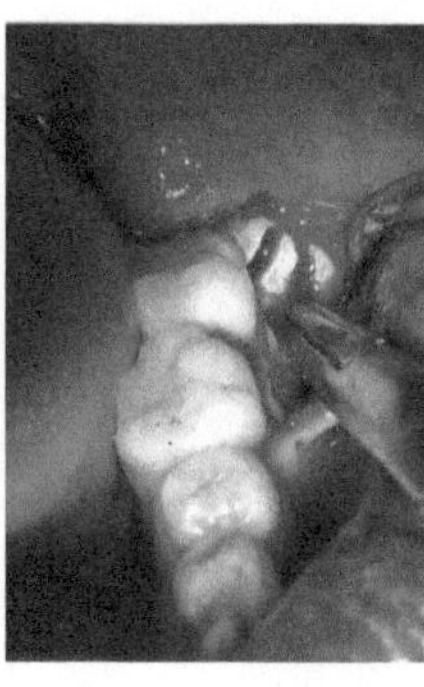
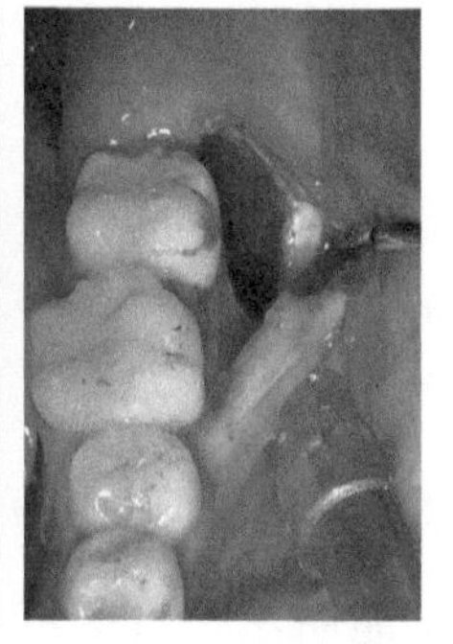

图 12.9　挺松牙根　图 12.10　分割牙根　图 12.11　牙根取出后

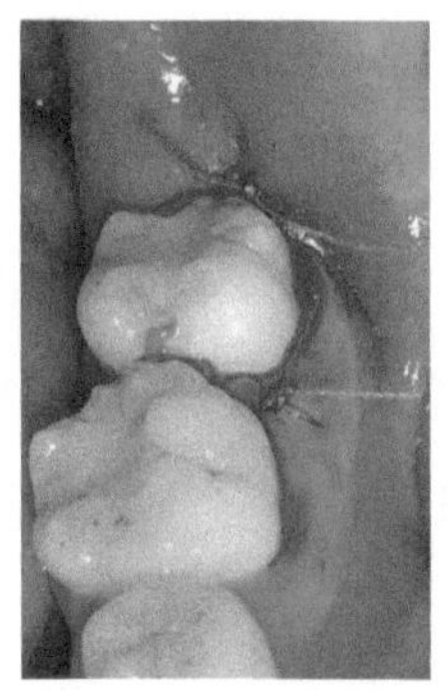
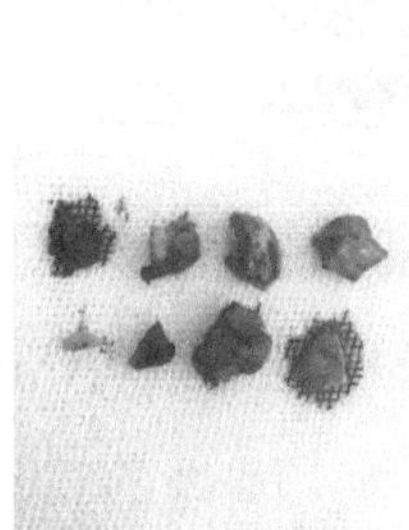
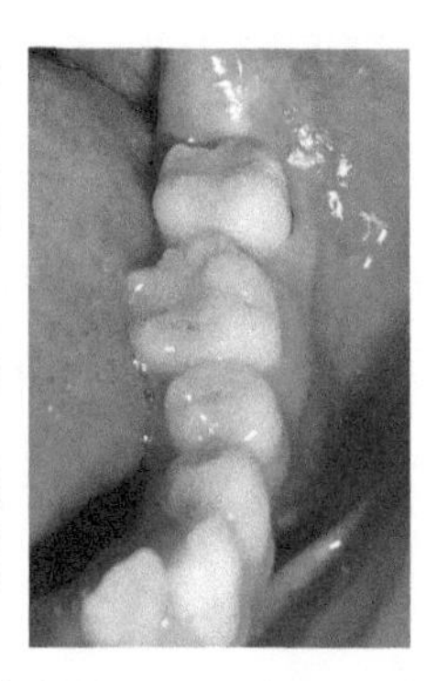

图 12.12　创口缝合　图 12.13　拔除后的牙体　图 12.14　术后 1 周

笔记

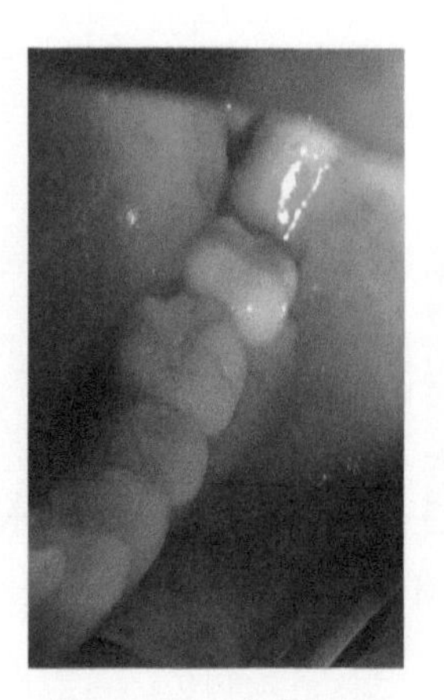

图 12.15　术后 2 周

病例分析

阻生牙是指由于各种原因（骨或软组织障碍等）只能部分萌出或完全不能萌出，且以后也不能萌出的牙齿。其中下颌第三磨牙是阻生牙中最常见的，常引起冠周炎反复发作。

拔除下颌阻生智齿的指征较多，包括正畸治疗需要，不少学者认为智齿对邻牙有挤压作用，引起和加重前牙拥挤。

传统下颌阻生牙拔除术的切口设计一般为三角瓣，即由下颌第二磨牙远中切口加颊侧切口组成，需要切开磨牙后区较厚的组织（出血多），颊侧切口不易缝合并容易积存碎屑，可导致创口感染等；去骨多，降低颊侧骨板高度；使用骨凿等器械劈开牙齿，易导致骨折、患者心理恐惧等。本病例第二磨牙略向远中倾斜，增加了智齿拔除难度。采用龈沟切口，减少创伤及出血，术野暴露清晰，便于操作。

微创拔牙是指减少手术创伤、减轻手术过程中的不适、减少并发症、消除患者的恐惧和痛苦、利于术后恢复的拔牙方法。其关键在于减少创伤、降低不良反应、最大限度地减少拔牙窝骨量的损失、保持牙槽窝特别是颊侧骨壁的完整。在本病例中，采用沟槽去骨的方法，去除第二磨牙远中颊侧的骨质，暴露阻生齿的牙冠部分，并采用截冠分牙的方法，减少去骨量及创伤。

“少切开，少翻瓣，少去骨，多分牙”为微创拔除下颌阻生智齿的技术要领。因此，多采用龈沟瓣，使用牙科微动力沟槽去骨，并尽量切削、分割牙体组织，以减少去骨量。本病例术后两周，创口愈合良好。

病例点评

微创拔除下颌阻生第三磨牙，使用微创拔牙器械，合理切开翻瓣将埋伏牙变为暴露牙，通过牙齿内的切割和分根，将多根牙变为单根牙，从而实现微创的目的。该病例按照 Pell–Gregory 分类，为Ⅲ类水平低位阻生，拔除难度较大，医生遵循微创的原则，多次分割阻生牙，达到切口小、创口小、组织反应小、愈合好等效果。本病例的操作有一些特点，值得借鉴：①切口设计为封套式，并且保留36、37 牙龈乳头（PBI 切口），一方面增加了术野，另一方面降低了牙龈乳头切开后发生萎缩的可能；②拔除过程中，利用高速仰角涡轮手机，采用“T”型分牙法精确分割牙冠，并对牙根进行分割。在尽量少去骨前提下，完成牙齿的拔除；③以“少切开，少翻瓣，少去骨，多分牙”为原则，术后反应较轻微，术后 1 周、2 周拔牙创口愈合情况良好，体现了微创拔除下颌阻生智齿的优点。

（刘 勇）

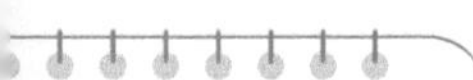
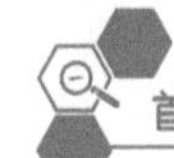

013 腮腺深叶多形性腺瘤突入咽旁间隙一例

病历摘要

患者男性，44 岁。

主诉：右耳后无痛性肿物 3 月余。

现病史：患者 3 月余前无意中发现右耳后区肿物，约“鹌鹑蛋”大小，无疼痛、瘙痒、麻木等不适症状，近 3 个月来肿物逐渐增大，现约“鸡蛋”大小，遂于滨州医学院附属医院就诊，行 CT 及核磁检查，发现右侧腮腺深叶及咽旁间隙占位性病变，建议上级医院就诊。1 天前于我院口腔颌面外科门诊就诊，诊断为“右腮腺肿物待查”，为进一步治疗，我科以“右腮腺肿物待查”收治入院。

既往史：打鼾 2 年。余无特殊。

检查：面部左右不对称，张口度三指，张口型未见明显异常。右腮腺区触及一约 3.5 cm × 3.5 cm × 3.0 cm 大小肿物，肿物上界达外耳道水平，下界达下颌角水平，前界达腮腺腺体前缘，后界达胸锁乳突肌。质韧，无压痛，表面皮肤无麻木，活动度差，界限不清，皮温正常，与表面皮肤无粘连。无右侧口角歪斜、鼓腮漏气、眼睑闭合不全、额纹消失、鼻唇沟变浅等症状。口内检查：肿物已累及咽旁，舌腭弓、咽腭弓被肿物压迫变形，气道变窄，表面黏膜充血。双侧腮腺及颌下腺导管口无红肿，挤压腺体有清亮液体流出。右侧颌下可触及 2 枚活动淋巴结，均约 0.5 cm × 0.5 cm 大小（图 13.1 ～图 13.3）。

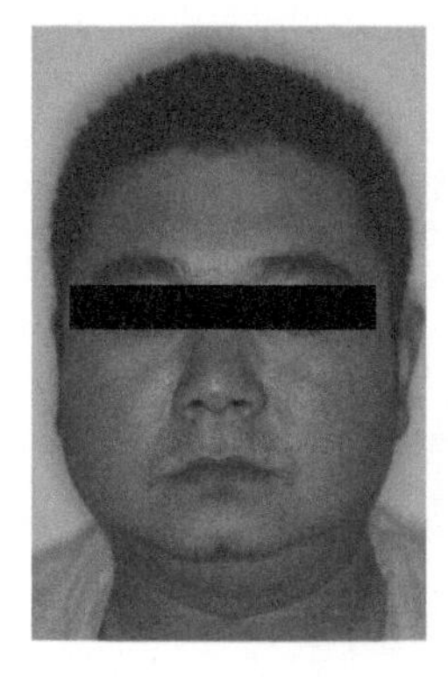

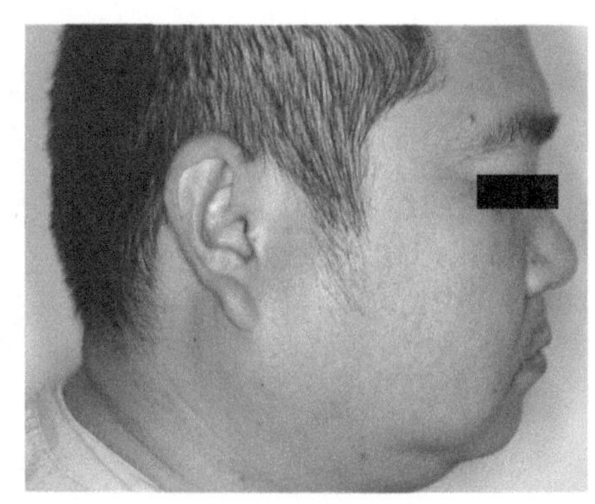

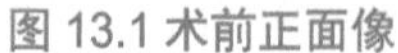
图 13.1 术前正面像

图 13.2 术前侧面像

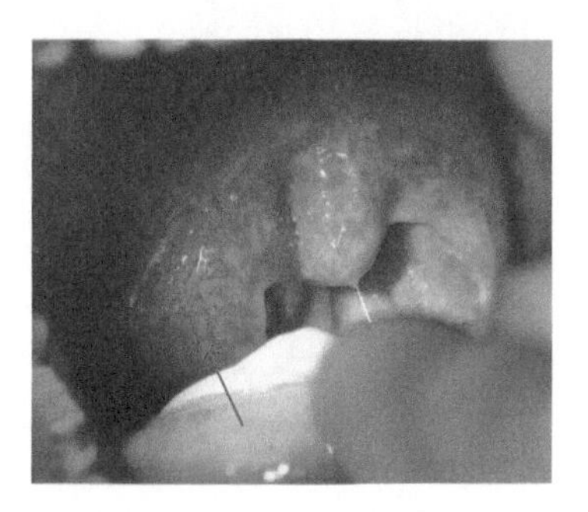

图 13.3　术前口内像（箭头所指为咽旁凸起）

辅助检查

2016 年 9 月 28 日滨州医学院附属医院腮腺增强 CT 回报：右侧腮腺深叶及咽旁间隙占位性病变，肿物周围肿大淋巴结，颈部多发肿大淋巴结（图 13.4）。

2016 年 9 月 28 日滨州医学院附属医院腮腺增强 MRI 回报：右侧腮腺深叶及咽旁间隙占位性病变，混合瘤可能性大，神经源性肿瘤不除外（图 13.5）。

2016 年 10 月 11 日我院细针吸活检：（右耳下包块）可见增生活跃的轻度异型上皮细胞，考虑涎腺上皮性肿瘤，倾向多形性腺瘤（图 13.6）。

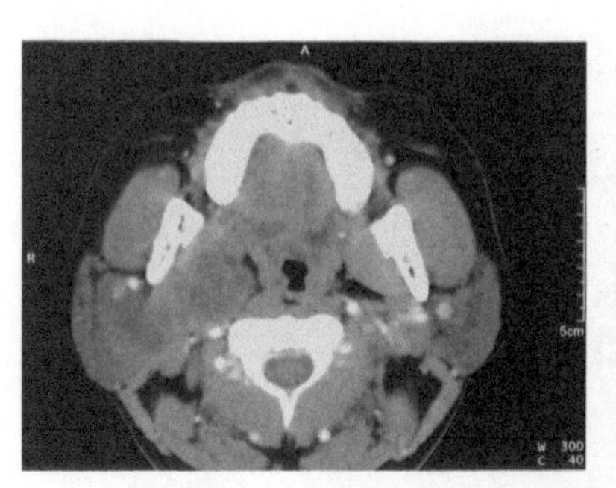
图 13.4　术前 CT

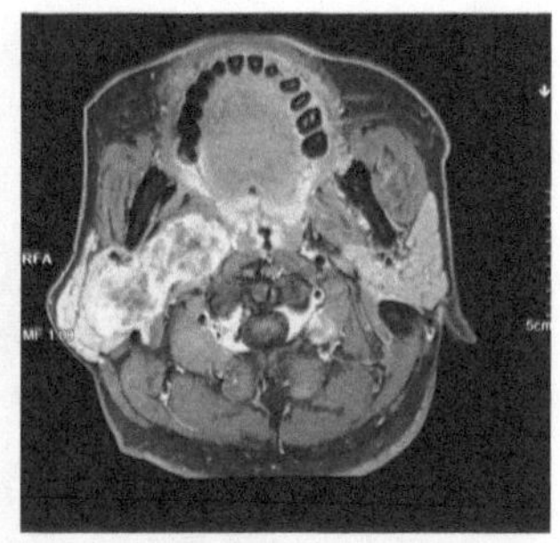
图 13.5　术前 MR

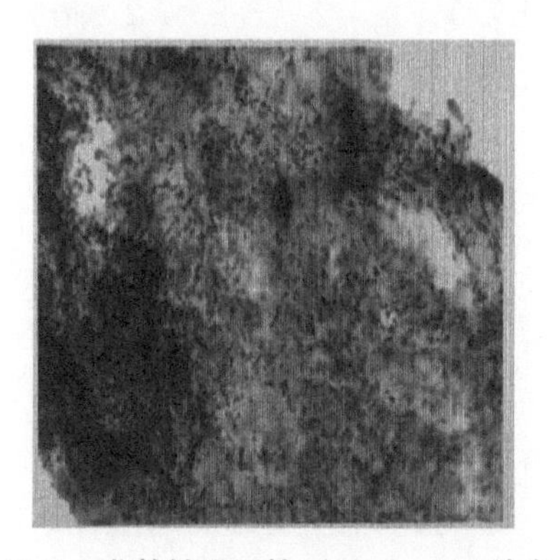
图 13.6　术前针吸活检（10×，HE 染色）

诊断：右侧腮腺深叶肿物（多形性腺瘤）。

治疗计划：右颈侧腮腺入路切除腮腺肿物及全叶 + 面神经解剖术 + 术前备血 + 术前备气管切开。

治疗过程

1. 向患者交代病情、治疗计划、治疗风险及并发症，患者知情同意并签手术同意书确认。

2. 全麻手术及简要手术过程

（1）S 形切口（图 13.7）；

（2）翻瓣显露腮腺前缘（图 13.8）；

（3）寻找并解剖面神经总干及各分支（图 13.9）；

（4）游离保护面神经总干及各分支，暴露腮腺深叶及肿瘤（图 13.10）；

（5）完整切除腮腺全叶及肿瘤（图 13.11、图 13.12）；

（6）皮瓣复位并缝合（图 13.13）。

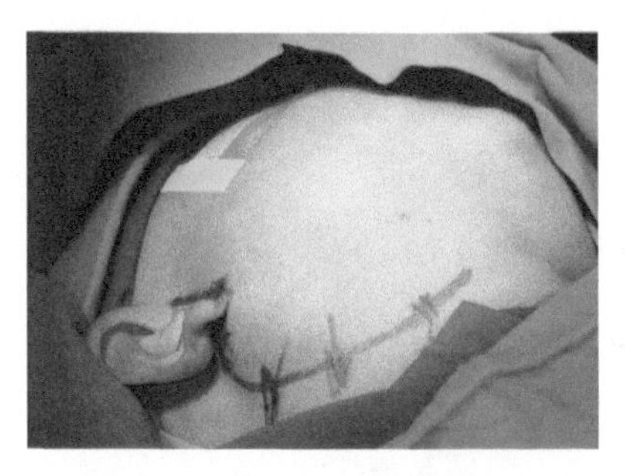

图 13.7　画线

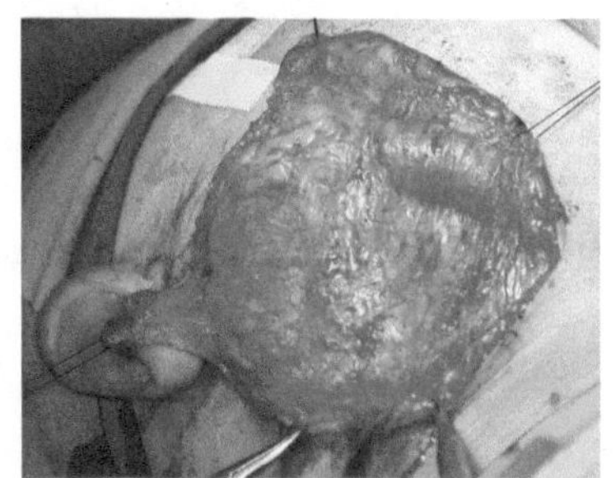

图 13.8　翻瓣

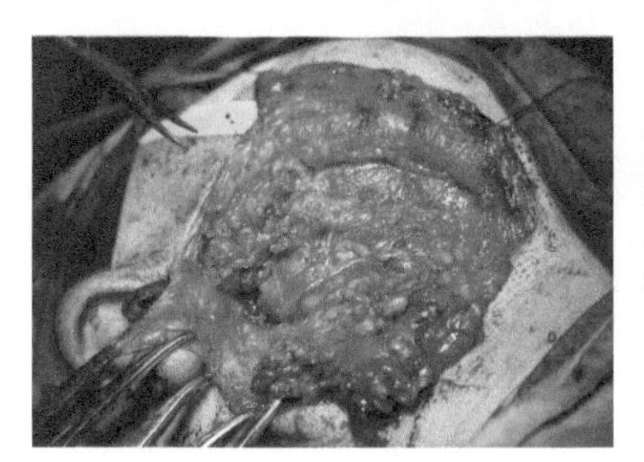

图 13.9　解剖面神经各分支

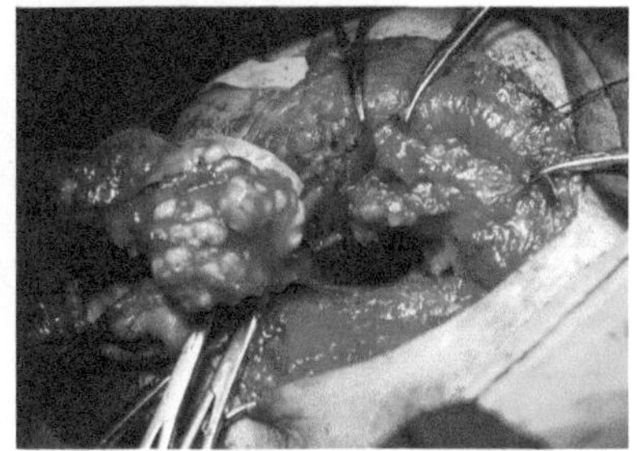

图 13.10　分离保护面神经并分离肿瘤

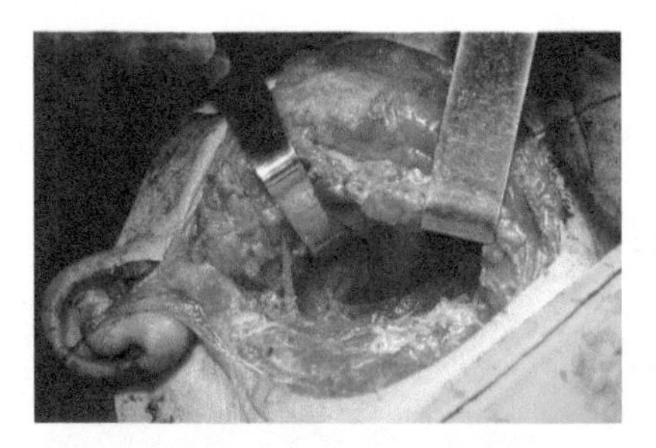

图 13.11　完整剥离肿瘤

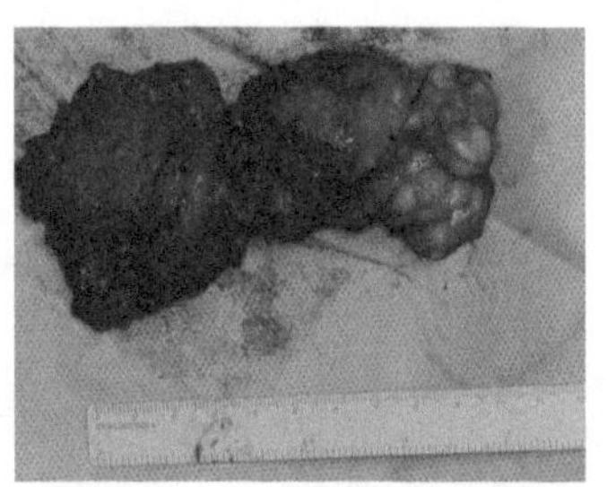

图 13.12　腮腺腺体及肿物

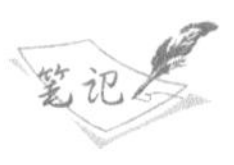

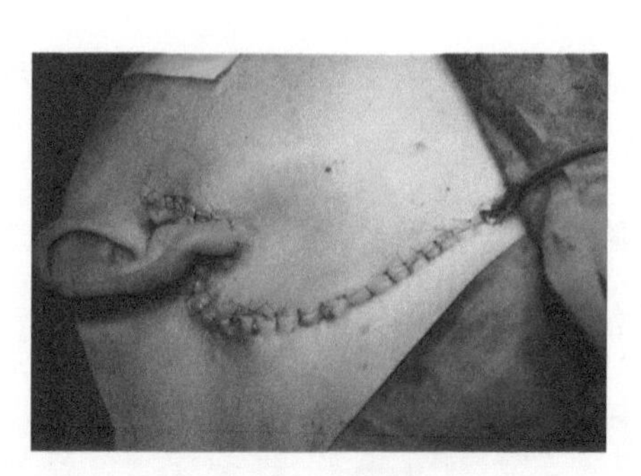

图 13.13　缝合

术后病理：符合涎腺多形性腺瘤（图 13.14）。

图 13.14　术后病理（10×，HE 染色）

随访

术后 3 天：自述打鼾症状明显缓解。面神经出现暂时性损伤，右侧额纹消失，右侧口角略歪斜，眼睑闭合尚可。右侧咽旁黏膜无压迫，舌腭弓、咽腭弓变形已消失，气道宽度恢复（图 13.15 ～图 13.18）。

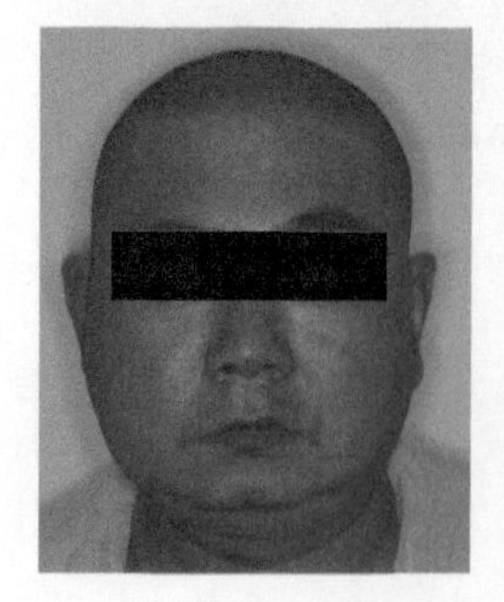

图 13.15　术后 3 天正面像

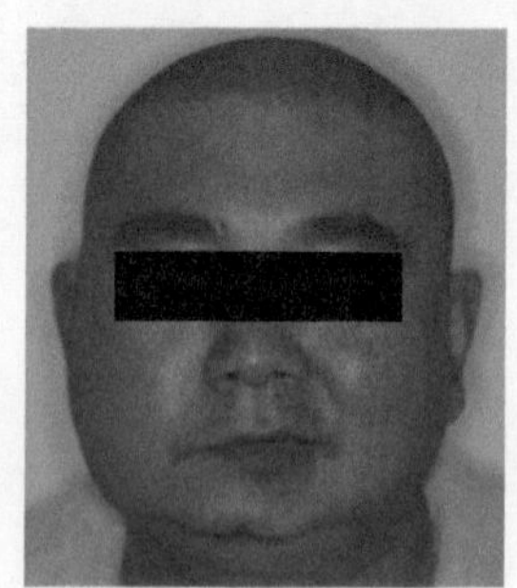

图 13.16　术后 3 天微笑像

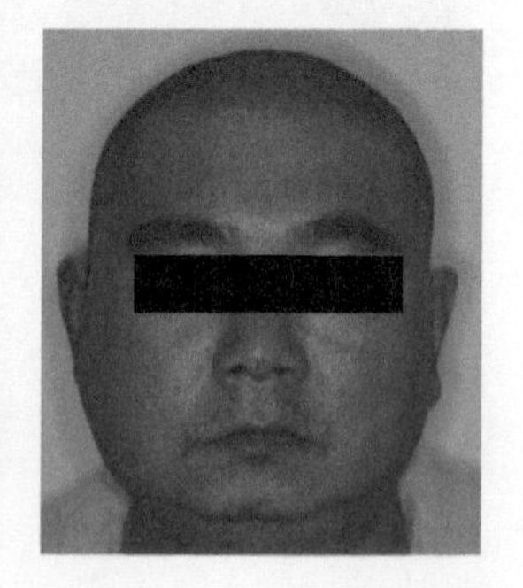

图 13.17　术后 3 天表情像

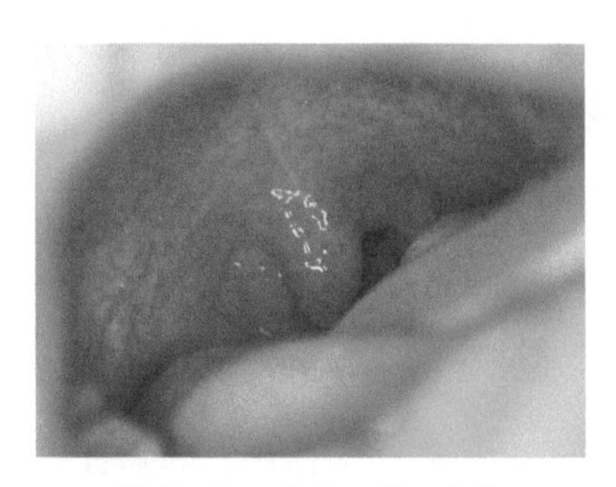

图 13.18　术后 3 天口内像

术后 2 周：右侧腮腺术区愈合良好，缝线已拆除。右侧面神经一过性损伤症状仍存在（图 13.19 ～图 13.22）。

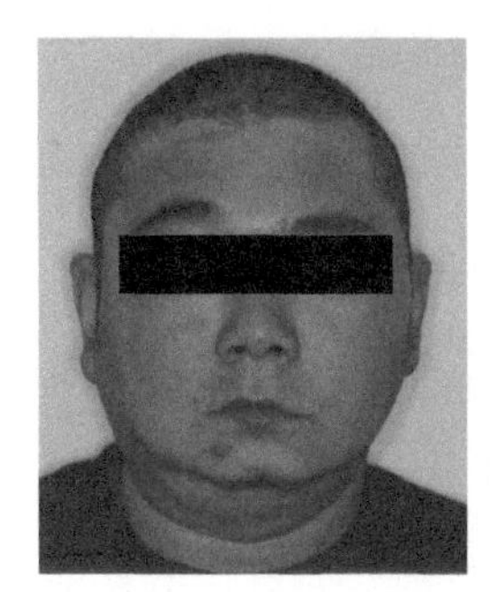

图 13.19　术后 2 周正面像

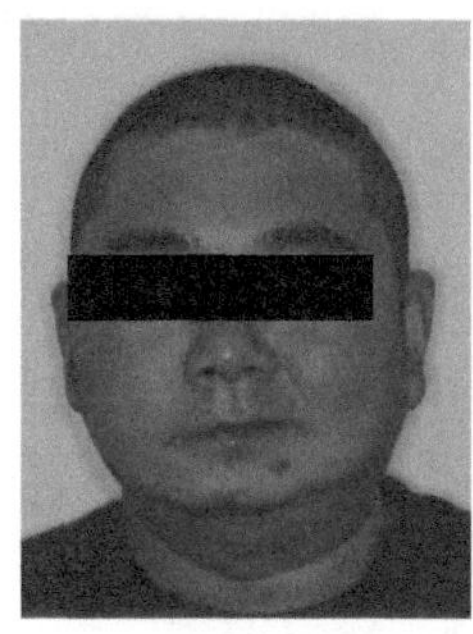

图 13.20　术后 2 周微笑像

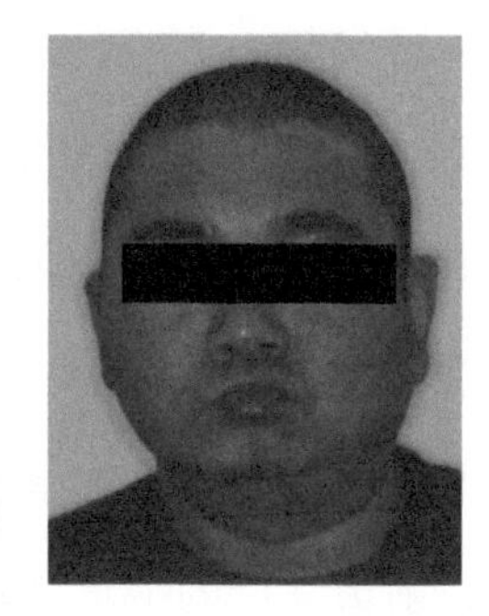

图 13.21　术后 2 周表情像

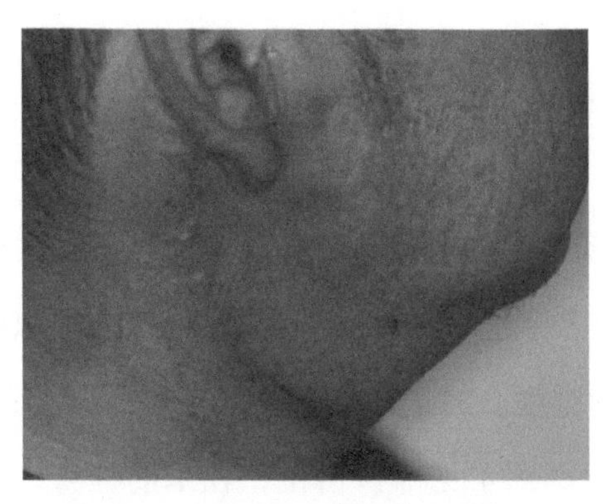

图 13.22　术后 2 周侧面像（局部）

病例分析

本病例患者无明显临床症状，有打鼾病史，临床检查肿物不大，通过影像学资料才发现肿物位置深在，且与周围重要解剖结构关系密切，符合咽旁肿物特点。咽旁间隙肿物自觉症状常常不明显，早期不易被发现，可发展至相当大体积，肿物直径超过 2.5 cm 后可表现为无症状的口咽侧肿物或上颈部肿物，随后的症状和肿瘤的具体位置有关，可有发声改变、鼻塞、耳闷、吞咽或呼吸困难，如位于茎突后间隙，肿瘤可压迫后脑神经和交感干，引起声嘶、吞咽困难、Horner 征等。CT 及 MRI 均能很好地显示肿瘤的部位、形状、大小、范围、与周围结构的关系及继发改变。磁共振血管造影（MRA）或血管造影（DSA）等能更直观地揭示肿瘤与血管系统的关系。咽旁间隙位置深在、解剖关系复杂，深入掌握其三维解剖结构、毗邻关系是安全开展手术的前提。腮腺入路适用于大部分咽旁间隙肿瘤，是目前最常用的手术进路，视野清晰、操作安全。缺点是创伤较大，面颈部留有较大瘢痕，有损伤面神经的风险。

病例点评

本病例报道了一例咽旁间隙部位腮腺来源的占位病变。腮腺深叶肿物突入咽旁间隙较为少见，较常见位置的腮腺肿物在诊断及治疗上均有更大的难度，因此容易造成误诊，影响治疗的方案和效果。因此，对于本病例的罕见部位占位，在术前检查、术前诊断及手术操作等方面，医务人员需要有更多的考虑：①术前常规专科检查时，关注口内咽侧壁是否存在突起；②术前辅助检查关注 CT、MRI 等影像学资料，明确肿物位置及与周围血管关系；③术前进行细针吸活

检，明确诊断，指导手术入路及切除范围；④采用颈侧腮腺进路，视野清晰、操作安全。期望本病例可以为其他类似少见占位性疾病的治疗提供参考。

（耿雪霏）

014 耳前颞部发际内切口入路腮腺良性肿瘤手术一例

病历摘要

患者女性，20 岁。

主诉： 发现右侧腮腺区肿物 1 周。

现病史： 1 周前发现右侧腮腺区有一肿物，约“蚕豆”大小，否认疼痛，表面皮肤无麻木，1 周来肿物未见明显增大。

既往史： 体健。

检查： 颌面部左右基本对称，开口度、开口型未见异常。右侧腮腺区皮肤稍膨隆，可触及一肿物，约 2.0 cm × 1.5 cm × 1.5 cm 大小，下界平耳垂下缘，后界平耳屏，质地偏硬，表面呈结节状，界限清楚，活动度好，无明显压痛，表面皮肤无麻木感，未见面瘫症状。双侧腮腺导管口无红肿。其他部位检查未见异常。

辅助检查： CT 检查：右腮腺可见团块状软组织密度影，大小约 1.8 cm × 1.8 cm × 1.3 cm。增强后病灶不均匀强化。病灶与周围组织分解尚清（图 14.1）。超声检查：右腮腺耳前见 3.5 cm × 2.9 cm ×

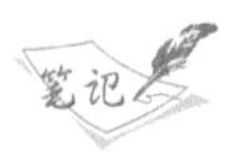

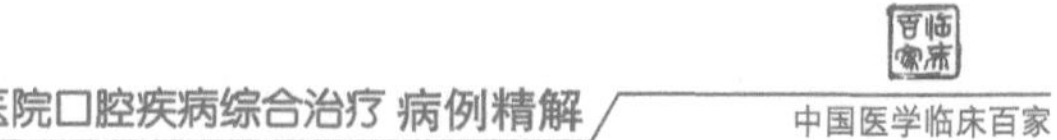

0.7 cm 低至无回声区，不规则，内未见明确血流信号（图 14.2）。

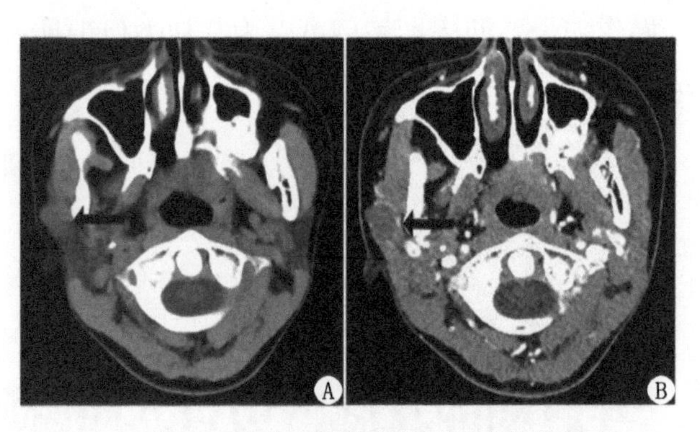

注：A：平扫，可见肿瘤紧邻咬肌后缘（箭头指示）；
B：增强后肿瘤不规则强化（箭头指示）
图 14.1　腮腺肿瘤 CT 扫描图像

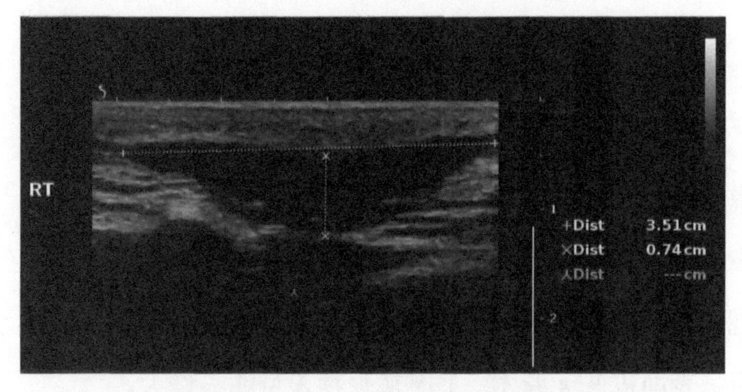

注：右腮腺耳前见 3.5 cm × 2.9 cm × 0.7 cm 低至无回声区，
不规则，内未见明确血流信号
图 14.2　超声检查

诊断：右侧腮腺区肿物，考虑多形性腺瘤。

治疗经过：入院后完成术前常规检查，除外手术禁忌。在全麻下行耳前外耳道前缘和颞部发际内切口入路，翻起皮瓣后可见肿物位于腮腺浅叶，行腮腺肿物及周围腺体切除、面神经解剖术，对肿物行冰冻切片病理检查，报告为腮腺肿瘤，考虑多形性腺瘤。术中保留腮腺的主导管和通往腮腺后下极的分支导管，植入脱细胞组织补片，覆盖术区创面以隔离面神经和腮腺区皮瓣（图 14.3）。术后手术创口愈合情况好。术后病理：右腮腺多形性腺瘤。术后一年随访未出现味觉性出汗综合征（Frey's 综合征），腮腺术区无凹陷。

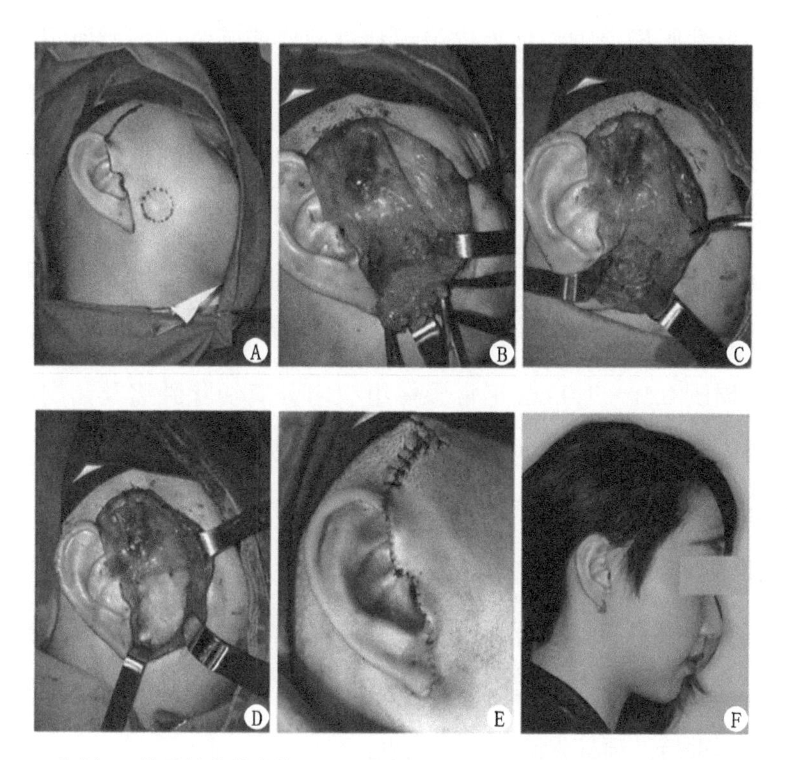

注：A：手术切口线及肿瘤轮廓线；B：腮腺浅叶及肿瘤切除过程中，解剖面神经颞支、颧支、颊支；C：腮腺浅叶及肿瘤切除完成后术区情况；D：应用脱细胞组织补片隔离面神经和皮瓣；E：手术切口缝合完成后；F：术后 2 个月侧面像

图 14.3　耳前和颞部发际内切口入路腮腺良性肿瘤手术过程

病例分析

腮腺区肿瘤的构成比

赵志国等统计了 896 例腮腺肿瘤患者，其中男 432 例，女 464 例，比例为 1∶1.07；良性肿瘤 786 例，恶性肿瘤 110 例，比例为 7.15∶1。术中快速冷冻切片检查与术后病理诊断符合率为 96.88%。良性肿瘤主要为多形性腺瘤（53.82%）、Warthin 瘤（35.62%）、基底细胞腺瘤（5.85%），分别占良性肿瘤的前 3 位；黏液表皮样癌（30.91%）、

腺泡细胞癌（15.45%）、腺样囊性癌（10.91%）分列恶性肿瘤的前3位。

腮腺区良性肿瘤手术方式

多形性腺瘤由肿瘤性上皮组织和黏液样或软骨样间质所组成，分为细胞丰富型及间质丰富型，细胞丰富型相对较易恶变，间质丰富型较易复发。该肿瘤包膜不完整或包膜中有肿瘤细胞，甚至包膜外的腺体组织中也可有瘤细胞存在。包膜和肿瘤粘附性差，手术如沿肿瘤边界切除，包膜容易残留肿瘤，所以多形性腺瘤的手术要把肿瘤邻近的腺体组织一并切除。肿瘤位于耳前区者，可不解剖面神经，在肿瘤周围0.5～1.0 cm正常腺体组织内分离切除肿瘤及其周围腺体组织；也可先分离距肿瘤较近的颧支和颊支，不必暴露全部分支。针吸病理对腮腺手术方式的制定有重要参考意义，可以在术前1天行细针穿刺活检判断肿瘤性质。或进行术中冰冻切片病理检查确定肿瘤性质，从而确定切除范围。腮腺肿瘤除了常规“S”形切口入路外，耳前区的肿瘤可采用耳前–颞部发际内切口入路，腮腺后下极肿瘤可采用耳垂后–项部发际内切口入路。

耳大神经的保留方式

耳大神经位于腮腺区颈阔肌深面、腮腺浅面的软组织内，司腮腺区及耳垂感觉，分为耳垂、耳后、耳前和腮腺支。传统的腮腺手术通常切断耳大神经，但近年来随着人们对生活质量的要求越来越高，腮腺良性肿瘤手术保留耳大神经已变为手术常规。手术中翻起颈阔肌皮瓣后对耳大神经耳垂支和耳后支进行解剖和保护。耳前支和腮腺支根据肿瘤的情况决定保留还是切断。

Frey’s综合征的预防

多数学者认为Frey’s综合征的病因是手术切断了位于腮腺的副交感神经纤维，以及分布于汗腺及皮肤血管的交感神经纤维，产生两组神经断端，继而发生迷走或错向的交叉再生联合，司唾液分泌的节后副交感神经长入被切断的、支配汗腺分泌的节后交感神经纤维中。利用引导组织再生技术中的屏障膜原理，将间隔材料放置在分离后的皮瓣和暴露的腮腺组织间作为一种屏障，将两者隔离，以预防该综合征的发生。孟肖等通过对比国内相关临床对照研究发现，植入脱细胞真皮与采用腮腺咬肌筋膜下翻瓣均能有效降低腮腺良性肿瘤术后 Frey’s 综合征的主观发生率，但脱细胞真皮能更加有效地降低腮腺良性肿瘤术后 Frey’s 综合征的客观发生率。

腮腺区凹陷的处理

胸锁乳突肌皮瓣修复口腔颌面部软组织缺损已成为知名肌皮瓣整复手术之一，优点如下：①胸锁乳突肌有肌膜包裹，与深层结构之间解剖清晰，易剥离制备肌带，临床操作要求不高，供区隐蔽，不影响术后美观。②胸锁乳突肌皮瓣距腮腺区近，质地、韧度与腮腺区组织相近。③使用邻近肌皮瓣修复，符合修复原则，手术难度小，时间短。腮腺区域的腺体切除后如有明显的凹陷，可通过转移胸锁乳突肌瓣填塞切除的腮腺区进行修复，避免术后局部凹陷。胸锁乳突肌的上段血供来自于耳后动脉和枕动脉。耳后动脉的 3 ～ 4 条肌支多位于胸锁乳突肌的浅面和前缘处，枕动脉的 2 ～ 3 条肌支多位于该肌的深面和前缘处；并且在上部肌束内可见耳后动脉和枕动脉的丰富吻合支，这些吻合支形成血管网状结构。说明此部分肌瓣具有较丰富和可靠的血供。本例患者切除的腮腺腺体位于腮腺上半部分，凹陷缺损不明显，所以未用肌肉组织瓣进行修复，同时植入脱细胞组织补片在一定程度上也减轻了凹陷的程度。

病例点评

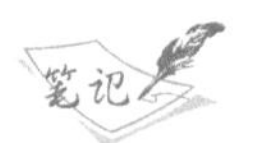

多形性腺瘤是腮腺区多发肿瘤，一般采用“S”形切口入路将肿

瘤及邻近腮腺组织一并切除。近年来随着人们对外观形象的要求越来越高，要求做腮腺隐蔽切口入路的患者人群逐渐增多。本病例患者是年轻女性，美观要求高，选择耳屏前和颞部发际内切口入路，可以最大程度上满足术后美观的要求。同时，本病例也遵循尽量保存组织功能的原则，在确认良性肿瘤性质之后，进行区域性腮腺切除，达到了既完整切除肿瘤又保留了腮腺部分功能的目标。该病例随访一年，复查未见复发，术区瘢痕隐蔽，未出现凹陷，术中植入脱细胞组织补片也预防了 Frey's 综合征，手术效果较为理想，是一例成功的美观切口局部腮腺良性肿瘤切除的典型病例。

（常世民）

参考文献

1. 赵志国，高丹，王瑾，等 . 896 例腮腺肿瘤临床回顾分析 . 上海口腔医学，2017，26（6）：605–609.
2. 张志愿 . 口腔颌面外科学 . 七版 . 北京：人民卫生出版社，2012：361–369.
3. 俞光岩，高岩，孙勇刚 . 口腔颌面部肿瘤 . 北京：人民卫生出版社，2002：367–368.
4. 安高，洪丽 . 耳大神经的分支及其临床应用解剖 . 解剖学杂志，2012，35（5）：632–634.
5. SINHA U K，SAADAT D，DOHERTY C M，et al. Use of AlloDerm implant to prevent frey syndrome after parotidectomy.Arch Facial Plast Surg，2003，5（1）：109–112.
6. 肖孟，石亮，刘云生 . 脱细胞真皮基质与腮腺咬肌筋膜下翻瓣预防 Frey 综合征的 meta 分析 . 上海口腔医学，2014，23（5）：628–633.
7. 周长华，桂明才，徐丹，等 . 腮腺良性肿瘤切除中胸锁乳突肌皮瓣的应用分析 . 山东大学耳鼻喉眼学报，2016，30（6）：46–48.
8. 葛娜，郭传瑸，俞光岩 . 胸锁乳突肌上段的血供研究 . 现代口腔医学杂志，2008（2）：126–128.

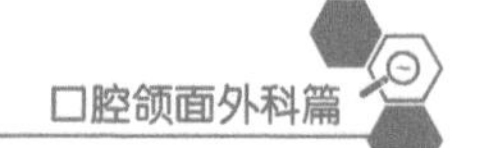

015 微创小切口治疗腮腺巨大囊性基底细胞腺瘤一例

病历摘要

患者女性，74 岁。

主诉：发现右耳垂下无痛性肿物 20 年。

现病史：20 年前患者无意中发现右耳垂下一“鹌鹑蛋”大小肿物，自触质软，按压不疼，自行敷“仙人掌研磨液”一周后自觉肿物缩小消失，一个月后肿物再次出现，大小同前，未进一步处理，肿物缓慢增大。近 5 年肿物明显增大，多次于外院行 B 超及 CT 检查，肿物直径由 3.3 cm 增加至 4.8 cm，医生建议患者住院手术治疗，患者拒绝。近 1 年肿物变大较前加快，由“鸡蛋大小”增至“拳头大小”。

既往史：高血压 6 年，规律服药，控制可；糖尿病 10 年，自述血糖控制良好。否认吸烟史、药物过敏史。

检查：面部左右不对称，右耳垂下膨隆明显，可触及一圆形肿物，大小约 9.0 cm × 9.0 cm × 9.0 cm，质地中等偏软，似有波动感，界限清楚，活动度好，无明显压痛（图 15.1）。表面皮肤无麻木感，无面瘫症状。口内见双侧腮腺及颌下腺导管无红肿，挤压腺体有清亮液体流出。双侧颌下、颏下及颈部均未触及肿大淋巴结。余检查未见明显异常。

辅助检查：增强螺旋 CT 提示右腮腺类圆形囊性密度影，边界清晰，大小约 6.3 cm × 5.8 cm × 6.3 cm，囊壁尚均匀，增强扫描囊壁轻 – 中度不均匀强化，病灶中心呈液性密度，CT 值约 20 HU，未见

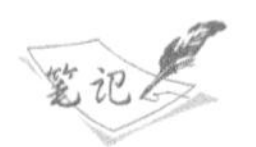

强化。增强 MRI 检查，提示：肿物 T1WI 呈低信号，T2WI 呈高信号，未见扩散受限加重，边界清。右侧腮腺囊性病变，鳃裂囊肿合并感染（图 15.2）？

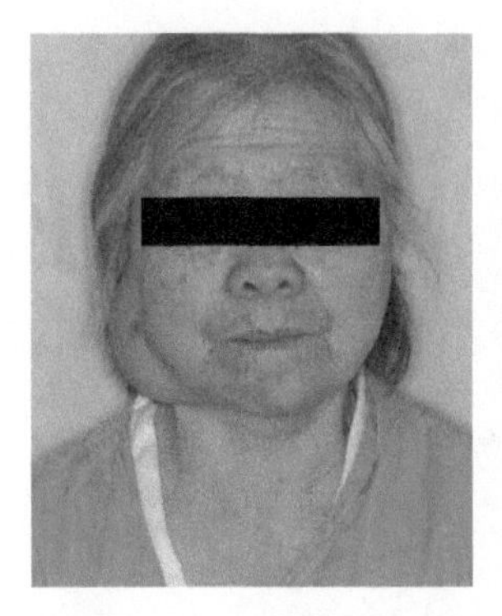
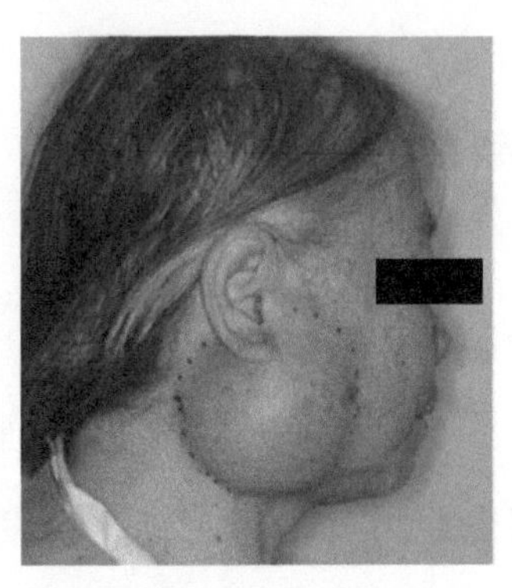

图 15.1 术前正面像及侧面像

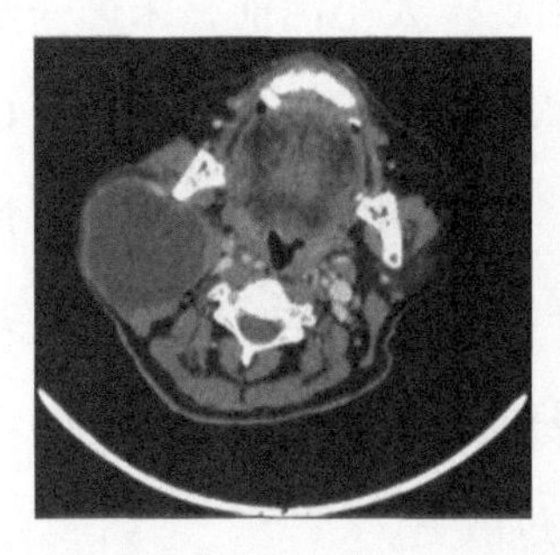
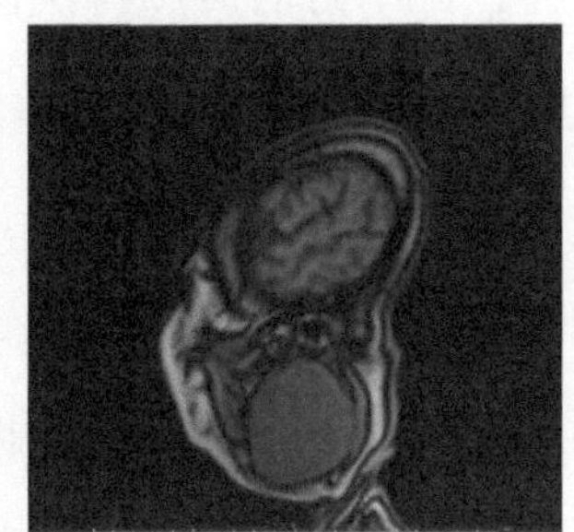

图 15.2 术前 CT 和 MRI

诊断：右腮腺区肿物（鳃裂囊肿？良性肿瘤？）。

治疗计划：微创小切口右腮腺区肿物及区域性腺体切除术＋备全腮腺切除术＋备面神经解剖术。

手术过程：于肿物表面偏下沿皮纹弧形切口，远离下颌体下缘＞ 2 cm，切口小于肿物体表大小约 2 cm（图 15.3）。切开皮肤、皮下组织、颈阔肌，松解保护颈外静脉、耳大神经（图 15.4）。暴露肿瘤真性包膜（图 15.5）。穿刺抽出黄褐色稀薄液体，缩小瘤体，使之易于游离（图 15.6）。钳夹穿刺点，防止瘤体内容物外溢，完

笔记

整游离，取出肿瘤（图 15.7）。检查止血，冲洗创腔（图 15.8）。恢复瘤体大小，肿瘤包膜完整。瘤体送冰冻病理，结果提示：涎腺上皮来源肿瘤，考虑基底细胞腺瘤（图 15.9）。置负压引流，关闭创口（图 15.10）。

术后处理：术后 3 天拆除负压引流管，观察无明显面神经损伤症状，局部畸形完全解除，颜面左右对称（图 15.11），适当加压包扎，限制开闭口及颈部运动。术后 7 天拆除缝线，术区无积液，创口愈合良好（图 15.12）。石蜡病理结果：（右颈部肿物）基底细胞腺瘤（直径 6 cm）伴囊性变。术后 1 个月手术瘢痕已接近皮纹颜色（图 15.13）。

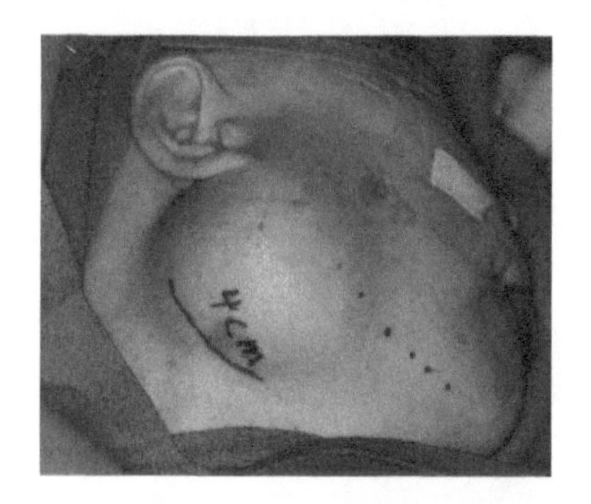

图 15.3　切口线设计

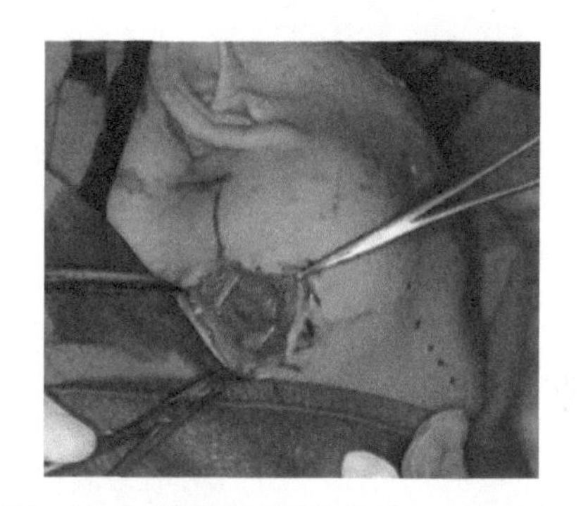
图 15.4　松解保护颈外静脉、耳大神经

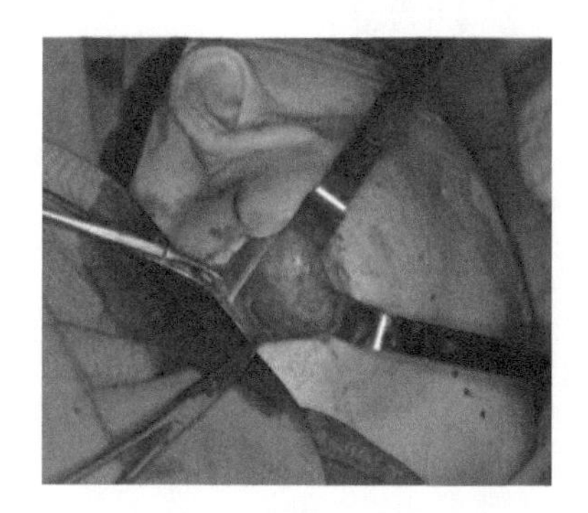
图 15.5　暴露肿瘤真性包膜

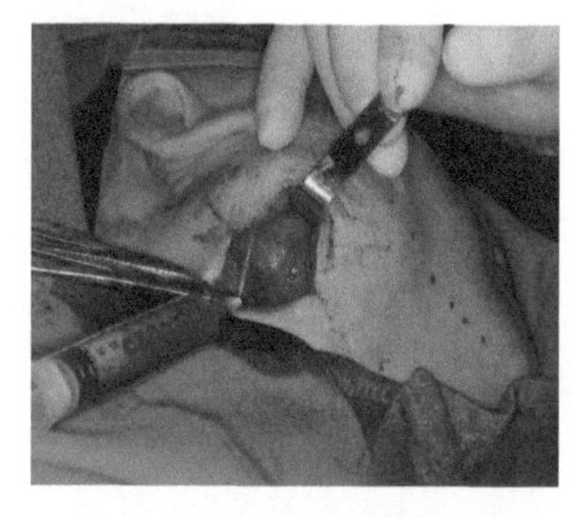
图 15.6　穿刺抽出黄褐色稀薄液体，缩小瘤体，使之易于游离

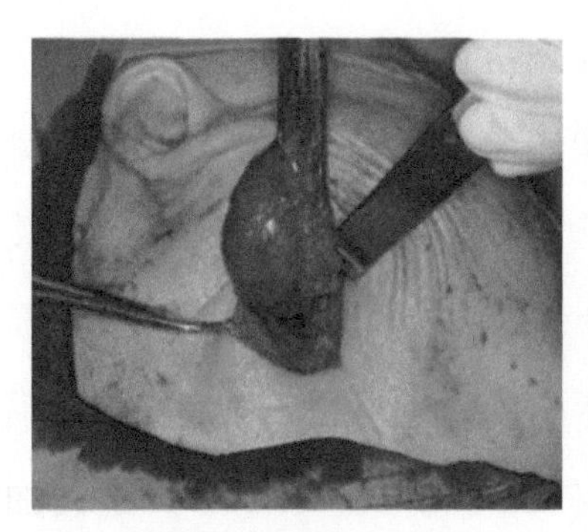

图 15.7　钳夹穿刺点

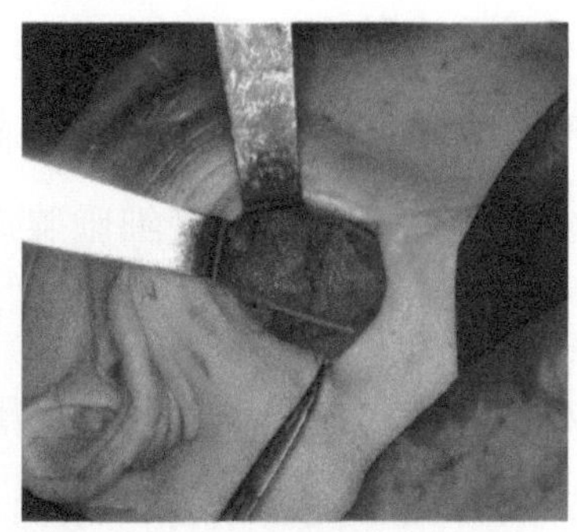

图 15.8　检查止血，冲洗创腔

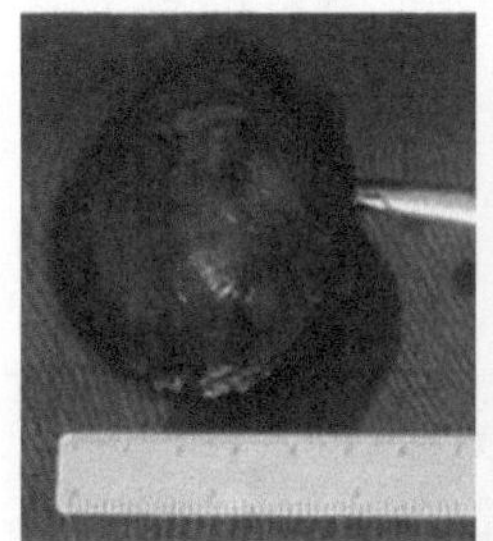

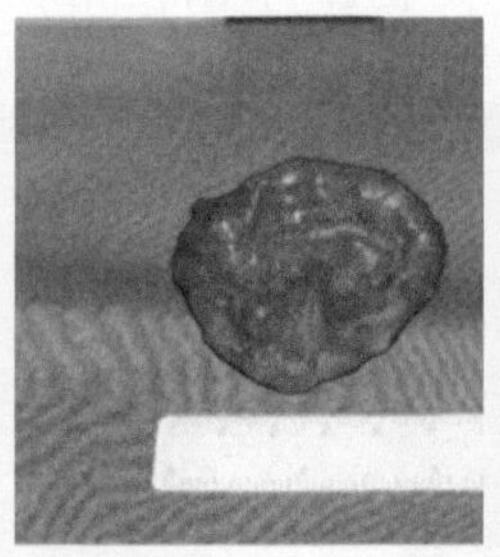

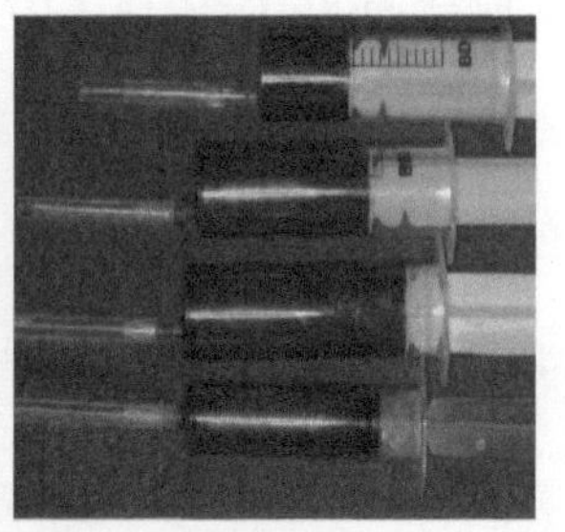

图 15.9　恢复瘤体大小，肿瘤包膜完整。瘤体送冰冻病理

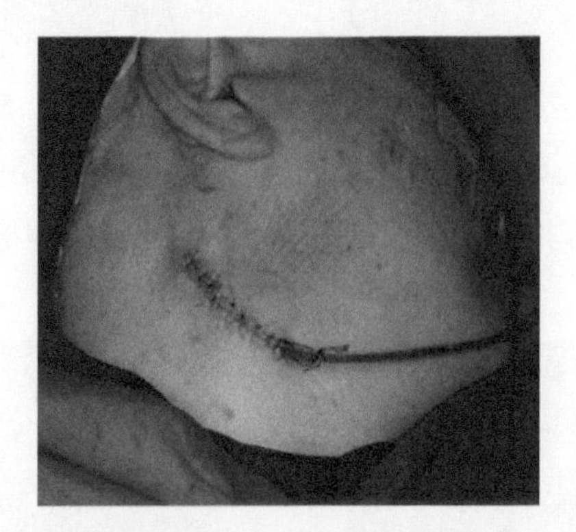

图 15.10　置负压引流，关创

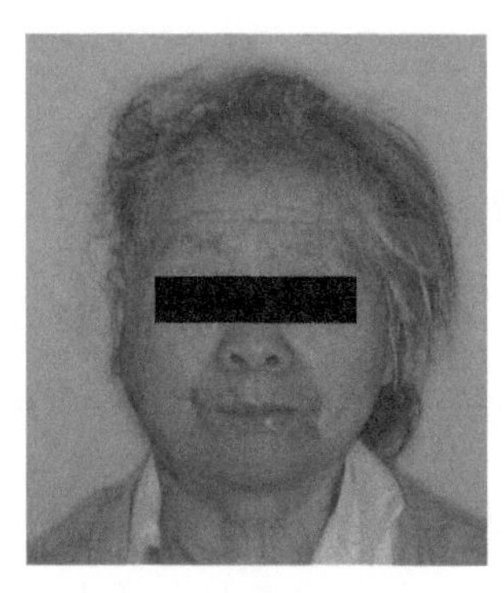
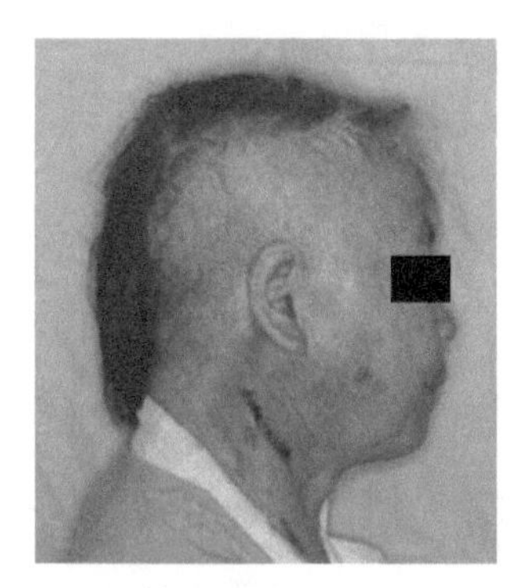

图 15.11　术后 3 天正面像及侧面像

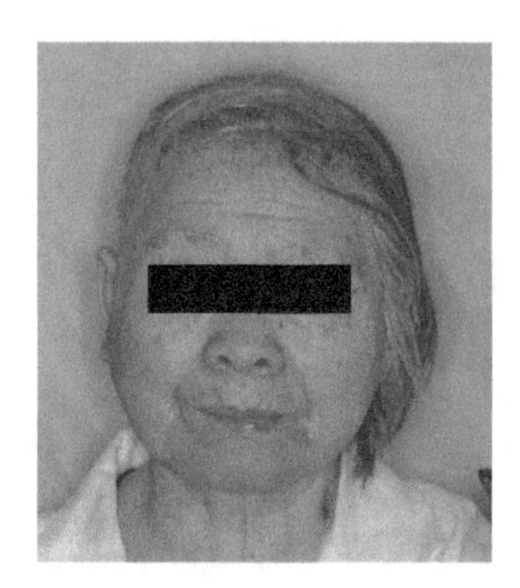
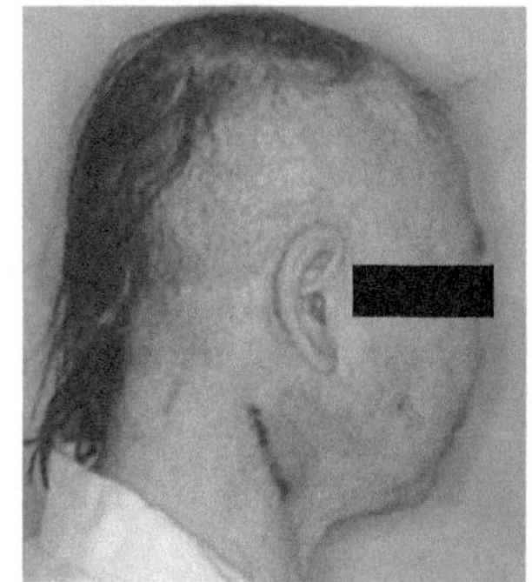

图 15.12　术后 7 天正面像及侧面像

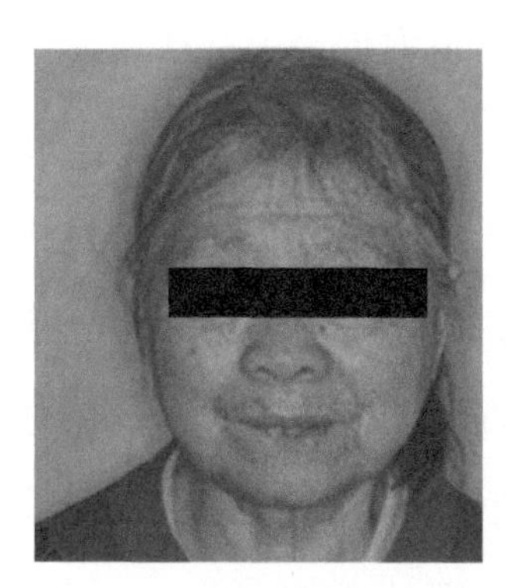
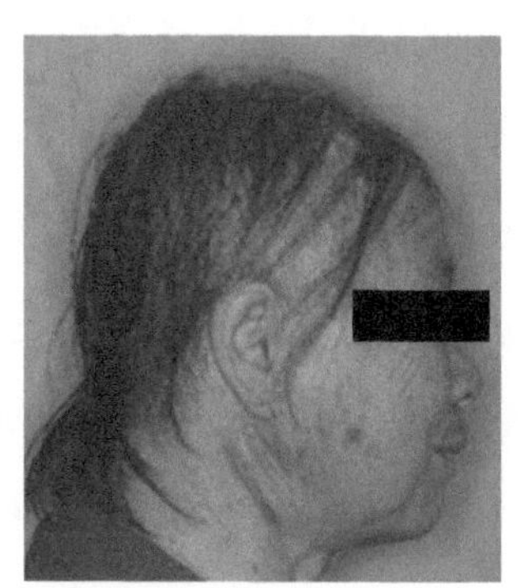

图 15.13　术后 1 个月正面像及侧面像

笔记

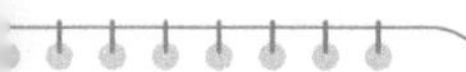
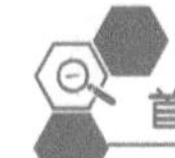

病例分析

腮腺良性肿瘤经典手术多采用保存面神经的腮腺浅叶或全腮腺切除术，以及腮腺区域性切除术，部分手术尚可采用肿瘤包膜外切除术，但需严格把握适应证。传统手术切口为“S”型，其优点为术野显示清晰，解剖面神经时不易损伤，但是美观程度较差；近年来，除皱美容切口的腮腺手术被广泛推广，其优点为切口隐蔽，美观性强，但手术切口延长，分离范围较广，对于老年、伴多系统疾病患者或肿瘤范围较广者风险较高。发生于腮腺区的鳃裂囊肿手术方法同腮腺良性肿瘤一致，但由于其并非来源于涎腺上皮，此方法增加了不必要的手术损伤；小切口是指在直接切口的基础上缩短切口的长度，减轻瘢痕，通过缩小囊肿的办法来完整移除囊肿。

由于肿物界限清楚，包膜完整连续，且位于腮腺下极内侧，在予以充分术前评估后我们认为肿物为鳃裂囊肿可能性最大，但不除外是涎腺上皮来源的其他肿瘤。故此，我们决定先在传统“S”型切口下段局部小切口入路暴露肿瘤，再根据术中分离情况，结合术中冰冻病理结果决定是否延长切口。此切口和手术方式既可以用最小的损伤达到手术的目的，又可以在术中冰冻切片结果为癌变或者需要扩大切除时，非常方便的延长为传统 S 形切口。此法兼顾了传统外科无瘤原则和功能性外科保存性原则，使患者得以在完整切除肿瘤的前提下，最大限度减小手术创伤，避免术后并发症的出现。

术中冰冻病理结果为基底细胞腺瘤（basal cell adenoma，BCA），术后病理也证实该结果。腮腺 BCA 没有多形性腺瘤具有的伪足样结构而容易累及邻近腮腺组织，故在是否需行腮腺部分切除或浅叶切除术上尚存在争议。由于术中肿物已完整剥离，且患者高龄，全身情况较差，应尽量减少手术时间和手术创伤，我们选择了保留腺体的包膜外单纯瘤体摘除术。截至目前的随访结果，术后效果良好，但仍需长期随访。

病例点评

微创手术不应当仅定义为以尽量小的切口进行手术，而应当从多个方面对其给予评估，包括手术时长、切口大小、肿物切除彻底情况、正常组织的保护情况、术后疼痛情况及并发症、术后复发及长期随访结果等。对于颌面部良性肿瘤及囊肿的治疗，肿瘤暴露与切口微创的选择需谨慎，术者的手术技巧及肿瘤的类型均是关键的影响因素，此法应严格把握适应证，避免过度保留功能或保持美观，而增加了肿瘤复发的风险。本病例展示了大体积肿物个性化颌面外科微创治疗过程及术后效果，其中个性化治疗方法、减小肿物体积使其通过小创口和处处体现的微创理念值得临床借鉴。

（毛济雄）

016 颈动脉体瘤一例

病历摘要

患者女性，34 岁。

主诉：左颈无痛性肿物 1 年。

现病史：患者1年前发现左颈一个"蛋黄"大小肿物，无疼痛、麻木、影响进食等不适。2016年11月24日就诊于北京丰台中西医结合医院，行彩超检查提示：左颈部神经来源占位？颈动脉体瘤待除外。因患者处于哺乳期，未行进一步检查。2017年2月26日就诊于北京首大眼耳鼻喉医院，行超声检查，提示：颌下腺区低回声包块，性质待定。建议来我院病理科针吸活检。2017年4月25日就诊于我院口腔科，行彩超检查，结果提示：左侧颌下腺旁不均质回声团，建议超声引导下穿刺活检，双侧颌下腺回声不均。我科建议手术治疗，但由于患者哺乳期未过，未行进一步治疗。2017年7月21日就诊于我院口腔科，行彩超检查，结果提示：左颌下腺与颈内外动脉之间实性肿物，颈动脉体瘤不除外，建议手术治疗。一年来否认消长、疼痛史，现患者哺乳期已过，为进一步诊治，我科以"左颈部肿物"收治入院。患者入院前一般情况良好，大小便、睡眠、饮食正常，体重无明显变化。

既往史：剖腹产后1年。否认全身系统病史，否认缺血性晕厥，否认头晕、耳鸣、视力模糊病史，否认声音嘶哑、呛咳病史，否认呼吸困难病史。高海拔地区长期居住史。

检查：面部左右基本对称，张口度三指，张口型未见明显异常。左颈上部下颌角下方可触及一肿物，约2.5 cm × 3.0 cm大小，质中偏硬，界尚清，上下向活动较差，左右向略能移动，无压痛，双合诊扪及肿物位于颌下腺外下极，与腺体无明显关系。肿物表面搏动感不明显，表面皮肤颜色正常，弹性正常，无破溃。口内检查无明显异常。

辅助检查：我院2017年10月19日增强核磁可见颈动脉分叉处密度增高影，位于胸锁乳突肌深面，与颈鞘关系密切。我院2017年

10月24日颈动脉造影见左颈部颈动脉分叉处一占位，血流极为丰富，压迫颈总动脉向浅层移位，血管影像不清，颈内和颈外动脉分叉角度增大，呈“高脚杯”状（图16.1～图16.3）。

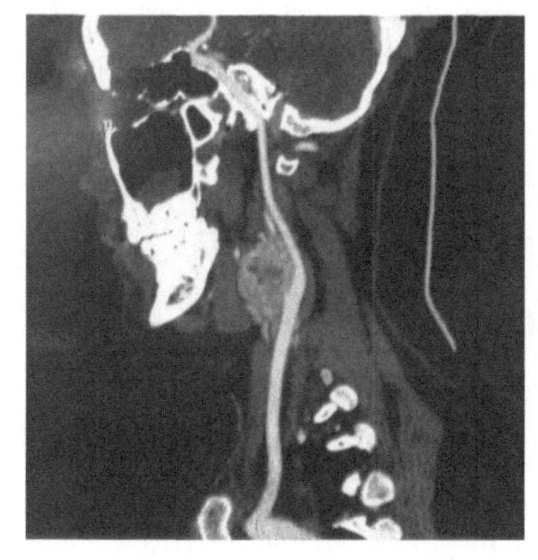

图16.1　颈部CTA矢状位

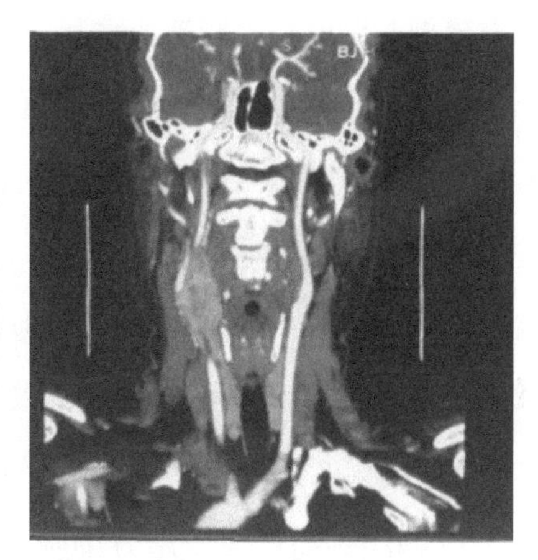

图16.2　颈部CTA冠状位

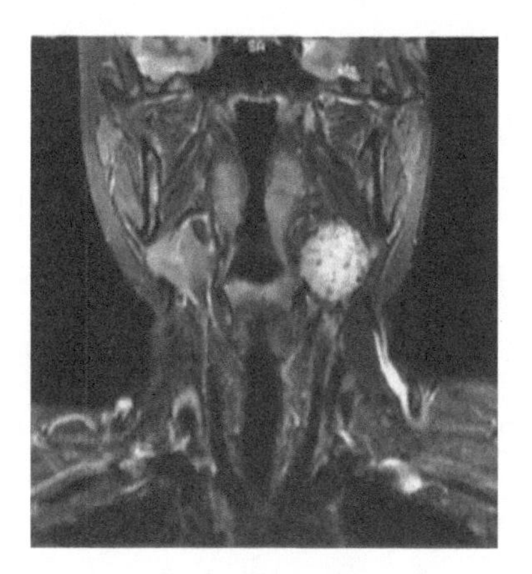

图16.3　增强核磁冠状位

诊断：左颈部肿物待查（考虑颈动脉体瘤）。

鉴别诊断

1. **颈动脉体瘤：**任何年龄均可发生，中青年为主，女性稍高于男性，多数生长缓慢，表现出良性肿瘤体征，有5%～10%属于恶性。文献报道病因与慢性缺氧和遗传因素有关，高原地区高发，双

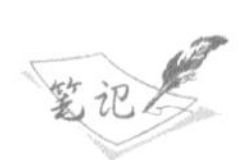

侧发生一般有家族史。主要表现为颈部下颌角下方无痛性肿块，多数生长缓慢，发生恶变或瘤体内变性者，短期可迅速增大。肿瘤过大时出现局部压迫症状，如压迫颈总动脉或颈内动脉出现头晕、耳鸣、视力模糊甚至晕厥等脑缺血症状，压迫喉返神经出现声音嘶哑、呛咳，压迫舌下神经出现伸舌偏斜，压迫交感神经出现 Horner 综合征，压迫气管出现呼吸困难等。少数患者合并颈动脉窦综合征，因体位改变，肿瘤压迫颈动脉窦引起心跳减慢、血压下降、晕厥等症状。有的肿瘤可向咽部生长，检查时咽侧壁饱满、膨隆。患者的 MRI 具有颈动脉体瘤的典型"高脚杯样"表现及明显的搏动感，高度怀疑颈动脉体瘤。

2. 神经鞘瘤：属于施万细胞增生的良性肿瘤。临床上常表现为颈侧、颈前三角区、咽旁、舌部的圆形或卵圆形包块，一般生长较慢，病史较长，无痛，质地中等硬度，表面光滑，有完整包膜，与周围组织无粘连。肿瘤可沿神经轴左右活动，不易上下活动。一般瘤体较小，但也可长大且呈分叶状，其中间也可黏液性变而呈液化状，液体可抽出，为血样，但不凝固。患者肿物位于颈前三角区，质地中等，可沿神经轴左右移动，不能上下移动，不排除此诊断。

3. 颌下慢性淋巴结炎：慢性淋巴结炎病程进展缓慢，多有急性淋巴结炎病史。患者可无主观自觉症状，或有轻微不适、疼痛及淋巴结消长病史。检查时扪及大小不同的淋巴结，呈椭圆形、周界清楚、可移动，有轻度压痛，中等硬度，与周围组织无明显粘连，反复急性发作后可有粘连，本病抗炎治疗有效。根据患者临床表现，此诊断可能性小。

治疗计划：全麻下行左颈部肿物切除术 + 自体血回输。

治疗过程

1. 切口设计：胸锁乳突肌前缘平行的斜切口。切开皮肤、皮下组织、颈阔肌及颈深筋膜浅层（图 16.4）。

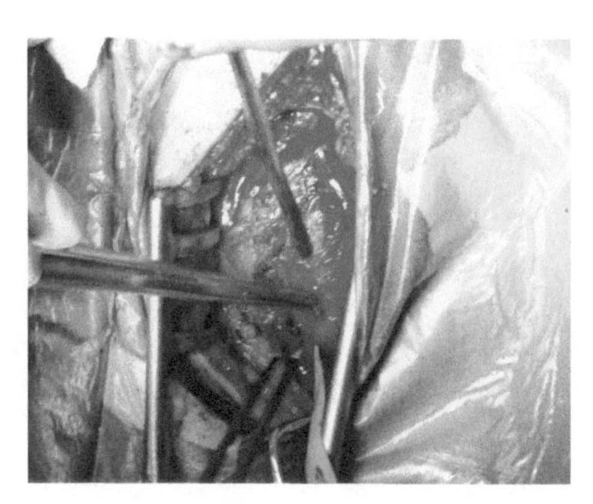

图 16.4　切口设计

2. 沿胸锁乳突肌前缘作钝性分离并将该肌向后外侧牵引拉开，暴露颈动脉鞘，可见肿物位于颈总动脉分叉近颈外动脉后壁，向颈外动脉内侧延伸，包绕部分颈外动脉，与动脉外膜粘连，未见浸润血管壁，包膜不完整（图 16.5）。

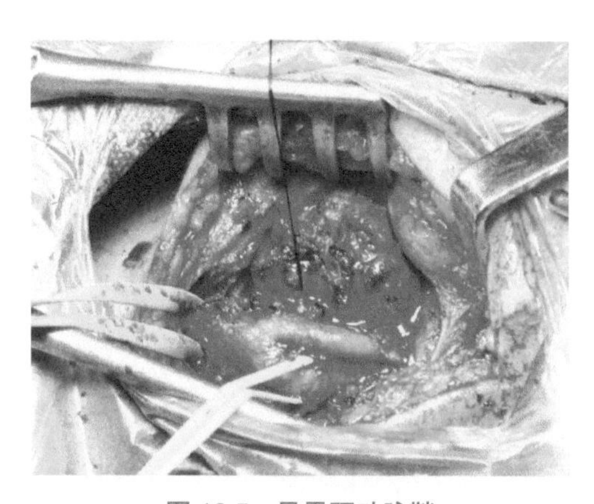

图 16.5　暴露颈动脉鞘

3. 以颈动脉外膜为深度平面，由外向内仔细剥离肿瘤，剥离至颈动脉窦处及颈内、外动脉分叉部时，局部封闭，避免刺激神经及颈动脉窦引起生命体征的波动。由于肿物位于血管深面，分离肿物时需置阻断带不断牵拉，移位颈总、颈内、颈外动脉，谨慎剥离肿物，

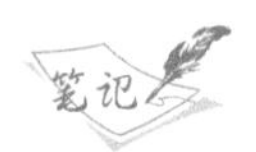

避免损伤动脉血管（图 16.6）。

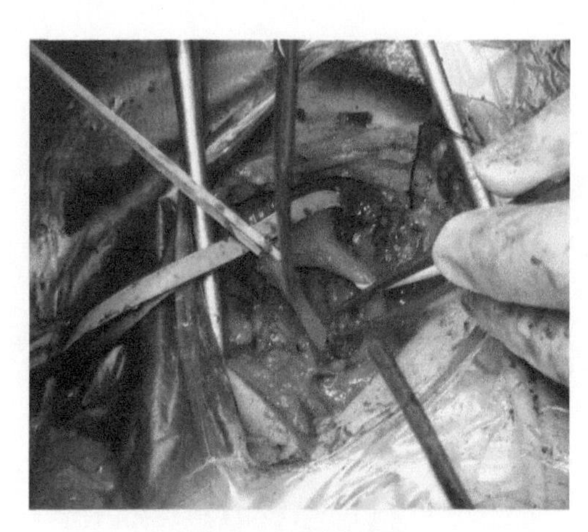

图 16.6　剥离肿瘤

4. 避开周围迷走神经、喉上神经、舌下神经，于颈动脉深层完整剥离肿物，确保颈总动脉、颈内动脉、颈外动脉血管壁均完整无破损（图 16.7）。

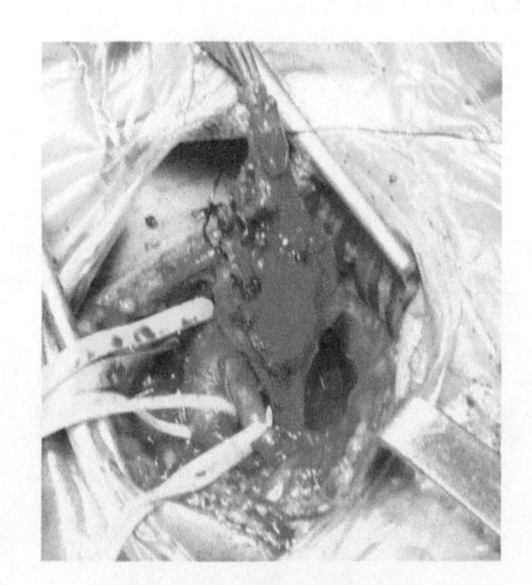

图 16.7　完整剥离肿物

5. 肿物位置示意图（图 16.8：将肿物位置复原，肿物位置原为颈动脉血管深层，示意位置置于颈动脉血管的浅层）及肿物大体标本剖面图（图 16.9）。

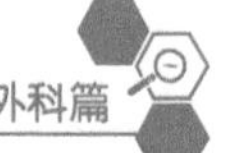

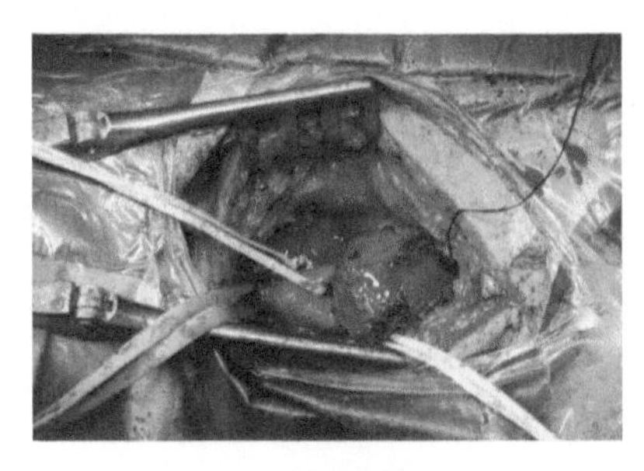

图 16.8　肿物位置示意

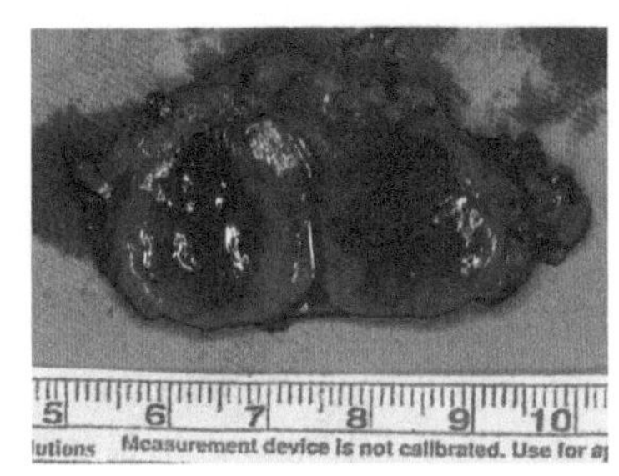

图 16.9　肿物大体标本剖面

6. 分层缝合，置负压引流管。

术后护理：术后常规抗凝 7 天；给予甘露醇 + 地塞米松静滴以脱水、降颅压 3 天；同时予以丹参等改善循环共 7 天；密切观察颈部渗血情况，以及患者肢体活动、神志、语言反应等情况；保持一定的血压；给予必要的止痛剂、抗生素类药物；颈部制动 3 天；定时观察监测生命体征；术后 48 小时拔除引流管；术后 5 ～ 7 天拆除缝线。

术后病理（图 16.10）：组织块内见大量血细胞及少量轻度异型细胞，不排除颈动脉体瘤。

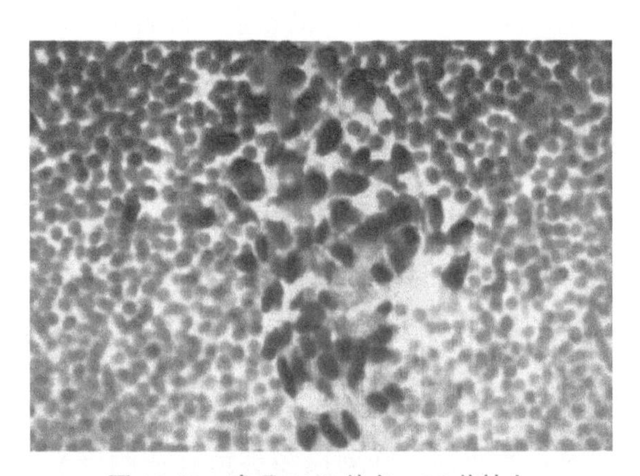

图 16.10　病理：HE 染色　20 倍放大

随访：术后 1 年，未见肿物复发，无并发症发生。

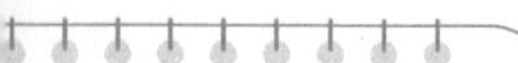
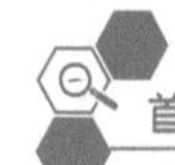

病例分析

此病例以颈侧中上部一无痛性肿块为主诉就诊，临床上此部位的肿物比较容易混淆，若术前诊断不明确，导致误诊，术中才发现为颈动脉体来源的肿物将十分被动。此病例通过核磁及 CTA 检查可见颈动脉分叉处深面一肿物，与颈动脉关系密切，结合患者长期高原生活史，查体时肿物可以左右移动，不可上下移动，可扪及搏动感等。临床资料可确定临床诊断为颈动脉体瘤。由于颈动脉体瘤瘤体血供丰富，病变部位特殊，手术风险大、出血多，因此医生在术前必须做好术前备血、术中断扎颈外动脉的准备。另外术前颈动脉压迫训练（Matas 试验）有助于颅内侧支循环的建立。

颈动脉体瘤切除手术操作复杂，危险性大，并发症多而严重。特别是结扎、切断颈总动脉和颈内动脉后可产生的严重后果，术前应充分认识和估计，术前认真准备，术中仔细操作，绝不可掉以轻心。颈内外动脉的位置常因肿瘤推移而改变，对此应有充分考虑，反复确认后再行处理。术前需要反复熟悉颈部解剖，防止意外损伤。对颈动脉的处置方法，应根据实际情况，慎重选择。在结扎、切断颈总或颈内动脉之前，为进一步确定颅内血液供应情况，可用橡皮条阻断血液，观察 10 min 以上，若无不良反应和意外情况发生，即可按计划结扎、切断。自体静脉移植时应注意静脉瓣的血流方向和动脉血流方向一致，以保证血流的顺畅和充分。手术时出血很多是其特点，所以清晰的术野是非常重要的。对肿瘤位置居上，接近颅底的病例，可锯开下颌骨（肿瘤切除后再复位固定），翻起腮腺，切断并向后掀起二腹肌和茎突舌骨肌，借路而入，扩大手术野，保证手术安全。

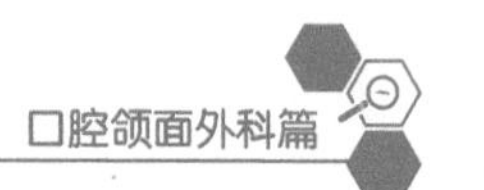

科学地掌握手术程序，对保证手术顺利、减少出血具有重要意义。采取先外围、后中央的分离方法；显露颈动脉及其分支后再剥离肿瘤；剥离时宜从颈动脉下端开始，以控制出血，然后再剥离上端的颈内、外动脉，最后剥离颈动脉窦及分支部；及早结扎与肿瘤组织粘连的颈外动脉和（或）颈内动脉等都是很有效的措施。分离颈动脉窦区时应及时进行窦区封闭，防止发生颈动脉窦综合征。术中维持一定的血压对保证颅内供血有重要作用。结扎颈外动脉时不仅需要和颈内动脉相鉴别（有时可因肿瘤压迫而移位），避免误扎，而且对有可能出现的意外情况也应有充分估计和警惕。

病例点评

颈动脉体瘤的术前诊断及合理治疗是消除病灶的关键。颈动脉体瘤对放疗、化疗不敏感，因此手术是首选方案。但由于颈动脉体瘤的特殊位置和组织来源使得切除术手术难度大，风险高。术前进行准确、可靠的颈动脉压迫训练，对颅内侧支血液循环的建立、手术安全的保证有重要意义。术前拟定好周密的手术方案和有力的防范处理措施实属必要。

（高润涛　孟 岑）

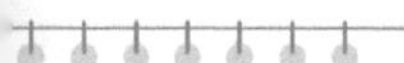
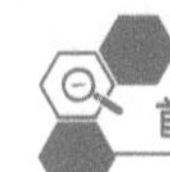

017 手术切除瘤样右颊部及上唇血管硬化一例

病历摘要

患者男性，82 岁。

主诉：右颊部及上唇肿物 2 年。

现病史：患者 2 年前发现右颊部一肿物，起初局限，后表现为条索状，无疼痛，缓慢生长，逐渐变硬；不影响张口，咀嚼时有不适感。两个月前发现上唇内黏膜出现类似条索状肿物，长数厘米，无明显疼痛，生长变化较快，自觉上唇厚重影响进食，来我院就诊。患者否认上唇及口腔黏膜麻木，以及外伤破溃、肿物、手术史。

既往史：高血压 20 余年，腔隙性脑梗 5 年，下肢动脉粥样硬化 5 年，均长期系统服药治疗，病情控制稳定，无相关疾病手术史。

检查：双侧颌面部欠对称，开口度及开口型基本正常。右颊部软组织内扪及一类圆形肿物，靠近黏膜侧，大小约 1.0 cm × 1.0 cm × 1.5 cm，质地较硬，活动度好，与周围组织分界清，无压痛。上唇软组织内扪及数个条索状小肿物，最大者位于右上唇，约 0.4 cm × 0.5 cm × 3.0 cm，与右颊部肿物联系密切，质中偏硬，活动度良好，界清，无压痛。肿物表层黏膜无红肿、破溃、疱疹。上唇左侧肿物大小约 2.0 cm × 0.4 cm × 0.3 cm，性质同前。体位移动试验结果阴性。

全身情况：生命体征平稳。心电图显示：T 波改变、房室传导阻滞一度。

诊断：右颊部及上唇肿物。

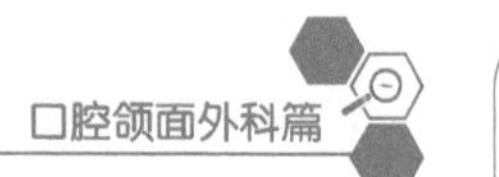

治疗计划：右颊部及上唇肿物手术切除术。

治疗过程：患者知情同意并签知情同意书后，于局麻强化下行“右颊部及上唇肿物切除活检术”。术中见右颊部肿物位于黏膜下，呈树枝状走行，表面不平滑，色白，质中偏硬；沿肿物锐性分离可见数个分支，右颊部肿物与右上唇肿物相连；离断分支时可见出血，少数细小分支离断时无出血，可见断端呈管腔状；肿物末端深在，管腔进入颊肌深部逐渐变细，分离至条索状肿物末端时肿物接近血管状，易出血，结扎后将其游离，将肿物切除，长约 10.0 cm，呈分叉状。左上唇肿物位于黏膜下，分离肿物，肿物性质同前，呈树枝状。分离至肌层深层，管腔逐渐变细，质地正常至不易区分，结扎，摘除游离之肿物，长约 5.0 cm（图 17.1 ～图 17.4）。

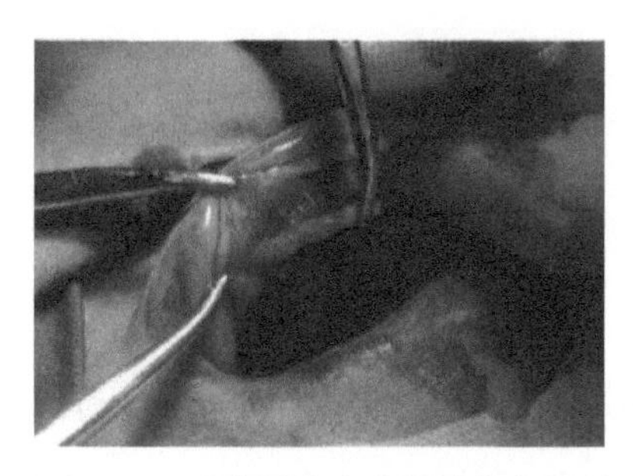

图 17.1　术中游离右上唇肿物起始端

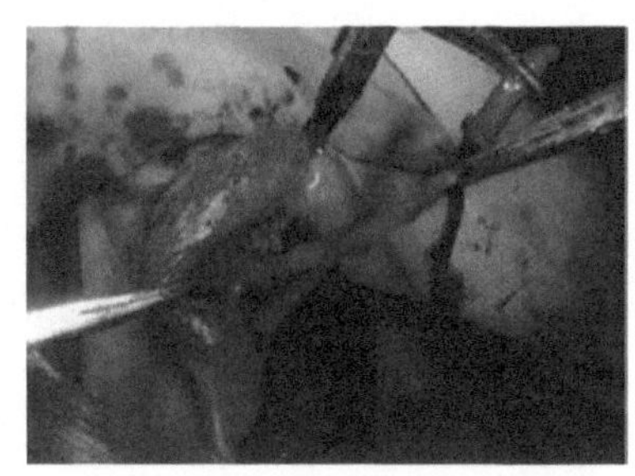

图 17.2　继续沿肿物分离，见分叉

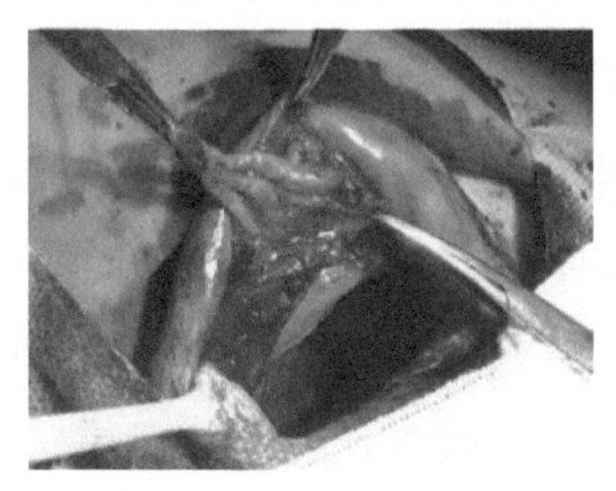

图 17.3　游离左上唇肿物

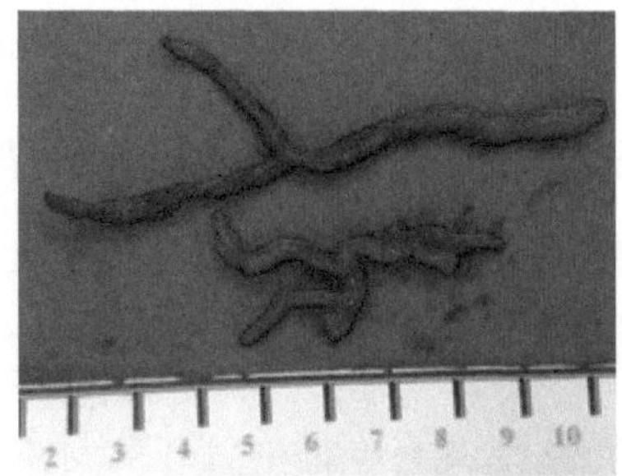

图 17.4　切除之颊部及上唇肿物

术后病理结果：（右颊部及上唇肿物）条索状物 3 条，镜下为

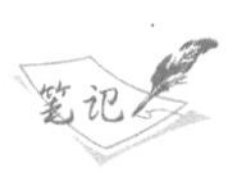

血管（动脉），管壁增厚，纤维组织增生、黏液变性伴钙盐沉积，并见散在及小簇状淋巴细胞浸润，请结合临床除外脉管畸形（图 17.5、图 17.6）。

随访：术后术区创口愈合良好，常规拆除缝线。术后一个月、三个月、六个月、一年复查，术区无复发，无其他并发症出现。

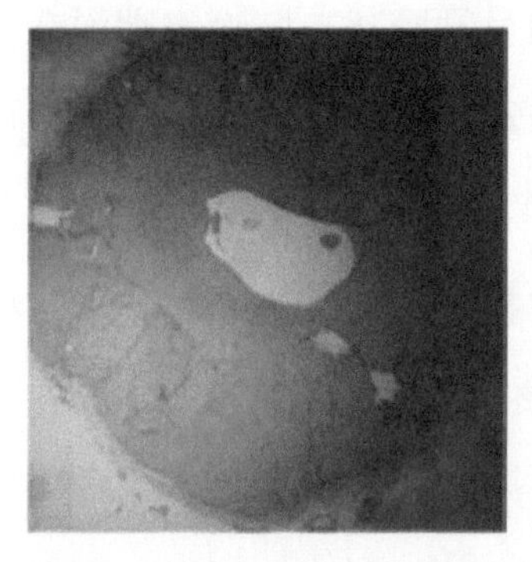

图 17.5 镜下为血管，管壁增厚（HE，×40）

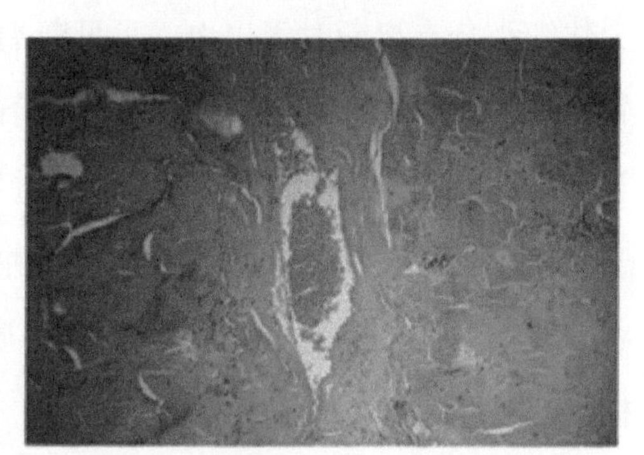

图 17.6 管壁病变（HE，×100）

病例分析

动脉硬化是随着年龄增长而出现的血管疾病，通常是在青少年时期发生，至中老年时期加重、发病。男性较女性多，近年来本病在我国逐渐增多，成为老年人死亡的主要原因之一。高血压病是最常见的诱因。病变早期为小动脉痉挛，无器质性改变；若血压持续增高多年，动脉壁由于缺氧、营养不良，动脉内膜通透性增高，血管壁逐渐出现结缔组织与胶原蛋白沉着发生硬化，管腔逐渐狭窄和闭塞。血管弹性降低，血管壁肥厚、硬度增加。机体各脏器血管硬化病变程度不一，常合并全身重要器官的细小动脉硬化性病变（主要为肾、心、脑、眼等）。颌面部血管硬化至瘤样增生为主诉的病例鲜有报道。而术中见肿物形态呈树枝状的，临床上亦极为少见。

在本病例中，患者主诉的病史较短，先发现的颊部肿物因位于颊肌内，病变局限，黏膜颜色无改变，触诊检查质地呈中等偏硬，易与常见颌面部纤维瘤混淆；后肿物渐成条索状，且发生于上唇黏膜下层与唇部肌群之间，提示来源可能与血管有关。切除活检术中，依据肿物形态与范围，考虑为硬化状动脉畸形，致唇部及颊部血管瘤样变，临床上较为少见。病理检查发现该受累血管管腔阻塞，导致表面不光滑及瘤样增生，造成临床检查中肿物触诊偏硬。综上，笔者认为患者的局部病史、高龄与长期高血压史及腔隙性脑梗病史，是导致血管内皮细胞变性、纤维结缔组织增生累及上唇及颊部血管的原因。从发病过程分析，该患者为颊部（近心端）血管先发病，而后累及上唇（远心端）。部分细小分支因管腔狭窄及管壁增厚致完全阻塞，切断时无血液流出。

病例点评

综合医院的口腔颌面外科经常会收治一些系统疾病复杂的患者。该患者高龄且有数年高血压、腔隙性脑梗及动脉粥样硬化病史，与其颊部及上唇血管瘤样硬化关系密切，提示口腔科临床医生对此类患者应加以关注，充分考虑全身系统性疾病对口腔颌面部病变的影响。术中见病变多发，且延伸至颊肌深部，在充分剥离的情况下尽可能最大限度切除可见肿物，切除部分组织进行病理检查，以明确诊断，肿物切端严密结扎。考虑患者高龄且全身情况复杂，术后继续严密观察局部及全身病情变化，一年后无局部再发及全身并发症。此类患者建议长期定期监测血管状况，发现病变，尽早治疗。

（王艳华　颜 兴）

018 数字化技术辅助颞下颌关节外侧成形术一例

病历摘要

患者女性，57 岁。

主诉：下颌外伤后渐进性张口受限 3 年。

现病史：3 年前因高处坠落伤致左侧下颌骨体部、髁突骨折，于我科行下颌骨体部骨折切开复位内固定术。术后行开口训练，但是出现渐进性张口受限，张口度逐渐减小到半指，影响进食。

既往史：3 年前因外伤于我院行左侧胫骨、股骨、下颌骨体部骨折切开复位固定术。否认全身系统病史。否认药物过敏史。

检查：颌面部基本对称。开口度 8 mm，开口型左偏。开闭口时左侧颞下颌关节未扪及明显动度，无压痛。口内检查：34、35、36、45、46 缺失。余留牙咬合关系可。口腔卫生一般，牙石（+），软垢（+）。

辅助检查：术前行 CBCT 检查（图 18.1），图像显示：左侧颞下颌关节外侧 1/2 关节间隙消失，髁突与关节窝之间可见骨性融合。

MRI 检查（图 18.2）图像显示：左侧髁突外侧 1/2 与关节窝融合，髁突内侧 1/2 上方关节可见残余关节盘。

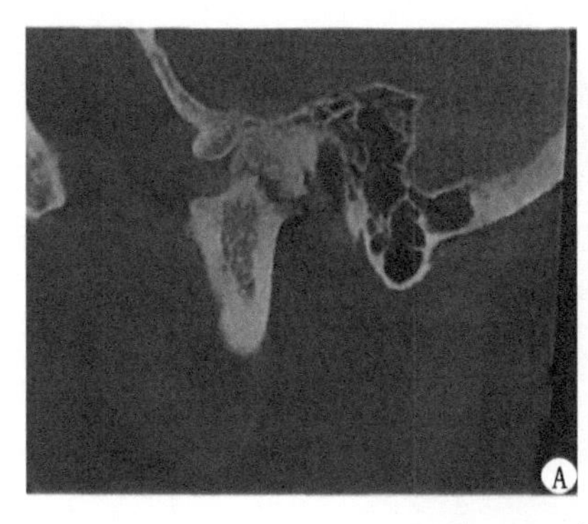

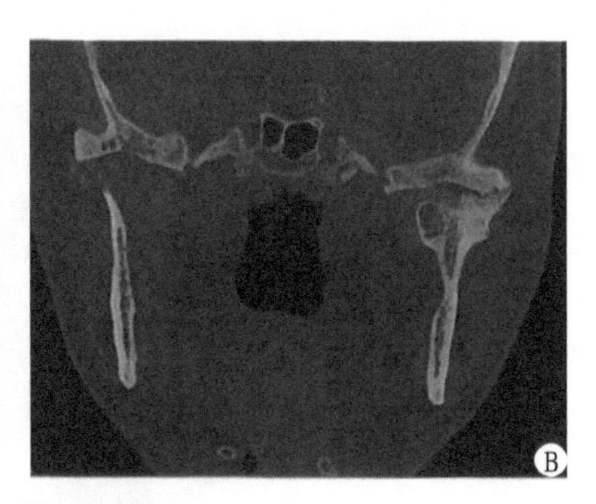

注：A：矢状；B 冠状

图 18.1　术前 CBCT

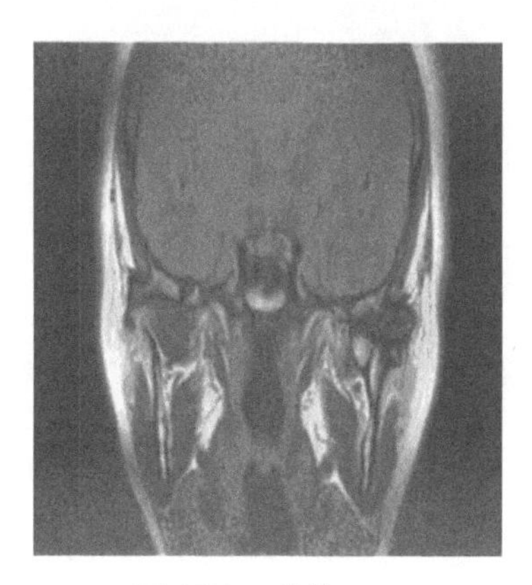

图 18.2　术前 MRI

诊断：左侧颞下颌关节内强直，下颌牙列缺损。

治疗计划：左侧颞下颌关节外侧成形术 + 左侧颞肌筋膜瓣转移修复术。择期修复缺失牙。

治疗过程：手术治疗前，采用数字化技术重建病变颌骨、颅骨，可见左侧髁突骨球与关节窝融为一体（图 18.3A），内侧可见髁突小头。设计截骨线（图 18.3B），确定上下截骨线位置及角度，二者止于髁突小头外侧，需避开重要解剖结构，包括内侧的髁突小头、颅底、面神经等。根据截骨线位置、角度设计导板，并制作模具（图 18.3C）。

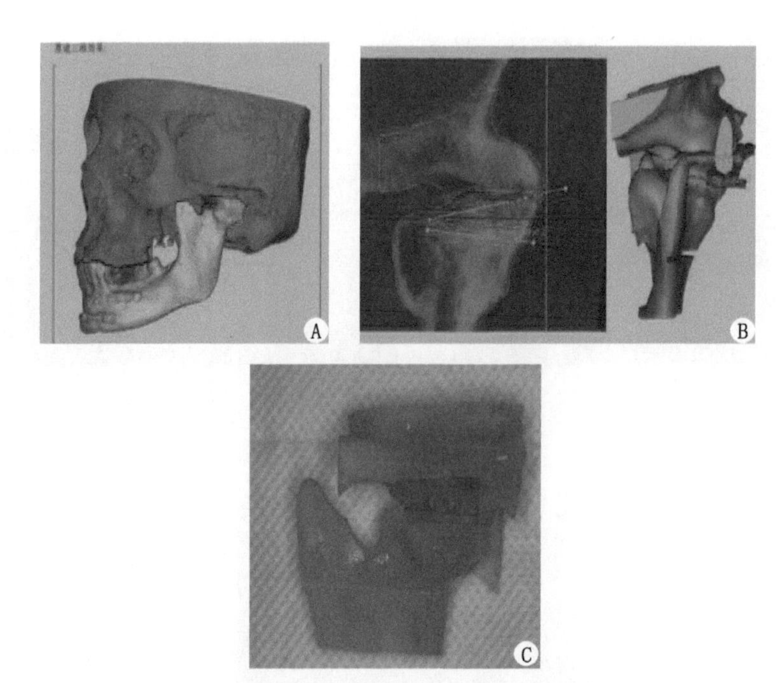

注：A：重建颌骨；B：设计截骨导板；C 模具
图 18.3　术前数字化设计、个体化模型制作

手术过程：手术采用改良耳颞切口，可以有效保护面神经及耳颞神经血管束（图 18.4A），逐层翻瓣暴露髁突骨球（图 18.4B），安放数字化导板（图 18.4C），根据截骨导板及术前测量的截骨深度进行精准截骨（图 18.4D），截骨后球钻打磨，注意保护内侧的髁突小头及残余关节盘（图 18.4E）。以颞中血管束为蒂制备颞肌筋膜瓣（图 18.4F），并将其填塞至截骨间隙，内侧与残留间断缝合（图 18.4G）。检查被动开口度达 40 mm（图 4H），分层缝合伤口（图 18.4I）。

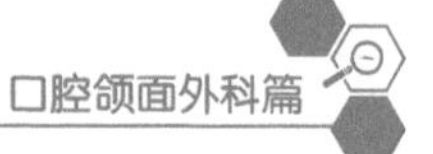

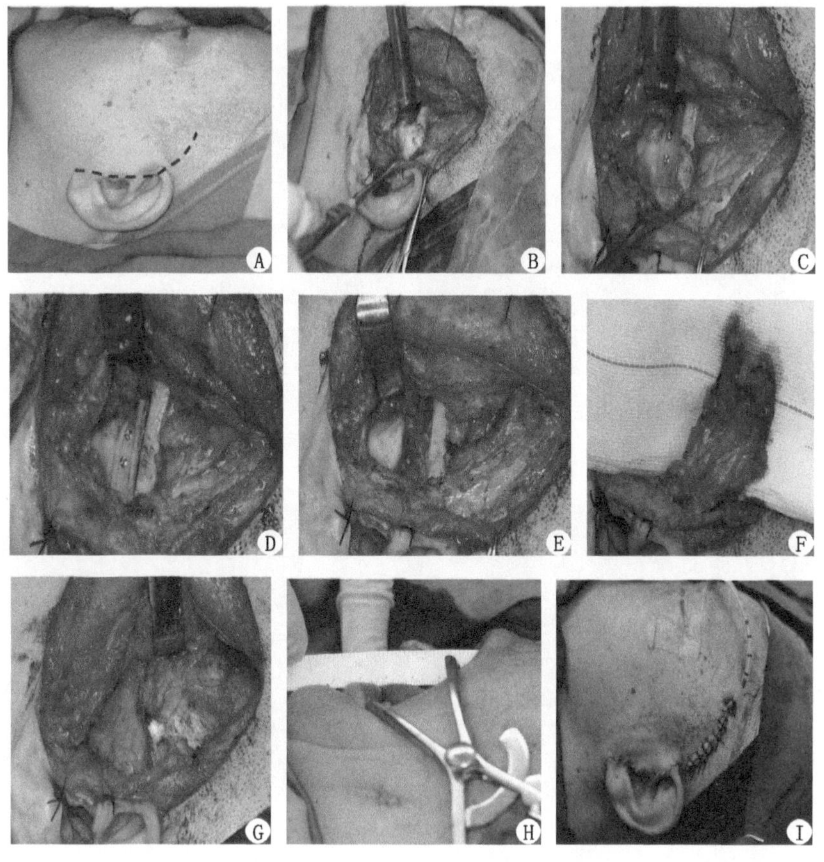

注：A：切口线；B：暴露骨球；C：安放导板；D：截骨；E：截除骨球；F：制备颞肌筋膜瓣；G：转颞肌筋膜瓣；H：被动开口度 40 mm；I：缝合

图 18.4　手术操作过程

随访：术后 1 周开始进行功能训练并定期复查。自术后第 2 个月起，开口度稳定在 40 mm（图 18.5A），较术前（图 18.5B）得到明显改善，并完成下颌义齿修复，恢复咀嚼功能。术后 18 个月复查 CBCT（图 18.6），可见左侧髁突融合骨球得到有效清除，内侧髁突小头完整，关节间隙正常。

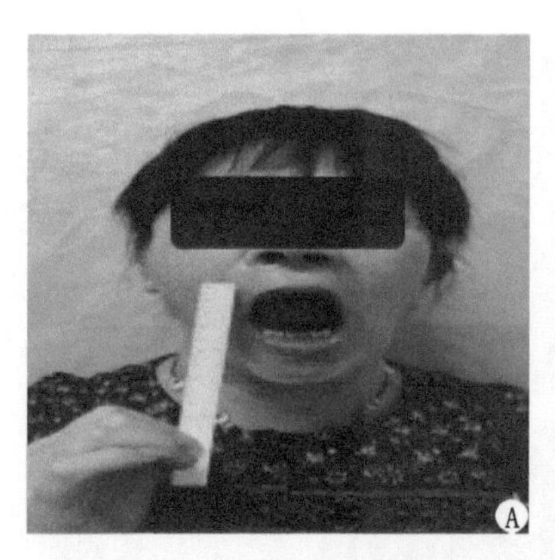
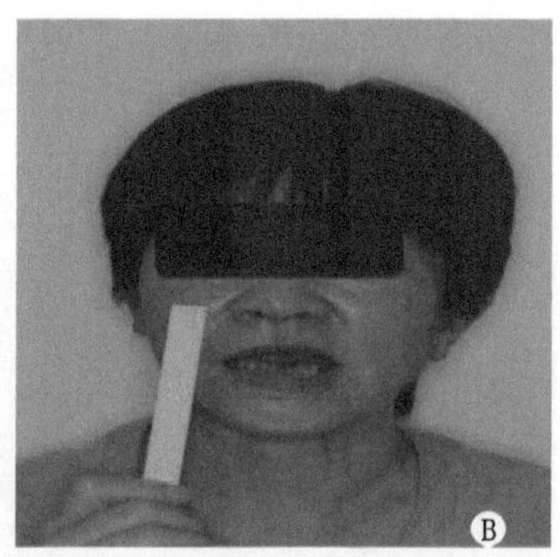

注：A：术后 18 个月开口度 40 mm；B：术前开口度 8 mm

图 18.5 术前与术后 18 个月对比

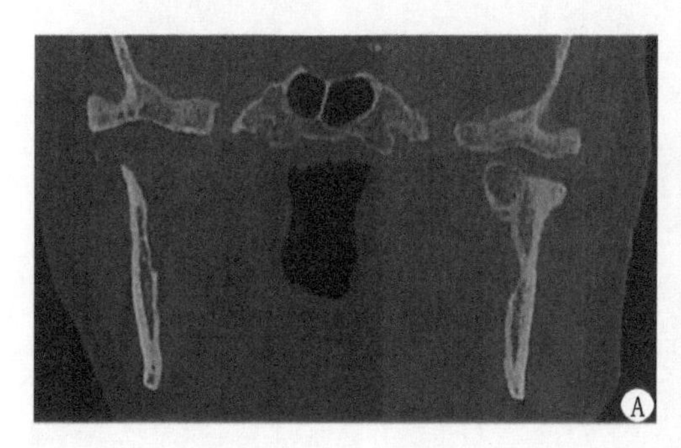
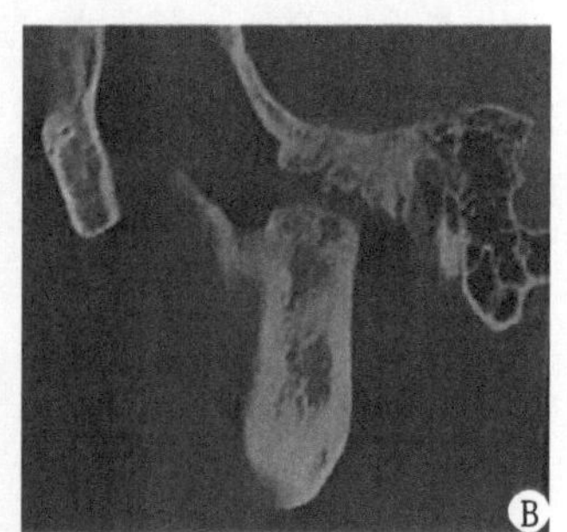

注：A：矢状；B：冠状

图 18.6 术后 18 个月 CBCT

病例分析

本病例为创伤引起颞下颌关节强直，是一种严重破坏患者关节功能的疾病，会导致开口受限并影响患者的进食和发音功能。影像学提示强直的关节内侧有移位的髁突和残余关节盘。手术是通过去除外侧骨球，解除关节强直，配合颞肌瓣填塞，可以避免术后复发。手术关键是保证骨球截除的角度和深度，要求彻底截除粘连的骨球，又不损伤髁突小头。

数字化技术的发展及在医学领域的广泛应用，使外科手术具有前瞻性和精准性，代表着当代手术技术的新潮流和新方向。运用数字化技术可以在术前制作医疗模型、进行三维立体观察、体外模拟手术；同时制作个性化导板，术中精准定位，导向切除。本病例中运用数字化技术制作个性化导板，为患者提供精准化、个性化治疗，缩短手术时间，减少手术风险。

病例点评

颞下颌关节强直手术治疗是临床中的难点之一。传统的关节成形术术后复发率高，对于内侧有足够承重的髁突和关节盘残余的病例，关节外侧成形术+颞肌瓣是理想的治疗方法。另外，关节手术过程中关节位置的确定和咬合位置的协调也是决定术后效果的重要因素。数字化技术的发展，可以帮助临床较为准确的定位术后下颌骨位置，同时提供数字化导板，帮助临床确定术中的下颌骨，从而达到精准化和个性化治疗。本病例借助数字化技术，完成了较为复杂的关节手术，达到较好的临床效果。

（张 宁）

019 口腔颌面部异物滞留一例

病历摘要

主诉：左耳前区外伤清创术后不适 3 天。

现病史：3 天前左耳前被金属钥匙戳伤，于外院行急诊手术未见异物，清创缝合术后仍觉不适，为进一步探查创口来我院就诊。

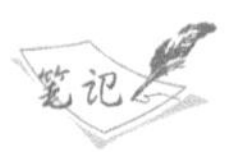

既往史：既往患者健康状况良好，无高血压、心脏病、糖尿病等慢性病史；无肝炎、结核及其他传染病病史；否认药物过敏、食物中毒史；否认肿瘤及家族遗传病病史。

检查：颌面部左右对称，鼻咽部检查未见异常。左耳前可见一2 cm长创口，缝合线在位；面部压痛明显，无麻木。伤口皮肤周缘稍红肿，未见明显渗出。开口度两指，开口型正常，左口角略向下偏斜，鼻唇沟变浅。双侧眼球运动正常，无复视，左侧眼睑闭合不全，左侧额纹消失（图 19.1、图 19.2）。双侧颌下淋巴结未触及明显肿大。

辅助检查：CT 三维重建检查：左侧下颌骨乙状切迹外侧可见一条形高密度影（图 19.3），考虑为金属异物。

诊断：左耳前区异物滞留。

治疗计划：完善术前常规检查后行左耳前区异物取出术。

治疗过程：术中沿创口向上、向下延长，分开软组织后解剖左侧面神经，于颞面干下方可见一腔道，挤压后可见少量脓液渗出，沿窦道斜向前下方钝性分离，可探及金属异物，取出异物，可见一大小 1.7 cm × 0.6 cm 折断金属钥匙（图 19.4、图 19.5）。继续解剖面神经，见各分支完整，未见神经断端（图 19.6）。碘伏生理盐水冲洗术区后缝合，保留引流条。术后给予抗炎治疗，配合腺苷钴胺肌注。术后第二天可见开口度恢复正常，左侧面神经症状逐步恢复。

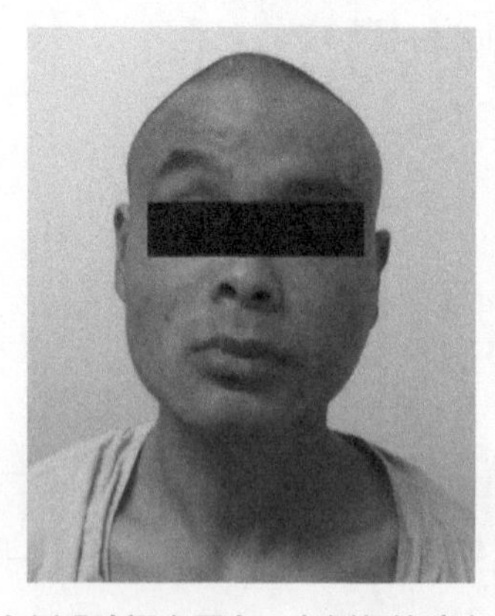

图 19.1　左侧眼睑闭合不全，左侧额纹消失

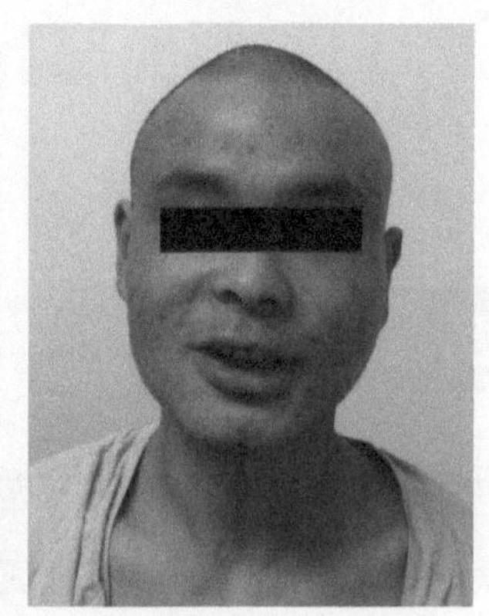

图 19.2　左口角略向下偏斜，鼻唇沟变浅

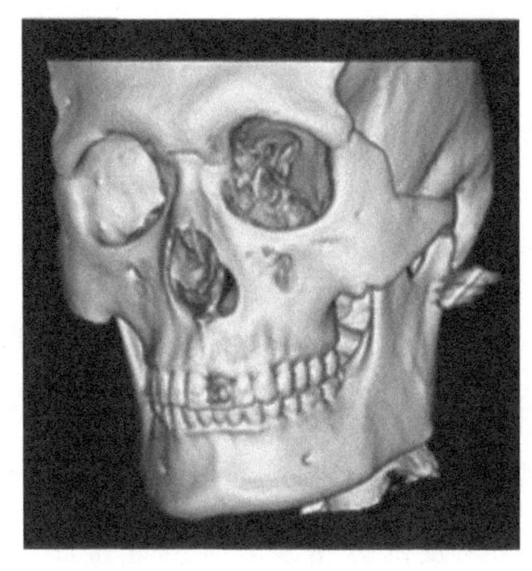

图 19.3　CT 三维重建检查

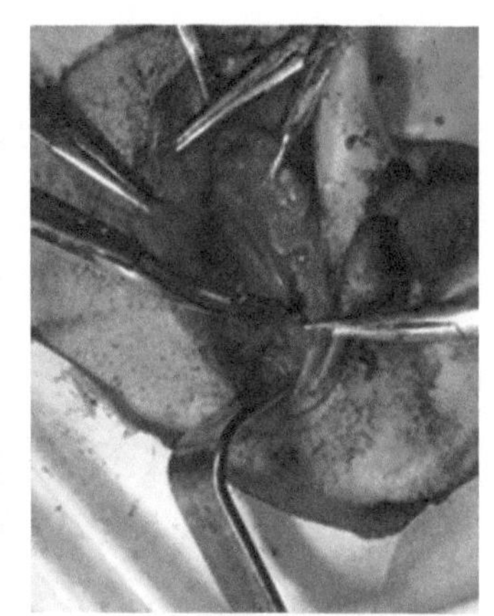

图 19.4　于颞面干下方窦道及金属异物

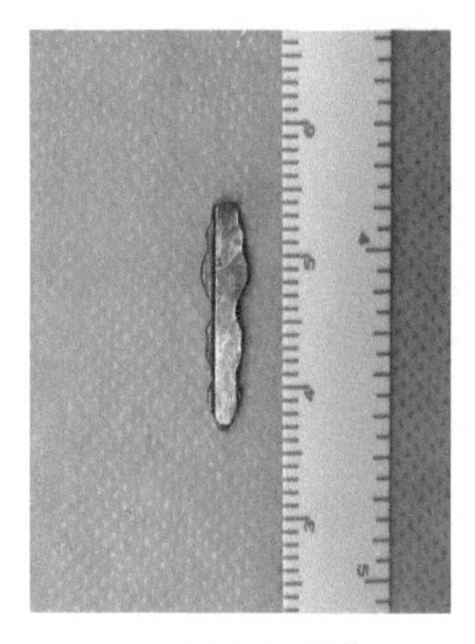

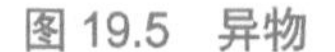

图 19.5　异物

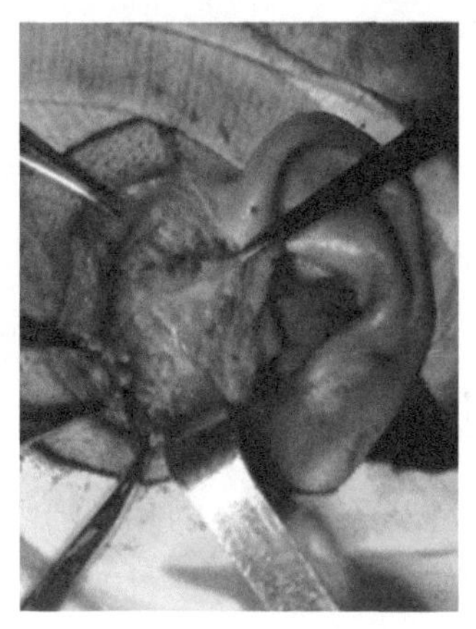

图 19.6　面神经各分支完整

病例分析

口腔颌面部创伤是口腔颌面外科的常见病之一。开放性损伤创口内常有异物嵌入，颌面部外伤所嵌入的异物多为污染物，清创时若未去除，可能会引起颌面部感染，侵犯神经肌肉的异物亦可导致颌面部的功能障碍甚至可能会引起大出血。因此，急诊处理创伤时应高度警惕有无异物，早诊断，早取出。注意详细追问病史、手术史，

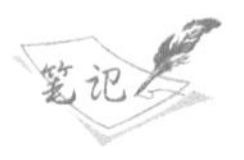

并与相同部位的肿瘤、囊肿等相鉴别，若无法确定是否有异物时，可行 CT、B 超等辅助检查进行诊断。

清创术前精确定位异物是手术治疗的关键。术前要确定异物的个数、性质、深度、与周围血管神经及重要组织的位置关系。质地较坚硬的异物在进入软组织内时会受到骨组织的阻碍，而改变原进入的方向。当患者已有神经损伤的症状时，要明确异物与神经的关系。本病例中 CT 检查明确显示了金属异物，并辅助判断了基本位置，为诊断与手术提供了重要依据。金属物及部分密度较大的非金属物可进行 CT 检查，通过三维重建，可以清晰直观的观察异物与周围骨组织的位置关系；通过增强造影检查，可以判断异物与周围重要血管、腺体的位置关系，但无法明确异物与神经的关系。

在清创探查过程中，要尽量完整的取出异物，避免术中异物再次发生折损，产生新的碎片碎屑，增加手术的难度。并要核对异物的个数，避免有遗留，必要时可适当加深术区的深度，排除遗漏。异物造成涎腺损伤时会形成涎瘘，可以进行腺体严密缝合。若异物长时间滞留于涎腺内，继发腺体炎症，则需在摘取异物时一同切除腺体。异物在患者体内存留的时间较长久，异物表面可能形成纤维包裹，或异物周围产生肉芽组织，在术中要先切开囊壁，取出异物，再一并切除周围的纤维组织及肉芽组织，减少术后感染等并发症的发生。在关闭创口前，要使用大量生理盐水彻底冲洗术区。关闭缝合伤口时，要保留引流。必要时可术后配合抗炎治疗及破伤风肌注，预防感染。

病例点评

由于血管神经和肌肉间隙等解剖因素的复杂性，颌面部组织内异物滞留往往都是棘手的病例。分析本文中病例，异物存在于肌肉组织中，因异物呈细长形，可能因为损伤后局部软组织肿胀明显及急症处理较为仓促，导致误诊误治。因此，在临床操作中，尤其是首诊时，应仔细询问病史，更加仔细的清创处理。对于可能有异物嵌入的病例尽早进行影像学检查，从而减少外伤后异物滞留及进一步游走的发生，避免因后续治疗给患者带来的不必要的损失。

（颜 兴　胡 博　黄圣元）

020 首发颌下区郎格罕斯细胞肉瘤一例

病历摘要

患者女性，77 岁。

主诉：发现左侧颌下及左颈部下方肿物 1 个月，开始约鸡蛋大小，逐渐增大，伴持续性胀痛。

既往史：高血压，目前控制平稳。否认药敏史。

检查：左侧颌下后区至左颈部上后方扪及一大小约 9.0 cm × 5.0 cm 肿物，左颈根部扪及一大小约 7.0 cm × 4.0 cm 肿物，均质硬，界尚清，压痛明显，可活动，表面皮肤颜色正常，皮温不高。右侧颈部可扪及两个肿大淋巴结，大小约为 1.0 cm × 0.8 cm，轻压痛，质中，界清，活动度可。

辅助检查：入院前 18 天外院胸腹部 CT 平扫和增强显示：左侧下颈部及两侧腋窝、右膈上区多发肿大淋巴结；脾大；腹腔、肠系膜、腹膜后小淋巴结，左侧膈上淋巴结肿大。

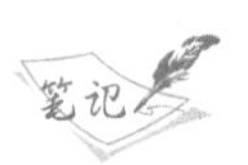

诊断：左侧颌下区及左颈部肿物待查。

鉴别诊断：该患者首发症状表现为颌下及颈部淋巴结肿大，应注意与转移癌、结核性淋巴结炎、霍奇金淋巴瘤、Castleman病、单核细胞性白血病等疾病鉴别。

治疗过程：入院后积极完善各项常规检查。血生化：碱性磷酸酶161 U/L、肌酐173.8 μmol/L、尿素氮13.93 mmol/L、尿酸445 μmol/L，均明显高于正常值。血常规检查无明显异常。肺功能检查显示：肺顺应性降低，肺通气功能正常。头颈部CT平扫和增强（图20.1）显示：颈部、锁骨上下窝、颌下及颏下多发肿大淋巴结。

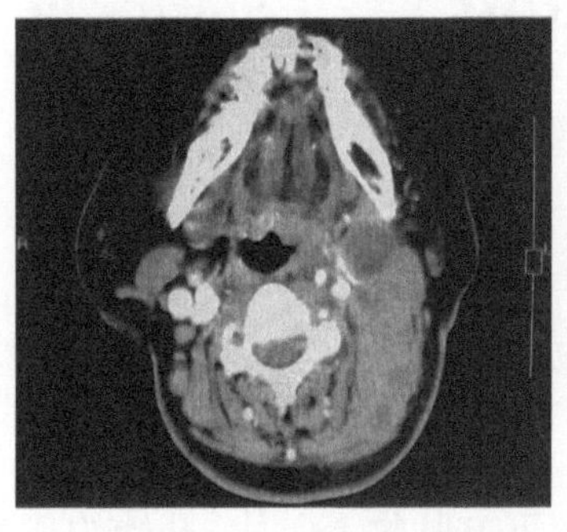
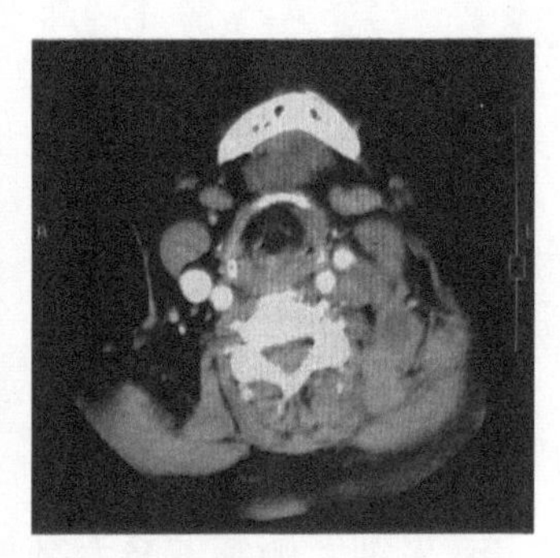

图20.1　CT增强扫描显示左颌下、颈部多发肿大淋巴结，呈融合状，中央可见低密度坏死灶

入院第三天患者出现胸闷、腹胀症状。腹部B超显示：脾大、肝大。第七天行“左颈部肿物切取活检术”。第十天患者再次出现腹胀、憋气，伴心慌、全身乏力、双下肢水肿，且进行性加重。次日患者右侧腹股沟处出现紫红色瘀斑。复查血常规：白细胞计数7.52×10^9/L，红细胞计数2.91×10^{12}/L，血红蛋白87 g/L，血小板计数35×10^9/L；血生化：总蛋白38.8 g/L，白蛋白21.7 g/L，球蛋白17.1 g/L，胆碱酯酶1.23 KU/L明显降低，直接胆红素7.59 μmol/L升高，肌酐145.0 μmol/L，尿素氮21.68 mmol/L明显升高，超敏感

C 反应蛋白 9.91 mg/L 升高。DIC 初筛：凝血酶原时间 68.6 s，活化部分凝血活酶时间 95.9 s 明显延长，凝血酶原时间活动度 8.6%，抗凝血酶Ⅲ 26.3%，纤维蛋白原 1.78 g/L 降低，D– 二聚体 0.405 mg/L 升高。以上结果与入院时相比，血小板计数和白蛋白含量急剧下降，凝血功能明显异常。可明确诊断 DIC，考虑可能为恶性肿瘤晚期继发 DIC，给予对症支持治疗。但血小板、纤维蛋白原、白蛋白等仍呈进行性下降。患者腹胀、双下肢水肿进行性加重。入院第十三天患者白细胞计数 10.75×10^9/L，中性粒细胞计数 8.43×10^9/L 开始升高。复查胸腹部 CT：双侧下颈部、锁骨上、腋窝多发肿大淋巴结，腹膜后及腹腔内、肠系膜周围、双侧腹股沟区、心膈角区见多发小淋巴结。脾大，脾上极欠规则。双侧胸腔积液。腹盆腔积液。胸腹壁皮下软组织肿胀，密度增高。肠系膜密度增高。骨髓穿刺结果无明显骨浸润。入院第十五天，患者白细胞计数升至 19.66×10^9/L，血小板计数低至 14×10^9/L，纤维蛋白原低至 0.94 g/L，白蛋白低至 19.5 g/L。病理回示：（颈部肿物）淋巴结内见大片坏死灶，坏死灶周围可见核大深染的肿瘤细胞，肿瘤细胞侵犯淋巴结周围脂肪组织，异型性明显（图 20.2、图 20.3）。免疫组织化学（图 20.4 ～图 20.9）染色镜检：S–100、CD1a、CD68、CD163、Vimentin 阳性，CD3、CD20、CD21、CD23、CD30、EMA、ALK 阴性；Ki–67 指数约 60%。入院第十五天明确诊断：郎格罕斯细胞肉瘤。入院第十六天患者终因全身多脏器功能衰竭而死亡。

笔记

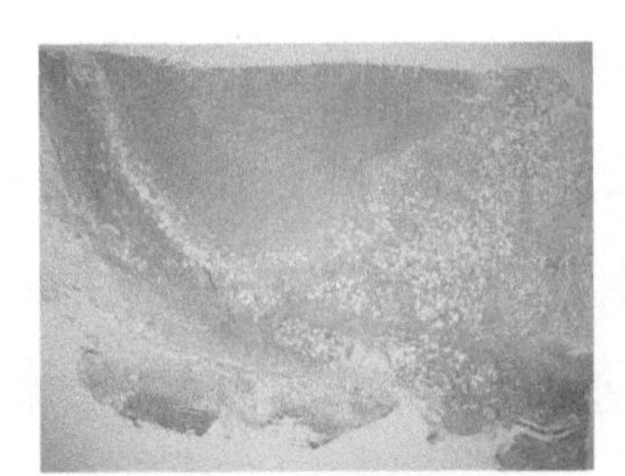

图 20.2 苏木精－伊红染色（低倍）

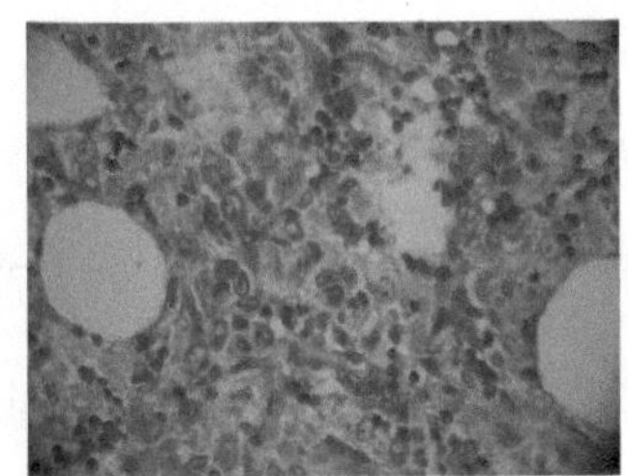

图 20.3 苏木精－伊红染色（中倍）

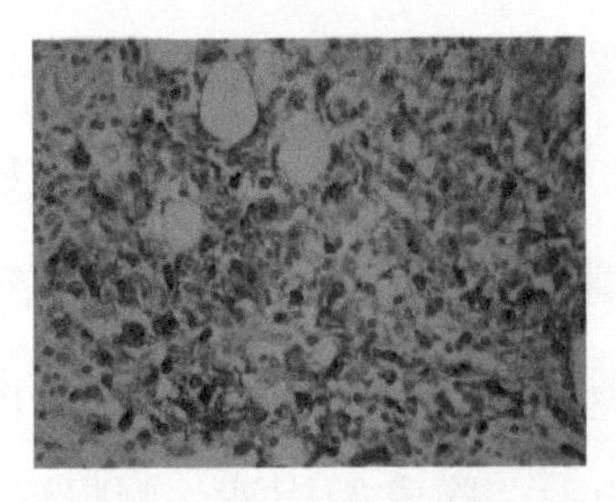

图 20.4 S–100 染色显示肿瘤细胞胞浆阳性（中倍）

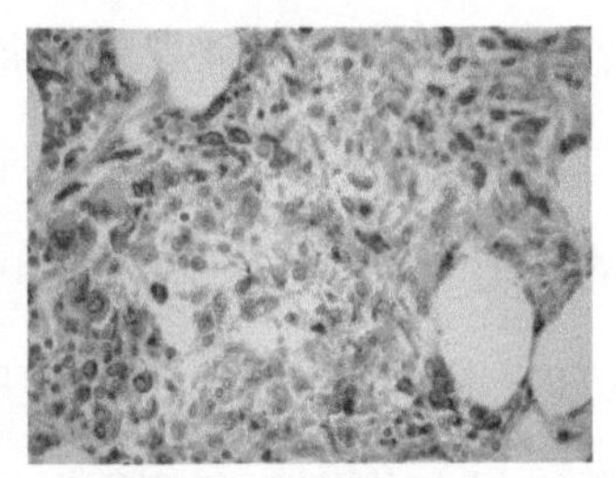

图 20.5 CDla 染色显示肿瘤细胞胞浆阳性（中倍）

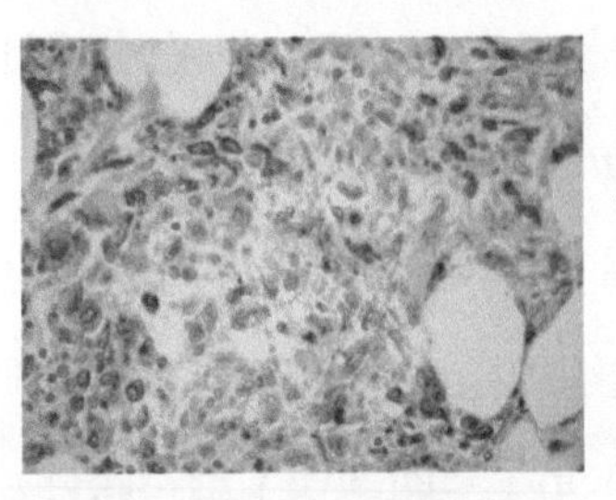

图 20.6 CD68 染色显示肿瘤细胞胞浆阳性（中倍）

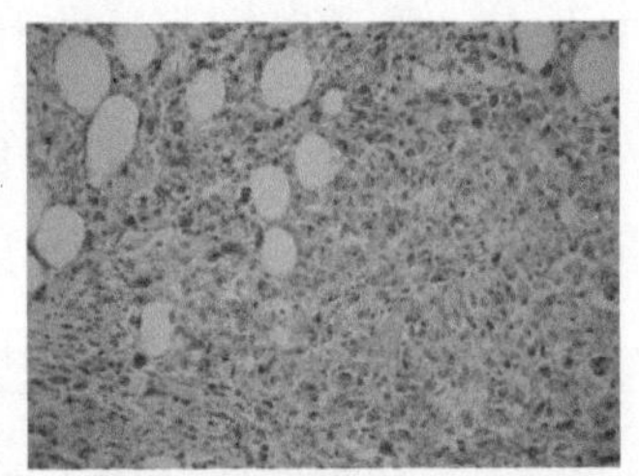

图 20.7 CD163 染色显示肿瘤细胞胞浆阳性（中倍）

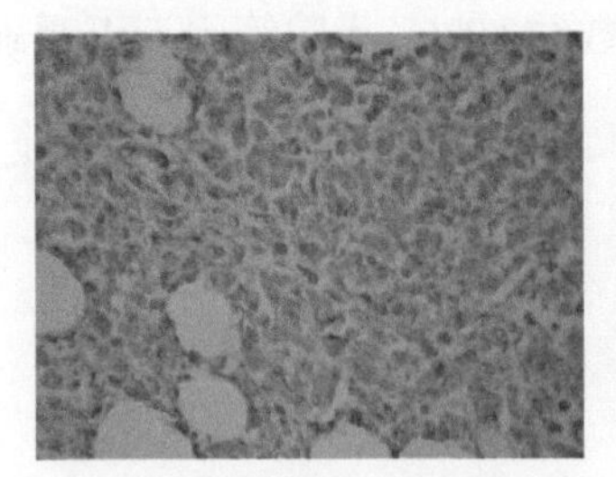

图 20.8 Vimentin 染色显示肿瘤细胞胞浆阳性（中倍）

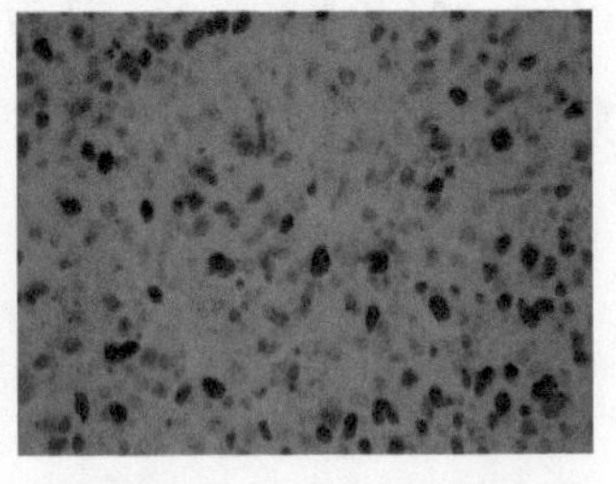

图 20.9 Ki–67 染色显示郎格罕斯细胞胞核阳性（中倍）

病例分析

郎格罕斯细胞（LC）主要见于表皮和黏膜的复层鳞状上皮基底层内，亦见于胃肠黏膜上皮、真皮、淋巴结副皮质区、胸腺髓质及脾脏。现普遍认为LC为指突状细胞发育过程中的不成熟阶段，其主要功能为将抗原递呈给淋巴细胞。LC增生可分为良性增生，包括郎格罕斯细胞组织细胞增生症（Langerhans cell histiocytosis，LCH）的临床综合征和恶性郎格罕斯细胞肉瘤（Langerhans cell sarcoma，LCS）。LCS是LCH一种高级别的变异型或亚型，可由LCH进展而来，亦可从一开始即为恶性，属于组织细胞和树突状细胞肿瘤中极为罕见的类型。

1. 病因学

病因学尚未明了。有学者研究发现患者胸腺有破坏，外周血T抑制淋巴细胞减少，因此认为LCH是一种免疫调节异常引起的LC良性增生，而LCS是免疫调节异常引起的LC肿瘤性增生。

2. 病理改变

光镜检查最主要的特点是具有明显恶性形态的大细胞，异染色质显著，核仁突出，多型性十分明显，与组织细胞肿瘤鉴别困难，少数细胞有核沟。核分裂率高。嗜酸性粒细胞极少，缺乏LCH多种细胞（如嗜酸性粒细胞、中性粒细胞、组织细胞等）浸润的特点。淋巴结病变通常表现为窦浸润，高度恶性者淋巴结结构明显破坏。电镜检查可见网球拍状特征性的Birbeck颗粒和不同数量的溶酶体。免疫组化与LCH免疫表型相同，S–100蛋白阳性，CDla常为灶状阳性。肿瘤细胞也表达CD68、溶菌酶和CD45。一般情况下，具备典型的细胞形态学特征和免疫组化特征即可诊断LCS。

3. 临床表现

LCS 发病年龄不等，男女比例接近 1：1。LCS 可以存在多系统、多器官、多灶性损害，临床表现以淋巴结、肝脾浸润为多见。具体如下:①发热可达 38℃以上。②全身多发淋巴结肿大。③肝脾肿大。④累及皮肤可表现为多部位、多形性损害，特征性表现为出血性斑丘疹。皮肤病损多见于 LCH。⑤累及骨骼系统最常见为良性单灶性 LCH，又称嗜酸性肉芽肿，常发生于儿童和青少年的头骨、肋骨、股骨、椎体及骨盆等处，X 线检查可见溶骨性改变，重者可导致病理性骨折。⑥累及呼吸系统表现为咳嗽、呼吸困难等，胸片显示双肺结节状和网状结节状影，主要累及中、上肺；高分辨 CT 常显示弥漫分布的小结节和囊疱，晚期可发展至蜂窝肺。LCS 的临床表现及预后因病灶的数目和累及的部位不同而有很大差异。相比 LCH，此病变发展快，病情重，病死率高。

4. 治疗

目前对 LCS 的治疗尚无明确有效的方法。一般来说，对于单灶性病变，可采用手术切除、化疗（如 CHOP 方案或 ESHAP 方案等）或局部放疗，亦可联合治疗。对于多灶性、多系统病变者，采用含有激素的联合化疗可能有延缓或阻止疾病进展的作用。

病例点评

郎格罕斯细胞组织细胞增生症的临床综合征和恶性郎格罕斯细胞肉瘤是一种多系统、多器官、多灶性的疾病，在口腔颌面部首发的病例需要更多的关注，做好诊断和鉴别诊断是非常重要的。本病例的特点：①老年女性；②病史短，病情进展快，从发现左颌下及颈部肿物至患者死亡仅 2 月余；③全身多发淋巴结肿大，颌下及颏下、颈部、锁骨上下窝、腋窝、腹股沟、腹膜后及腹腔内、肠系膜周围、心膈角区多发淋巴结肿大，且可呈融合状，颌下区最大可达 9.0 cm × 5.0 cm；④病变累及多系统，表现为肝大、脾大，红细胞、血小板两系进行性降低，晚期出现 DIC，双侧胸腔积液、腹盆腔积液。因此，本患者属于侵及多系统的 LCS。LCS 的早期诊断非常必要，尽早诊断清楚后，可以联合多学科进行系统的治疗。

（李瑞奇　常世民　陈光勇）

021 合并全身多器官病变的 IgG4 相关性唾液腺炎一例

病历摘要

患者女性，53 岁。

主诉：双侧颌下腺无痛性肿大 1 年余。

现病史：患者 1 年余前偶然间发现双侧颌下腺肿大，表面皮肤有“蚕豆”大小隆起，质韧，无压痛，边界清楚，活动性好，伴双侧眼睑轻度肿大、轻度口干，否认眼干。后双侧颌下腺肿大逐渐加重，于我院口腔科就诊，行结节处细针穿刺活检，结果回报为肉芽肿性淋巴结炎。未予治疗。

既往史：1 年前因双侧颌下区多发肿大淋巴结，怀疑淋巴瘤，于我科行右颌下肿大淋巴结切除活检术，术后病理：淋巴结反应性增生。

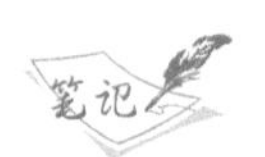

1 年前于外院诊断双侧乳腺增生，未予治疗；其他系统回顾无特殊。

查体： 双侧眼睑轻度肿胀，可及双侧肿大泪腺，质韧，无压痛。双侧颌下区皮肤稍膨隆。可触及双侧弥漫性肿大颌下腺，大小约 3.0 cm × 3.0 cm × 2.0 cm，质中偏硬，有结节感，界清，活动可，无压痛（图 21.1）。双侧颌下腺导管口无红肿，挤压腺体仅有少量清亮唾液流出；双侧舌下腺弥漫性肿大，未及占位，质韧，无压痛（图 21.2）。双侧腮腺未及异常。双侧颌下区可扪及多发肿大淋巴结，大者位于左颌下，约 1.5 cm × 1 cm 大小，质中，表面光滑，界清，活动度可，无压痛。

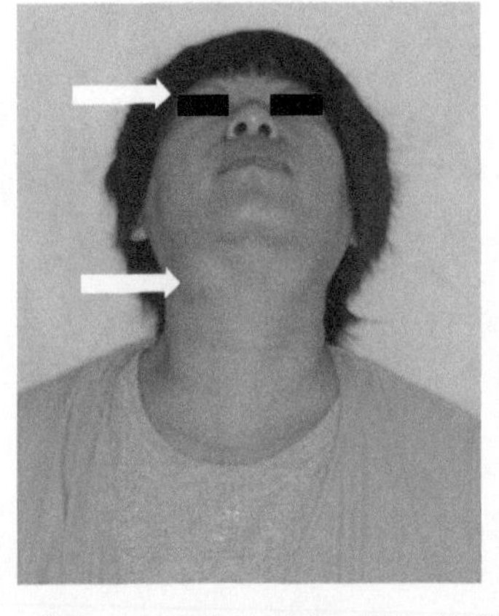

注：箭头示双侧肿大的颌下腺、泪腺

图 21.1 患者面像

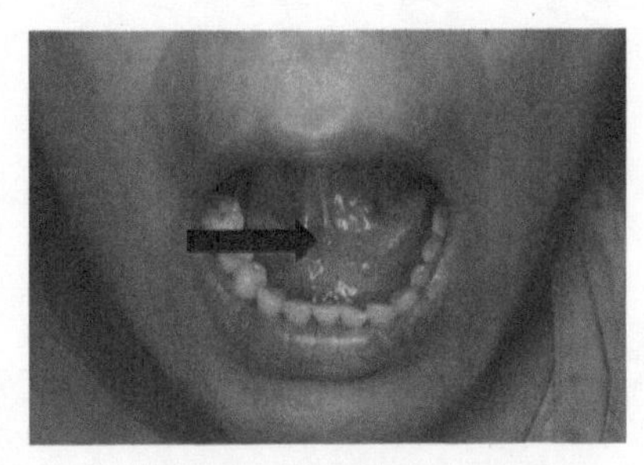

注：箭头示双侧肿大的舌下腺

图 21.2 患者口内像

辅助检查

血清 IgG 亚类测定四项结果显示：IgG2 8.28 g/L ↑，IgG4 14.30 g/L ↑。ESR 36 mm/1h ↑。细针穿刺活检：右侧颌下结节可见增生的淋巴细胞及类上皮细胞，考虑为肉芽肿性淋巴结炎。头颈部 CT：①双侧泪腺饱满（图 21.3）；②双侧颌下腺饱满（图 21.4）；③双颈部多发淋巴结，建议动态观察（图 21.4）；④副鼻窦炎（图 21.5）。

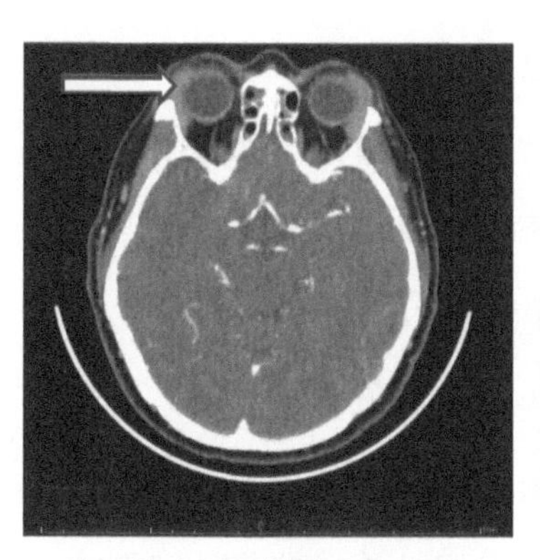

注：箭头示双侧肿大的泪腺
图 21.3　患者头颈部 CT

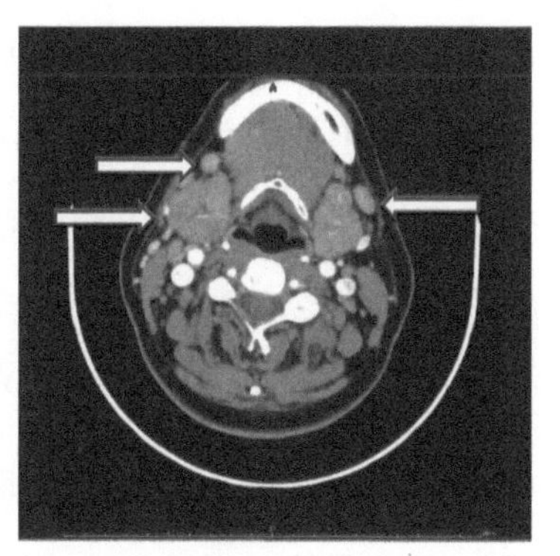

图 21.4　双侧肿大的颌下腺及多发肿大的淋巴结

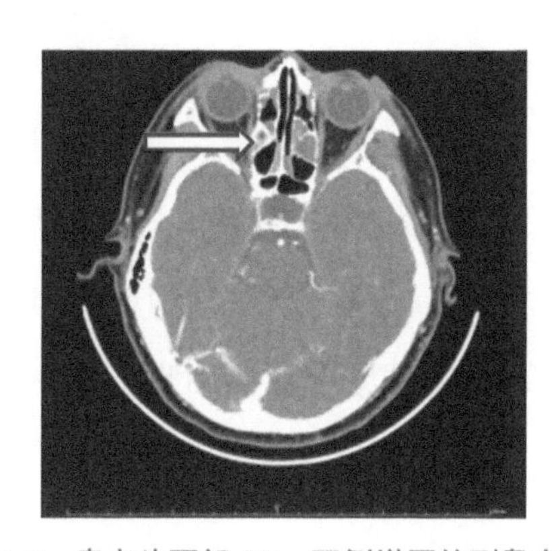

图 21.5　患者头颈部 CT：双侧增厚的副鼻窦黏膜

初步诊断：双侧颌下腺、舌下腺、泪腺、颌下区淋巴结肿大待查（IgG4 相关性疾病可能）。

鉴别诊断

1. IgG4 相关性唾液腺炎：属于 IgG4 相关系统病的一种，该系统病包括自身免疫性胰腺炎、硬化性胆管炎、腹膜后纤维化、硬化性唾液腺炎、炎性假瘤等。多见于中老年人，主要表现为双侧大唾液腺肿大，以颌下腺最常见，患者可有不同程度的口干。触诊腺体明显增大，质地较硬，界限清楚，表面光滑或呈结节状。多数患者血清学检测显示 IgG4 明显增高。B 超及 CT 显示腺体弥漫性增大，无占位性病变。该疾病可能性大。

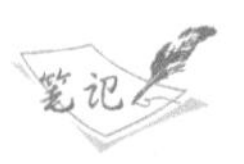

2. 霍奇金淋巴瘤：无痛性淋巴结肿大是霍奇金淋巴瘤最常见的临床表现，其中浅表淋巴结最为常见，多首发于颈部，主要通过病理检查鉴别，淋巴结或淋巴组织活检发现特征性 R–S 细胞有助于霍奇金淋巴瘤诊断。患者病理检查不支持此病。

3. 淋巴结结核：多见于青壮年，多有低热、盗汗、体重下降等结核中毒症状，有肺部、骨骼、肠道等原发部位表现。淋巴结多局限于颈两侧，可彼此融合，与周围组织粘连，晚期由于软化、破溃而形成窦道。淋巴结病理检查见到干酪样坏死性肉芽肿或结核杆菌有确诊意义。本患者无结核中毒症状及原发感染部位表现，且病理检查亦不支持此病。

4. 恶性肿瘤淋巴结转移：常见的有乳腺癌，肺癌及胃肠道肿瘤。患者常有原发病灶表现，临床呈现恶性消耗状态，影像学检查可找到原发肿瘤，淋巴结活检可见转移瘤细胞。本患者病理结果亦不支持该诊断。

诊疗经过

排除手术禁忌后于局麻下行右颌下腺切取活检术。术后病理回报：涎腺组织内腺泡萎缩，小导管周围可见较多淋巴细胞及浆细胞浸润，伴纤维组织增生。免疫组化：IgG（+）、IgG4（+）＞ 30 个 /HPF、CD38（+）、CD138（+）、Mum–1（+）、CD3（部分+）、CD20（部分+）、Kappa 及 Lambda 显示浆细胞呈多克隆性增生、Ki–67（部分+）。IgG4+/IgG+ ＞ 50%（图 21.6、图 21.7）。结合临床病史及免疫组化结果，符合 IgG4 相关性涎腺炎。

至此，确诊为 IgG4 相关性唾液腺炎。行 PET–CT 检查明确全身受累器官，结果提示：双侧泪腺增厚、双侧颌下腺肿大，FDG 代谢增高（图 21.8、图 21.9）；双侧颈部、纵隔、腋窝多发大小不等淋巴结，FDG 代谢增高；结合病史考虑 IgG4 相关疾病，双侧泪腺、颌下腺及

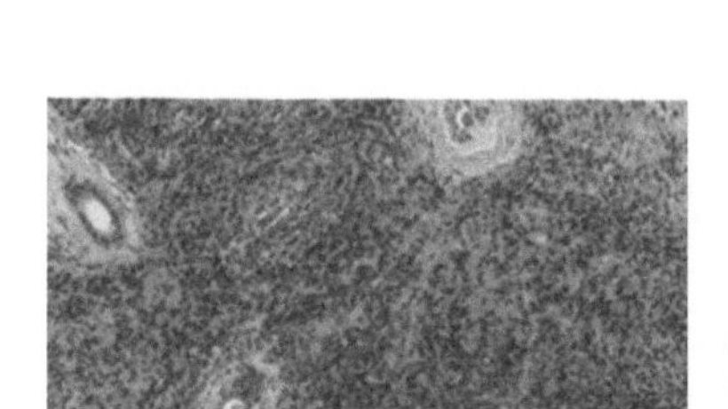
图 21.6　右下颌下腺病理 HE 切片　放大倍数 40

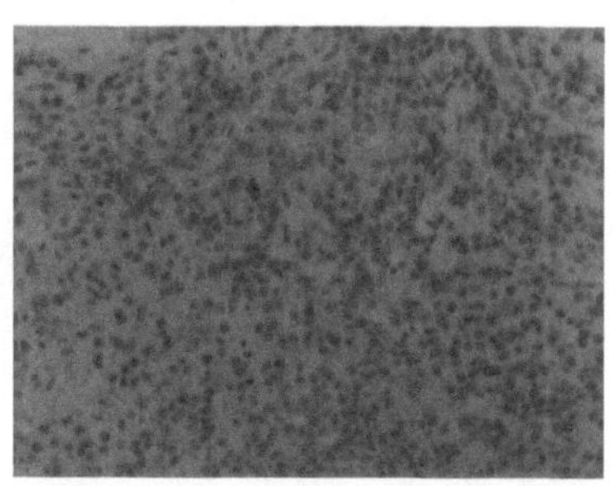
图 21.7　右下颌下腺病理切片 IgG4 免疫组化　放大倍数 100

淋巴结受累；右肺中叶内侧段少量索条影，未见明显 FDG 代谢增高，考虑慢性炎性病变；左侧乳腺外下象限可疑结节，FDG 代谢轻微增高，建议结合乳腺超声检查；双侧上颌窦炎；脊柱退行性改变；余躯干及脑部 PET-CT 检查未见明显异常代谢征象。

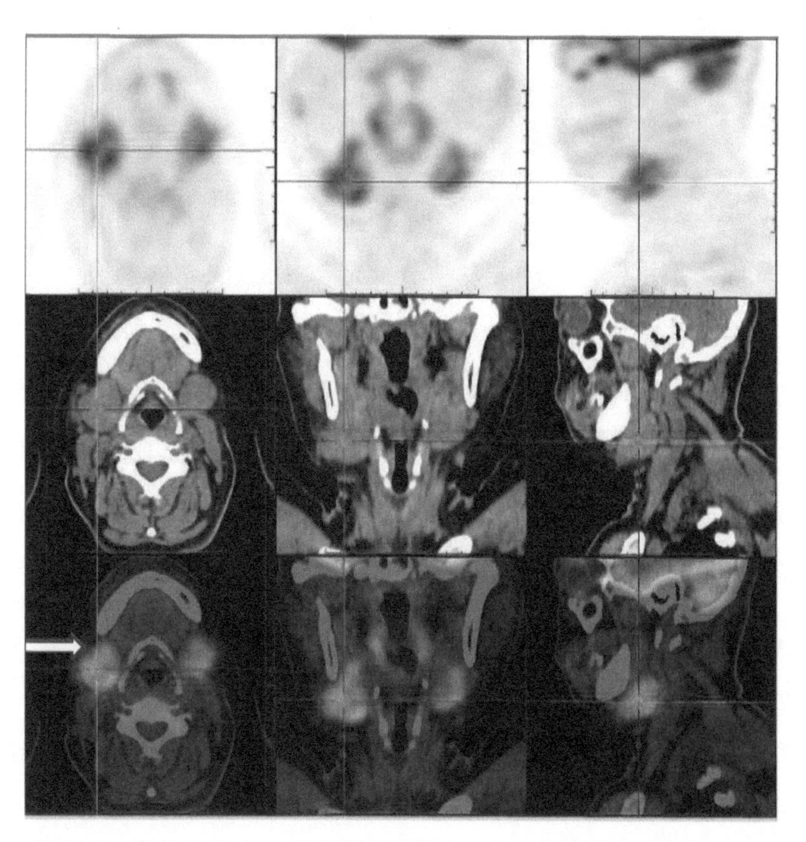
图 21.8　患者 PET-CT：双侧颌下腺肿大，FDG 代谢增高（箭头所示）

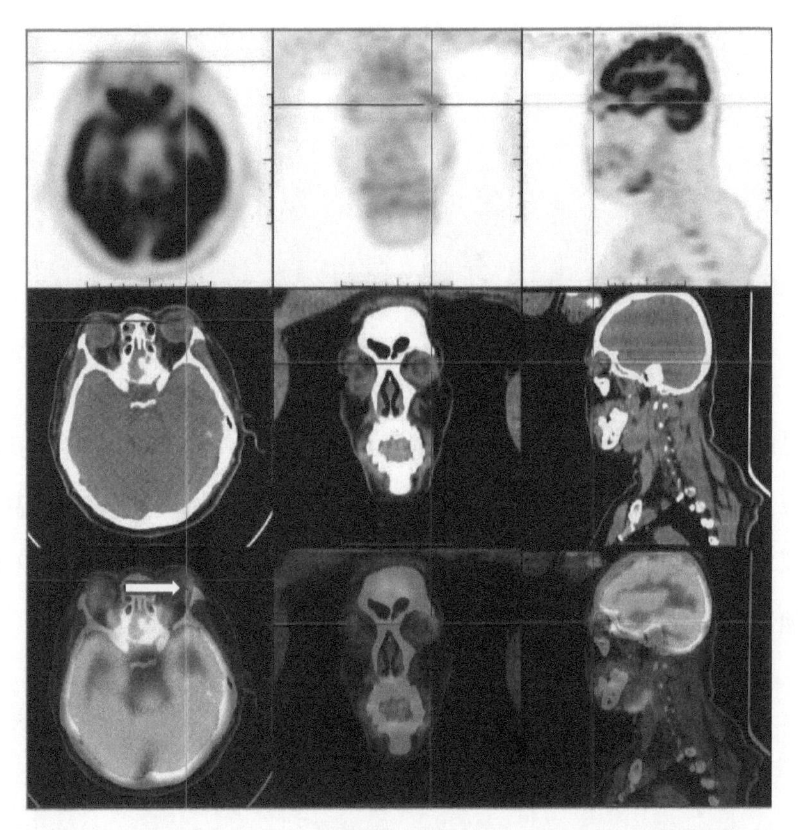

图 21.9　患者 PET–CT：双侧泪腺增厚，FDG 代谢增高（箭头所示）

乳腺超声提示：左乳多发结节，大者 BIRADS–US 4a 级。腋窝淋巴结多发异常肿大淋巴结。乳腺结节超声引导下穿刺病理提示：（乳腺结节）穿刺乳腺组织 4 条，未见癌变，其中 2 条乳腺小叶内慢性炎细胞（淋巴细胞、浆细胞及少量个别嗜酸性粒细胞）浸润。免疫组化：CD38（+）、IgG（+）、IgG4 +，IgG4 +/IgG + 约为 40%。

行 ANA 抗体谱、抗 ENA 抗体（Sm 、RNP 、SSA 、SSB 、Jo–1 、ScL–71 核糖体抗）、抗中性粒细胞胞浆抗体谱、肿瘤标志物（女性）、结核感染检查除外干燥综合征、结核、肿瘤等，排除激素治疗禁忌。

治疗方案

1. 予泼尼松（40 mg，口服，每日一次），初始剂量维持 2 ～ 4 周，以后逐渐减量至最小维持量。

2. 为减轻激素治疗可能的并发症，予泮立苏（40 mg，口服，每日两次）抑酸保护胃黏膜，强骨胶囊（1 粒，口服，每日三次）、利塞膦酸钠片（5 mg，口服，每日一次）、阿法迪三软胶囊（0.5 μg，口服，每日一次）、钙尔奇 D600 片（600 mg，口服，每日两次）补钙等综合治疗。

随访

目前随访时间 6 个月，患者临床症状及实验室检查均有明显改善。治疗后同治疗前相比：双侧肿大的颌下腺、泪腺恢复正常（图 21.10），患者自觉口干症状减轻；双侧肿大的舌下腺较前明显缩小（图 21.11）；治疗前后血清 IgG4 结果提示：治疗后血清 IgG4 水平稳步降低，但仍然处于异常高值（图 21.12）。

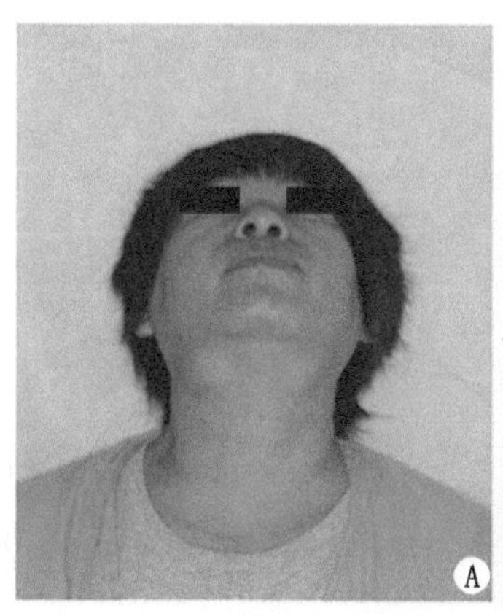
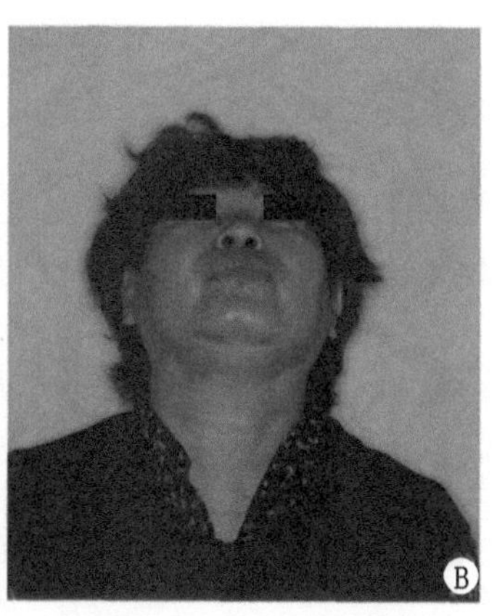

图 21.10　治疗前后患者面像：A：治疗前；B：治疗后 6 个月

笔记

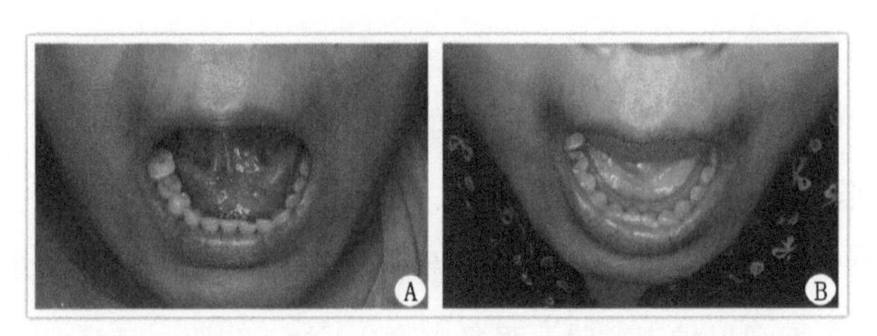

图 21.11 治疗前后患者口内像：A：治疗前；B：治疗后 6 个月

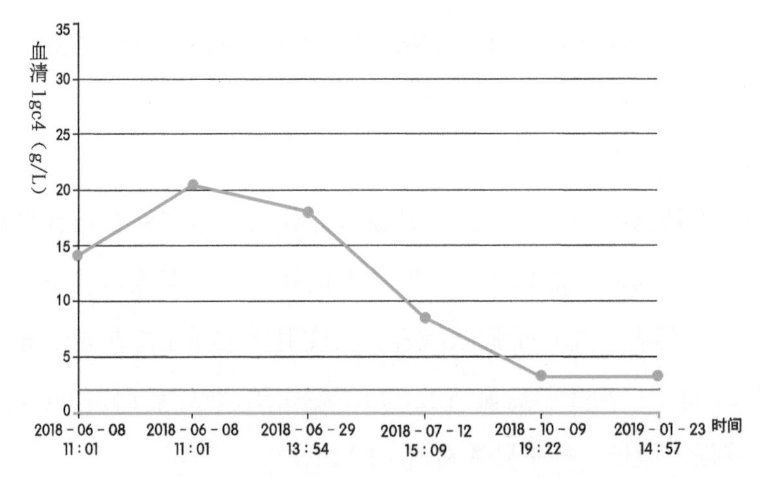

图 21.12 治疗前后患者血清 IgG4 水平（绿色圆点为患者血清 IgG4 水平，绿色横线为血清 IgG4 正常低值，红色横线为血清 IgG4 正常高值）

病例分析

这是一例典型的以颌下区淋巴结为首发受累器官，并且累及全身多处器官（颌下腺、泪腺、舌下腺、副鼻窦、乳腺、全身多处淋巴结）的 IgG4 相关性疾病（immunoglobulin G4–related disease，IgG4–RD）。

IgG4–RD 自 2010 年在国际上命名以来，逐渐得到了国际社会的关注和重视。该病临床谱广泛，包括米库利奇病、自身免疫性胰腺炎、间质性肾炎及腹膜后纤维化等多种疾病。本例患者出现了双侧颌下腺、舌下腺、泪腺肿大的临床症状，这些均是米库利奇病的典型表现，后者现在是常见的 IgG4 相关性疾病谱之一。该疾病常见于中老年男性，临床常表现为单个或多个唾液腺肿大和（或）泪腺肿大，其中下颌下腺最常受累，可与全身其他脏器病变同时存在（如本例患者存在副鼻窦、乳腺、全身多处淋巴结受累）。

典型的 IgG4 相关性疾病的表现为：①一个或多个器官或组织肿胀增大，可被误诊为肿瘤；②血清 IgG4 水平显著增高（＞1350 mg/L）；③ IgG4 阳性淋巴细胞大量增生而导致淋巴细胞增生性浸润和硬化，IgG4 阳性淋巴细胞在组织中浸润（IgG4 阳性淋巴细胞占淋巴细胞的 50% 以上）；④对糖皮质激素治疗反应良好。

该患者治疗前血清 IgG4 为 14.30 g/L，远超 IgG4–RD 的血清学诊断标准（＞1350 mg/L）。诊断标准中，病理学表现最为重要。既往多行手术切除病变唾液腺，容易继发口干、龋、真菌感染等病症。现在获取病理标本的方法包括下颌下腺切取活检及唇腺活检。目前认为：下颌下腺切取活检对于 IgG4–RS 诊断的灵敏度及特异度均较高，为首选活检方式，唇腺组织病理学表现多样，诊断灵敏度较下颌下腺低，其诊断价值尚需进一步研究。

在无禁忌证的情况下，糖皮质激素是诱导缓解的一线药物。推荐糖皮质激素初始治疗量为泼尼松 30 ～ 40 mg/d，剂量可根据患者体重或受累脏器的严重程度进行调整。病情严重者可加大剂量，临床症状较轻者可使用低剂量糖皮质激素。推荐初始糖皮质激素剂量维持 2 ～ 4 周，以后逐渐减量至最小维持量或停药。但由于糖皮质激素剂量递减或停用后，患者疾病复发风险较高，因此很多医师推荐使用低剂量糖皮质激素维持数年。

临床改善被认为至少需满足以下 3 个标准中的 2 个：①总体临

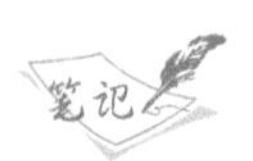

床状态改善；②血清 IgG4 浓度显著降低；③影像学异常好转。据此标准，该患者临床症状明显改善，但由于该疾病有较高的复发率，长期严密随访是必要的。

病例点评

本文报道了一例典型的 IgG4 相关性疾病病例。目前临床医师对该疾病的认识不足，常常会出现漏诊、误诊，造成严重的后果，因为该疾病与其需要鉴别的疾病的治疗方法往往大相径庭（临床上常见到伴发胰腺受累的 IgG4–RD 患者被误诊为胰腺癌而行 Whipple 手术），从而给病患及其家庭造成不必要的经济损失和精神负担，严重影响患者的生活质量。

本病例的诊断过程和治疗方案为 IgG4 相关性疾病（IgG4–RD）提供了思路，相关安全性、有效性的验证还需要更多深入的规范临床研究。

（王　振）

参考文献

1. MAEHARA T，PILLAI S，STONE J H，et al. Clinical features and mechanistic insights regarding IgG4–related dacryoadenitis and sialoadenitis：a review. Int J Oral Maxillofac Surg，2019，pii：S0901–5027（19）30009–8.
2. MORIYAMA M，OHTA M，FURUKAWA S，et al. The diagnostic utility of labial salivary gland biopsy in IgG4–related disease. Mod Rheumatol，2016，26（5）：725–729.
3. KAMISAWA T，ZEN Y，PILLAI S，et al. IgG4–related disease. Lancet，2015，385（9976）：1460–1471.
4. HONG X，SUN Z P，LI W，et al. Comorbid diseases of IgG4–related sialadenitis in

the head and neck region. Laryngoscope，2015，125（9）：2113–2118.

5. BRITO–ZERÓN P，RAMOS–CASALS M，BOSCH X，et al. The clinical spectrum of IgG4–related disease. Autoimmun Rev，2014，13（12）：1203–1210.

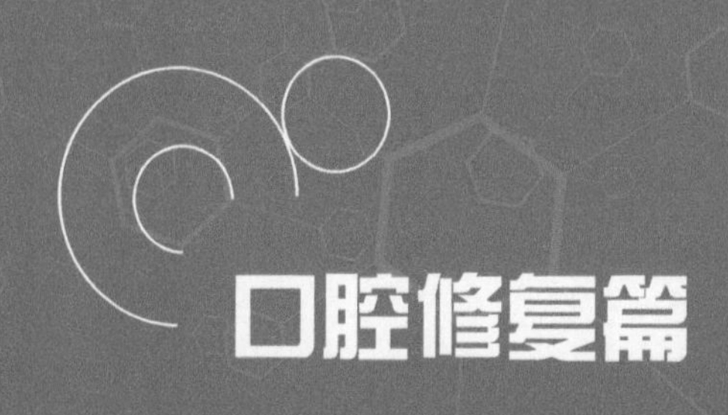

022 牙列缺损种植及天然牙磁性覆盖义齿修复一例

病历摘要

患者女性，56 岁。

主诉：多牙缺失，要求修复，美观要求较高。

现病史：40 年前曾行正畸治疗，拔除 3 颗双尖牙。近年因龋坏陆续拔除部分牙齿，剩余牙齿咀嚼效率低，影响进食；缺牙影响美观。不曾修复。

既往史：体健。

检查：14-17、24、25、34、36、44、46 缺失，牙槽嵴较低平。23 牙齿变色，唇面颈部有充填物，探诊（–），叩诊（–），未见松动。26 牙冠腭侧及远中折裂、缺损，远中邻接点破坏，探诊（–），叩诊（–），未见松动，牙髓活力试验同邻牙。37 重度磨耗，探诊（–）。13-23、26、35、45 楔状缺损。47 银汞充填物边缘龋坏，探诊（–），叩诊（–），牙髓活力试验同对照牙。35、45 近中倾斜，分别与 33、43 有邻接关系。余留牙叩诊（–），未见松动，牙石（+），牙龈有不同程度的退缩。前牙区深覆㖓、深覆盖。双侧颞下颌关节检查未见明显异常，张口度 4 cm，面部对称（图 22.1）。

曲面断层片显示：23 未见根充影像，根尖周低密度影像。余留牙的牙槽嵴不同程度水平吸收，13-23、35、45、47 较明显，冠根比大。15、16 处牙槽嵴顶距离上颌窦底较近，垂直骨量不足（图 22.2）。

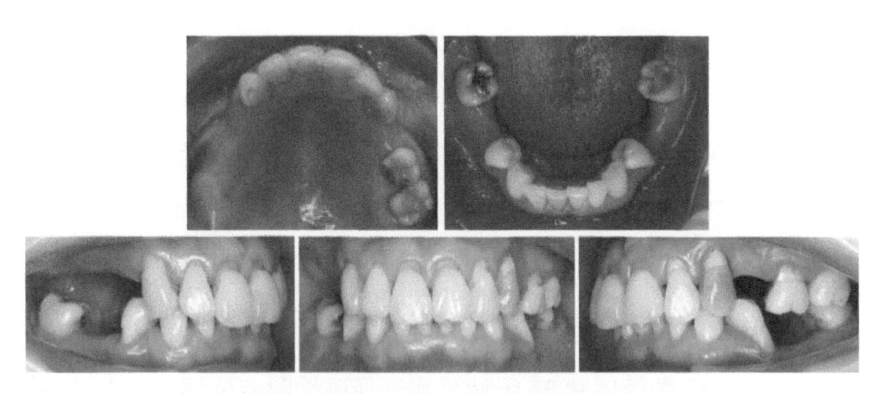

图 22.1　初诊时口内情况

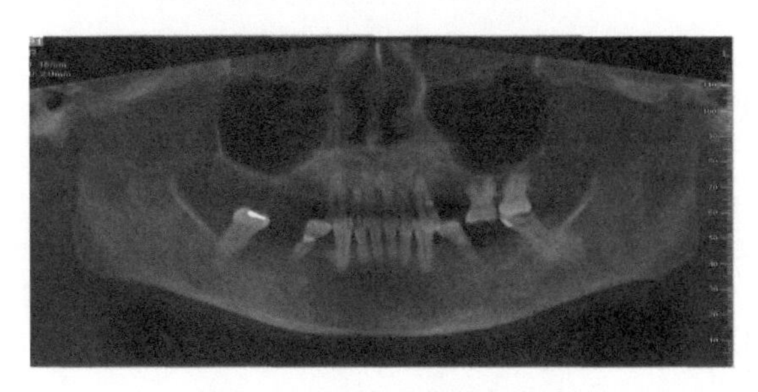

图 22.2　初诊时曲面断层片

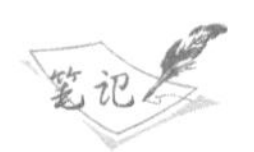

诊断：①牙列缺损；②牙体缺损。

治疗方案的选择

该患者至少有三种治疗方案可以选择：

1. 种植固定修复。上颌 15、16 区域骨量不足，需要进行上颌窦提升。下颌整体牙周情况较差，尤其47的牙槽骨吸收明显，建议拔除。35、45 近中倾斜影响种植体植入，且远中牙槽骨吸收明显，建议拔除。该方案费用较高。

2. 种植 + 天然牙支持的覆盖义齿修复。在 14、17 种植，23 选择磁性附着体固位。上下颌覆盖义齿修复。

3. 利用天然牙进行可摘局部义齿修复。

向患者交代病情、治疗方案、治疗风险及并发症，患者选择了第二种治疗方案，即种植 + 天然牙支持的覆盖义齿修复。

治疗计划

1. 牙周基础治疗。

2. 14、17 种植。

3. 牙体牙髓疾病的治疗：23 慢性根尖周炎根管治疗；13-23、26、35、45 楔状缺损充填；37 重度磨耗，充填治疗；47 继发龋，重新充填。

4. 26 二氧化锆全冠修复。

5. 14、17 种植体和 23 天然牙均选择磁性附着体固位，上颌覆盖义齿修复。

6. 下颌可摘局部义齿修复。

7. 定期复查。

治疗过程

1. 牙周基础治疗。

2. 14、17种植（图22.3）

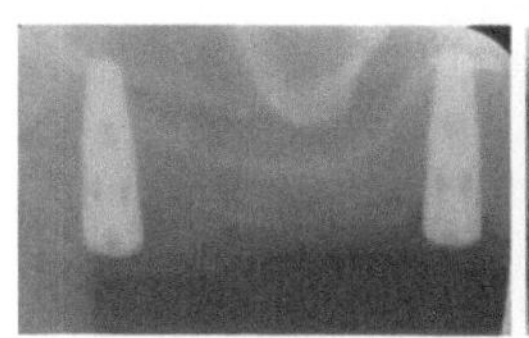
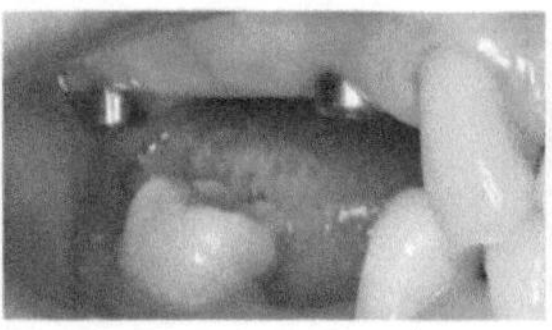
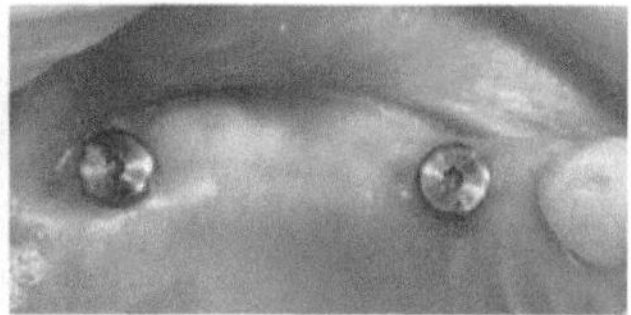

图22.3　14、17种植体植入

3. 23根管治疗，磁性附着体金合金根帽制作、粘接完成（图22.4）。

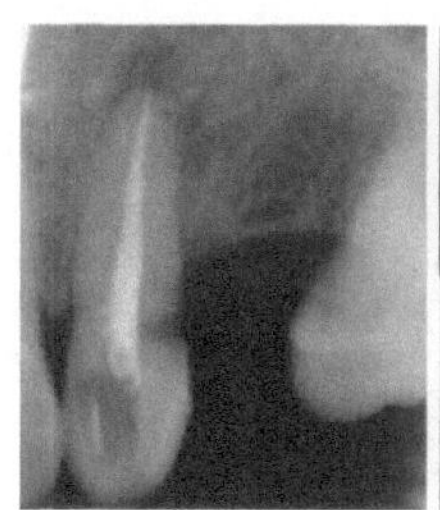
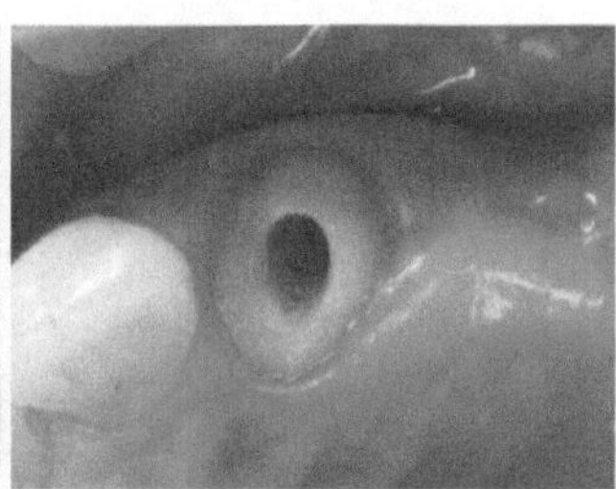
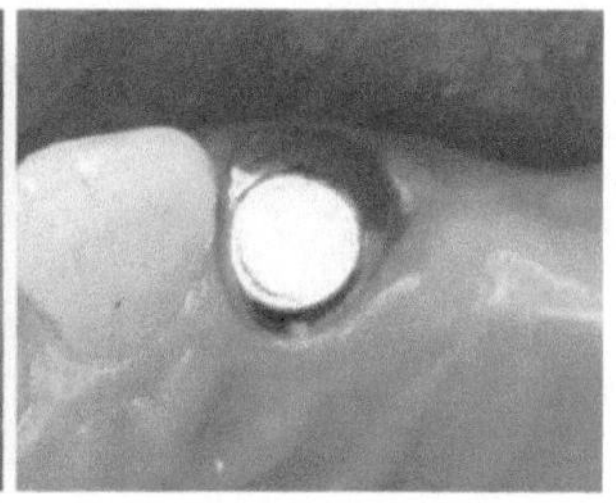

图22.4　23磁性附着体金合金根帽制作、粘接

4. 26二氧化锆全冠修复（图22.5）。

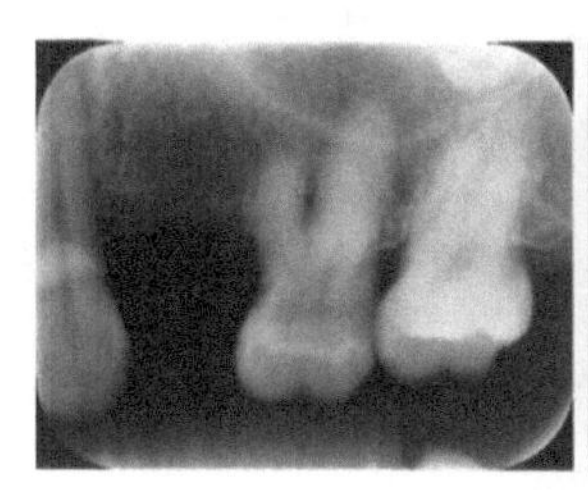
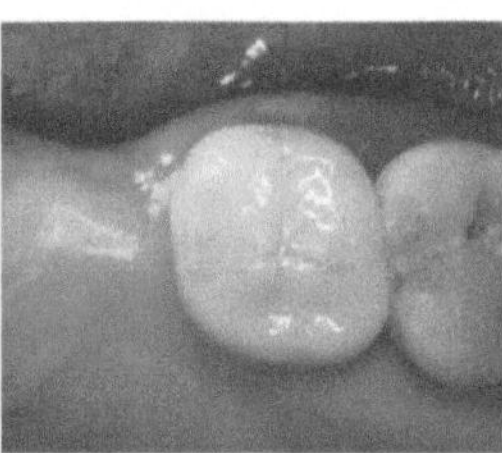
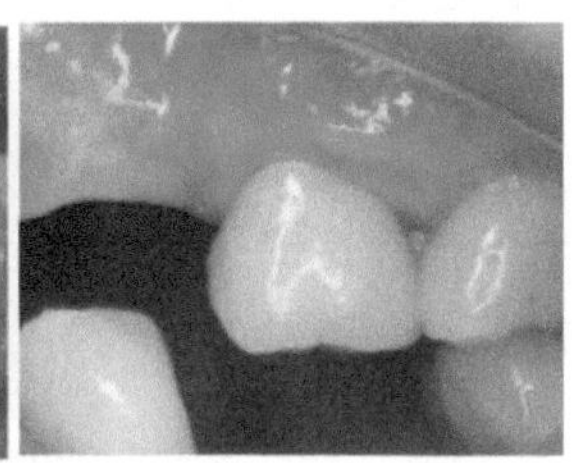

图22.5　26二氧化锆全冠修复

5. 13-23、26、35、45楔状缺损充填；37重度磨耗，充填治疗；47继发龋，重新充填。

至此，种植及牙体缺损治疗和固定修复部分完成（图22.6、图22.7）。

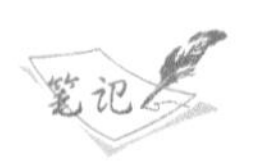

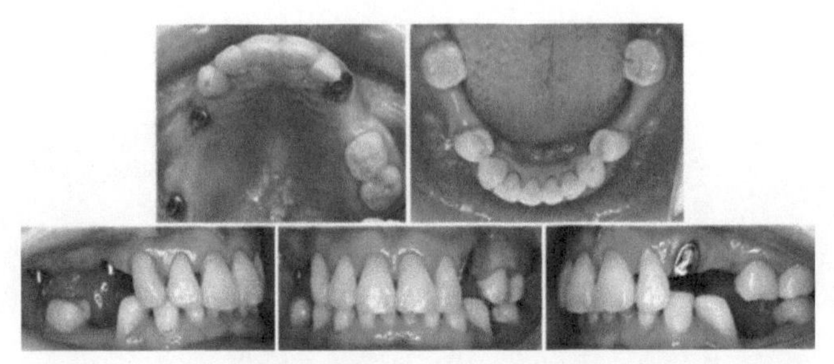

图 22.6　种植及牙体缺损治疗和固定修复部分完成的口内像

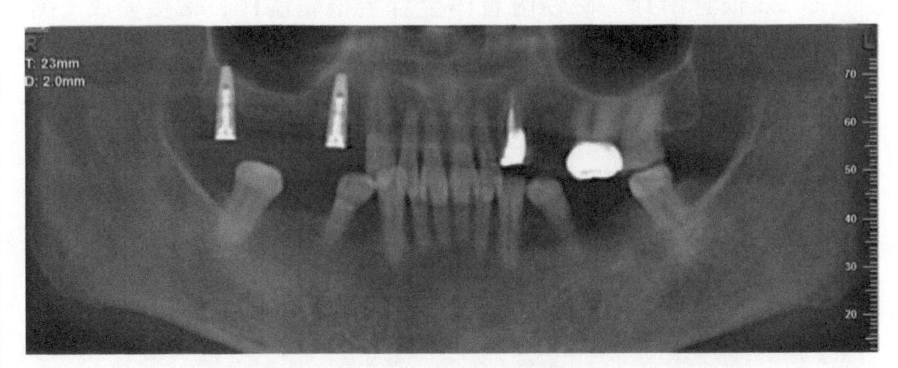

图 22.7　种植及牙体缺损治疗和固定修复部分完成的 X 线片

6. 在 14、17 种植体和 23 安放磁性附着体磁体，进行上颌覆盖义齿修复及下颌可摘局部义齿修复（图 22.8、图 22.9、图 22.10）。

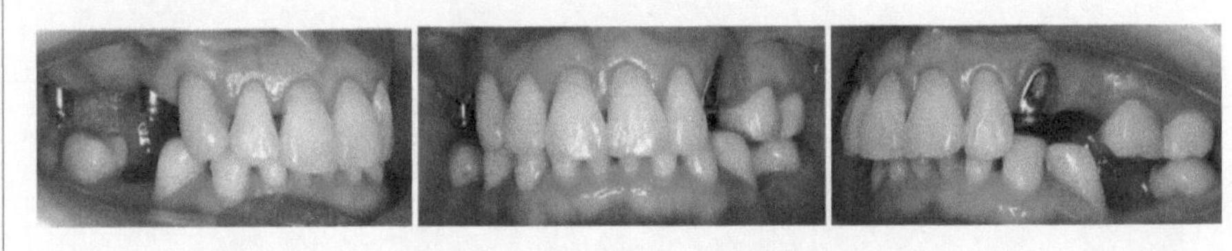

图 22.8　14、17、23 磁体安放

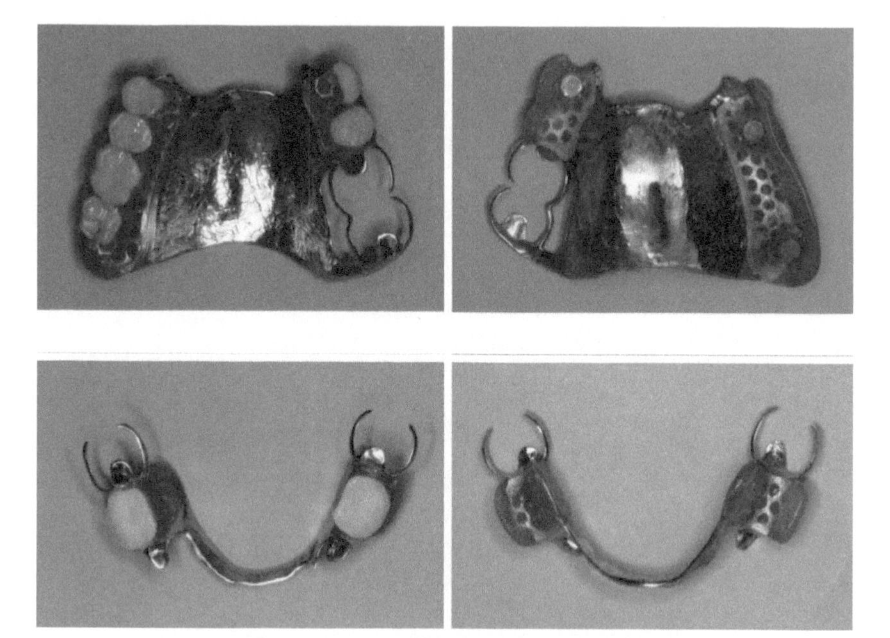

图 22.9　上、下颌可摘局部义齿制作完成

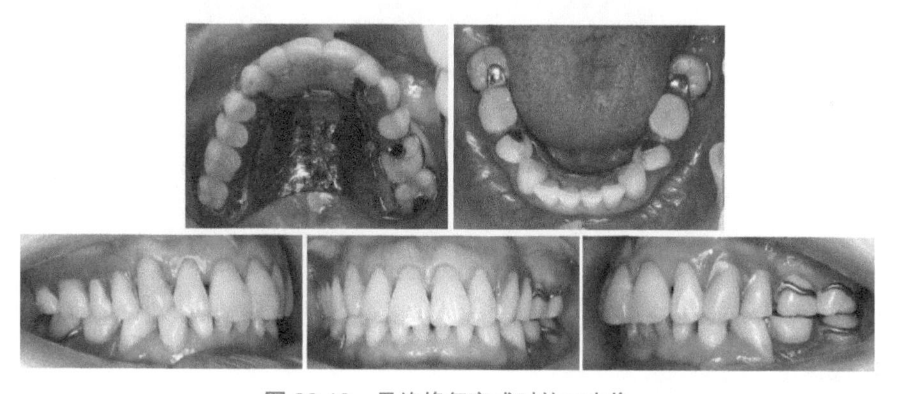

图 22.10　最终修复完成时的口内像

7. 患者经过近 6 个月的口腔多学科综合治疗，口颌功能和美观较治疗前均得到了明显的恢复和改善（图 22.11、图 22.12）。

笔记

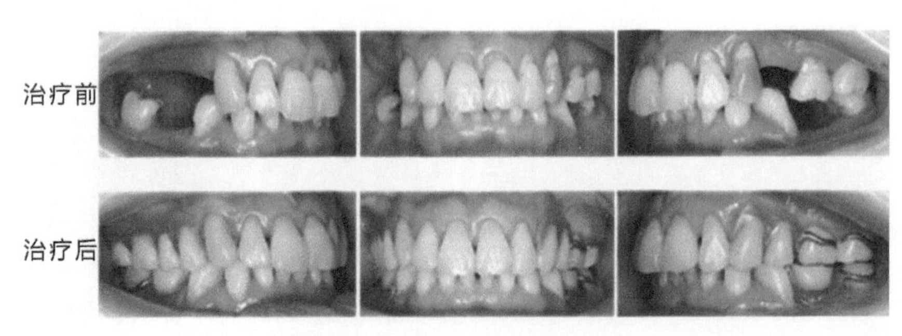

图 22.11　治疗前后口内像对比

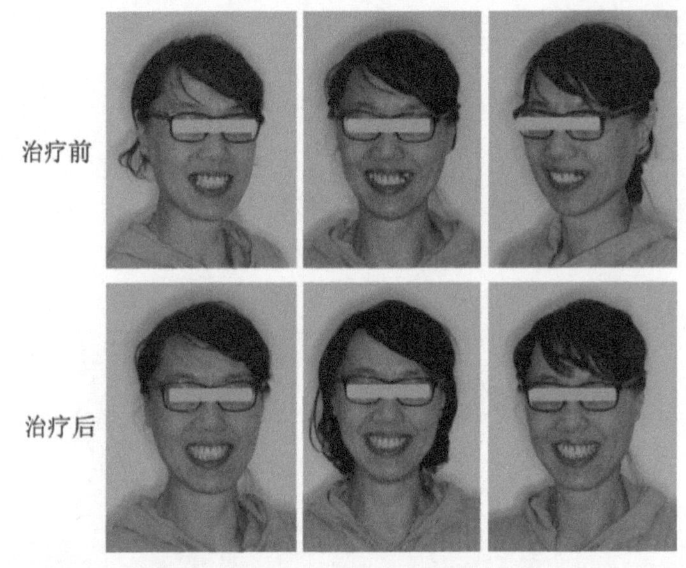

图 22.12　治疗前后面像对比

病例分析

基于患者的主诉及口腔检查情况，如果采用第一种治疗方案“种植固定修复”，效果会更好，但是因为费用较高，患者拒绝，选择了第二种治疗方案“种植 + 天然牙支持的覆盖义齿修复”。实施该方案的要点在于上颌义齿的设计及固位体的选择。患者的上颌为 Kennedy 第二类第一亚类缺损，在 17 区设计种植体的目的是为了增加右上后牙游离缺失远端的支持和固位，消除可摘义齿的不稳定现象。在 14 区设

计种植体既增加了义齿的固位，又避免了在13上放置卡环，提高了美观效果。由于患者前牙区深覆㪉，23如果采用冠类修复会受到较大的侧向力，所以选择了磁性附着体固位，改变了冠根比，并充分利用了其“应力中断”作用，保护基牙，同时兼顾美观。

病例点评

在牙列缺损的可摘局部义齿修复中，游离端较长的Kennedy第一类、第二类牙列缺损的修复效果远远不及没有游离端的Kennedy第三类修复。其原因在于游离端黏膜组织本身的可让性，以及基牙与牙槽嵴黏膜之间可让性的差异使得义齿在行使功能时必然出现下沉、旋转、摆动、翘起等不稳定现象，这种组织结构特征是传统可摘局部义齿修复Kennedy第一类、第二类牙列缺损效果不佳的症结所在。在游离端植入种植体，相当于在义齿游离端增加了基牙，等同于将Kennedy第一类或第二类牙列缺损转化为Kennedy第三类牙列缺损，可摘局部义齿的支持类型也相应的由混合支持式变为牙支持式；同时，游离端种植体的植入可以将可摘局部义齿的支点线由线式转化为平面式。由此，可摘局部义齿可以获得最佳的固位、稳定和支持效果。

磁性附着体是可摘局部义齿或全口覆盖义齿的一种固位装置，是利用磁性材料的磁力将修复体吸附到基牙或者种植体上，使修复体获得固位和稳定。磁性附着体属于非机械式固位，适应证相对较宽泛。磁性附着体的应用改变了基牙的冠根比；同时，其应力中断作用减少了对基牙产生的侧向力和扭转力，保护了基牙。在前牙、双尖牙区使用磁性附着体具有良好的美观效果。

该患者17区植入种植体，将上颌Kennedy第二类牙列缺损转化为Kennedy第三类牙列缺损，使得上颌可摘局部义齿的支点线由三角形变为四边形，为义齿提供了良好的固位、支持和稳定作用。14种植体、23天然牙放置磁性附着体，在保护基牙的同时提高了美观效果。本病例将磁性附着体与种植技术有机结合，获得了功能和美观的良好恢复。

参考文献

1. 赵铱民 . 口腔修复学 . 7 版 . 北京：人民卫生出版社，2012.
2. OZAKI H，SAKURAI H，YOSHIDA Y，et al. Oral rehabilitation of oral cancer patients using zygomatic implant–supported maxillary prostheses with magnetic attachment：Three case reports. Case Rep Dent，2018，2018：1694063.
3. LEE E，SHIN S Y. The influence of the number and the type of magnetic attachment on the retention of mandibular mini implant overdenture. J Adv Prosthodont，2017，9（1）：14–21.
4. TAKAHASHI T，GONDA T，MAEDA Y. Effect of attachment type on denture strain in maxillary implant overdentures：Part 2. Palateless overdentures. Int J Oral Maxillofac Implants，2018，33（1）：80–86.
5. YANG T C，MAEDA Y，GONDA T，et al. Magnetic attachment for implant overdentures：influence of contact relationship with the denture base on stability and bending strain. Int J Prosthodont，2013，26（6）：563–565.

（张方明　杨　瑛　丛锘锘）

023 上前牙间隙的全瓷贴面修复一例

病历摘要

患者女性，33 岁。

主诉：上前牙有缝多年，要求改善美观。

现病史：患者上前牙散在缝隙多年，无明显增大，自觉影响美观，来诊，要求修复改善美观。

既往史：体健。

检查及辅助检查：

22 缺失，缺牙间隙已丧失。12 过小牙，近中及远中可见 1.0 ～ 1.5 mm 间隙，叩痛（–），不松动。11 切端釉质部分缺损，无牙本质暴露，切端较邻牙略短，牙长轴向近中倾斜，21 牙冠完整。11、21 之间可见 1 mm 间隙，叩痛（–），不松动。牙列中线较面部中线向左侧偏移 1.0 ～ 1.5 mm（图 23.1 ～图 23.4）。前牙覆殆正常、覆盖正常，牙龈曲线基本正常。根尖片显示（图 23.5）：牙槽骨未见明显吸收，根尖未见明显异常。口腔卫生状况一般，软垢少量，牙石（+），牙龈缘略红肿，BOP（+），个别牙位可探及附着丧失。

口外检查：微笑时 21 切缘远中、23 与下唇干湿线轻接触，11 切缘距离下唇 1 mm。上前牙切端连线与下唇曲线不协调（图 23.6）。

诊断：11、12 牙体缺损；错殆畸形；慢性牙周炎。

治疗计划：①牙周基础治疗；② 11、12、21 贴面修复。

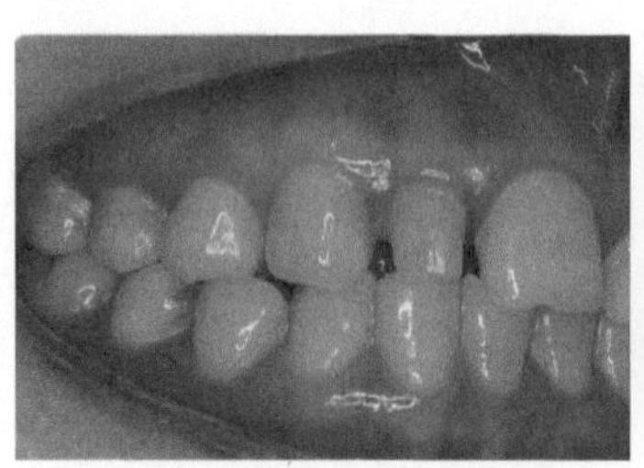
图 23.1 口内右侧面咬合像

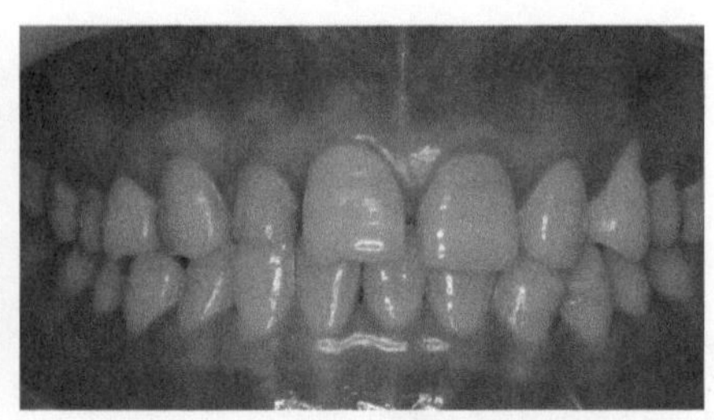
图 23.2 口内正面咬合像

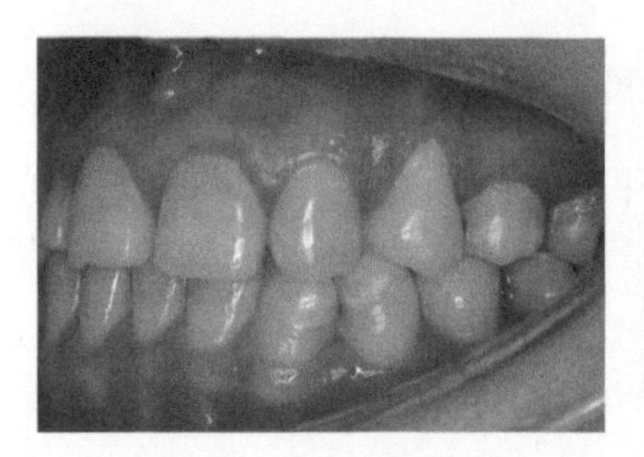
图 23.3 口内左侧面咬合像

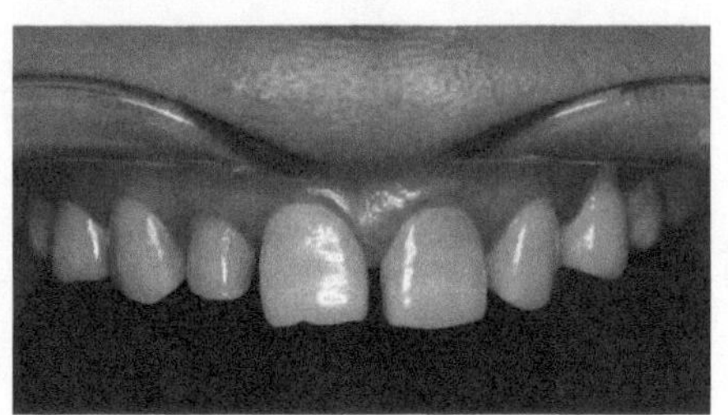
图 23.4 上前牙正面像

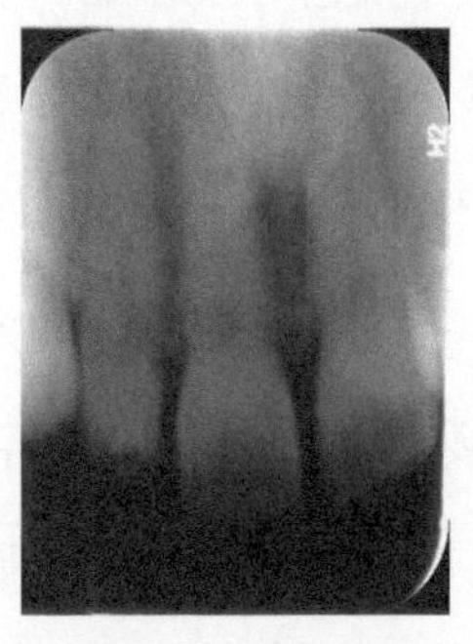
图 23.5 上前牙根尖片

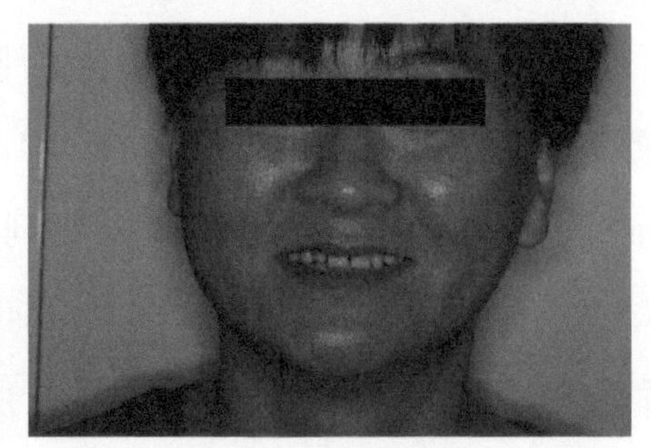
图 23.6 面部正面像

修复治疗过程

1. 向患者交代病情、治疗计划、治疗风险及并发症，患者知情同意并签字。

2. 藻酸盐印模材制取上下颌印模，灌注研究模型，行美学分析后制作诊断蜡型（图 23.7）。

3. 口内利用硅橡胶阴模（图 23.8）制作诊断饰面（图 23.9），患者满意后直接完成贴面牙体预备（图 23.10）。硅橡胶取印模，灌

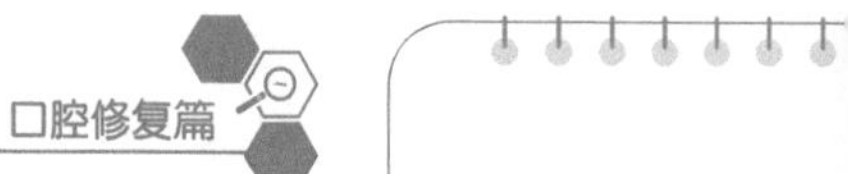

注石膏模型，制作临时贴面，技师完成贴面制作（图 23.11）。

4. 贴面于口内试戴合适后，树脂粘接剂粘接，调整咬合接触，抛光（图 23.12）。

5. 两周后复查（图 23.13），进一步调整咬合，抛光，再次口腔卫生宣教。

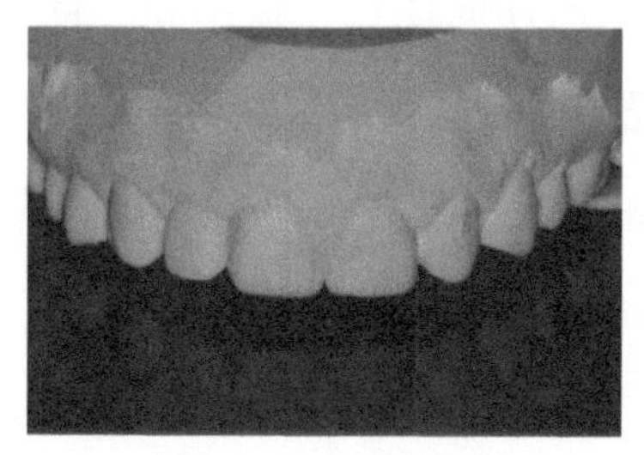

图 23.7　诊断蜡型

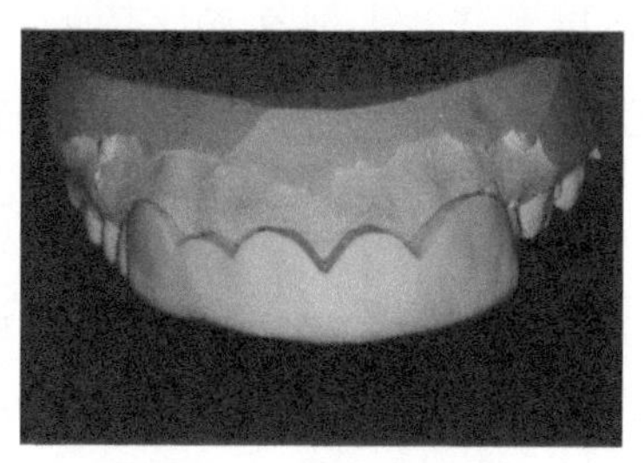

图 23.8　硅橡胶阴模

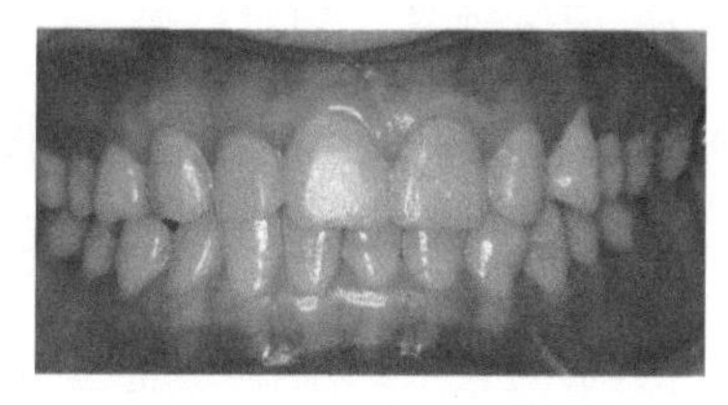

图 23.9　口内制作诊断饰面

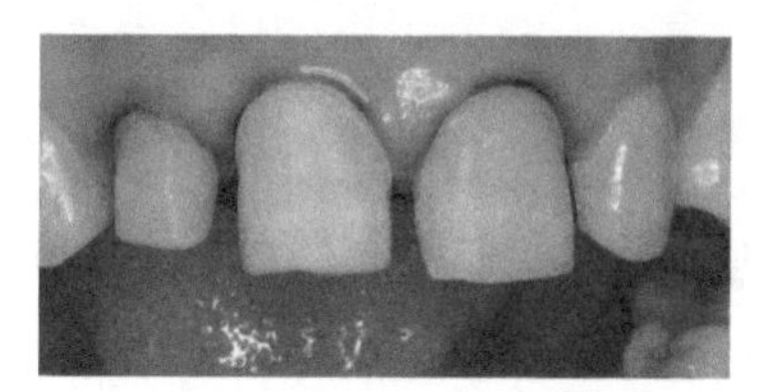

图 23.10　牙体预备后排龈

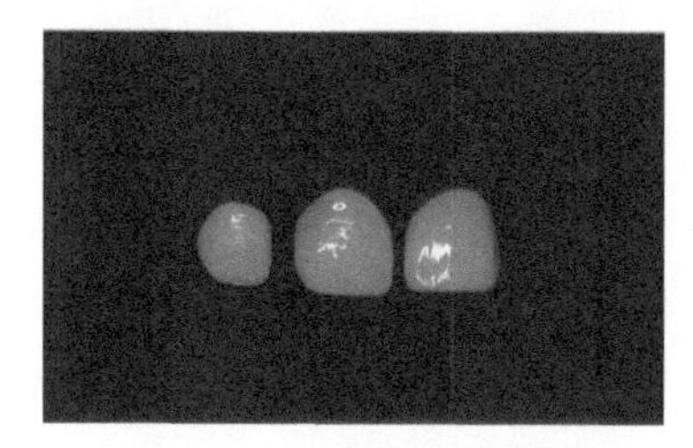

图 23.11　贴面制作完成

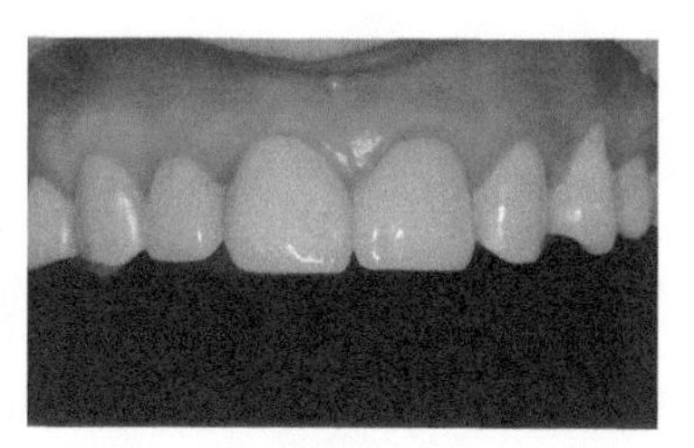

图 23.12　贴面初戴时上前牙正面像

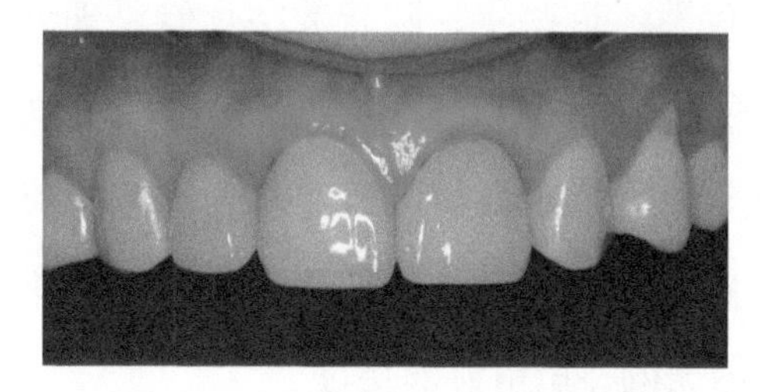

图 23.13　2 周后复查上前牙正面像

病例分析

根据病史及相关检查，分析患者前牙牙间隙产生的原因是发育性因素，12 过小畸形，近远中径较小，左上侧切牙先天缺失导致牙量小于骨量。关闭此间隙可采用正畸治疗或瓷贴面修复。正畸治疗可以获得更好的上前牙宽度比例，但治疗周期长，费用高，且无法达到改善上前牙牙冠形态的目的；瓷贴面修复就诊次数少，创伤小，美学效果可接受。因此，综合各方面因素，患者选择全瓷贴面修复。

贴面修复体依靠粘接固位，足够的牙釉质面积是修复成功的关键。因此，在保证贴面强度的前提下，应尽量减少牙体预备的量，保证足够的牙釉质用于粘接，且可以减轻术后敏感的出现。为了保证精确的牙体预备，本病例中采用硅橡胶阴模指示牙体预备，相对精确。

理想的上前牙宽长比为 0.75 ～ 0.85，该病例中患者上前牙宽长比为 0.86，略宽，关闭间隙后宽度增加，可以通过加长切端改善宽长比，同时改善上前牙切缘曲线，与下唇曲线协调。11、12 切端长度改变的同时也要考虑对咬合接触的影响，调殆时，要保证不产生早接触及殆干扰。

病例点评

本病例利用全瓷贴面修复上前牙，获得了满意的美学效果，关闭间隙的同时改善上前牙形态异常。修复方式设计合理，遵循了微创修复的治疗理念，尽可能多的保留剩余牙体组织的同时为修复体粘接提供良好的保障。近些年，随着数字化修复理念的推广，各类扫描设备及设计软件不断完善，使得美学修复效果的可预期性更高。通过建立数字化模型，实现良好的医患沟通，减少椅旁时间及就诊次数，指导临床医师完成精确化的牙体预备。数字化的设计和制作流程可以成为此类病例今后更好的选择。

（杨　鑫）

024 上下颌牙列缺损的固定活动联合修复一例

病历摘要

患者女性，58岁。

主诉：右下假牙脱落，要求重新修复。

现病史：10余年前于外院行上下颌后牙多个固定长桥修复，近期右下假牙脱落，咬合无力，影响进食，来诊，要求重新修复。

既往史：体健。

检查（图24.1～图24.3）：

17、27、45、46缺失，牙槽嵴中度吸收，未触及明显骨突、骨嵴，殆龈距离略小；

13、14、15支持单端固定桥，16为桥体，边缘可探入，殆面破损，14颊侧可见瘘管口，无叩痛，松动Ⅱ°；

12远中及腭侧、22远中及唇侧颈部见牙色充填体，无叩痛，不松动，12牙龈曲线低；

26金属冠，边缘欠密合，探及悬突，临床冠高度正常，无叩痛，不松动；

24远中、25近中边缘嵴发黑，邻面粗糙，无叩痛，不松动；

32、33、34、35、36烤瓷联冠，叩痛（+），不松动，边缘欠密合，探及悬突；

37、38殆面见银汞充填体，边缘尚可，无叩痛，不松动，38过长；

11、21、31、41、42切缘磨损不均匀，少量牙本质暴露，无叩痛，不松动～松动Ⅰ°；

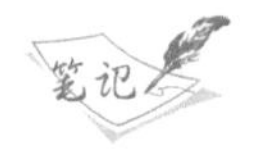

44 预备体，发黑，临床冠高度短小，无叩痛，不松动；

47 预备体，BO 大面积白色充填体，临床冠高度尚可，无叩痛，不松动；

口腔卫生状况尚可，软垢少量，未见牙石，牙龈龈缘略发红，余留牙不松动，PD 普遍 2 ～ 3 mm。全牙列反𬌗，上前牙轻度拥挤；

面部对称，面下三分之一短，发音间隙及息止𬌗间隙大。闭口过程中存在对刃𬌗及前牙𬌗干扰。双侧颞下颌关节及咀嚼肌未触及压痛，关节运动对称，未及弹响。

X 线片显示（图 24.4）：14、15、35、36 残根，根短，根尖周低密度影；17 牙槽骨内高密度影；12、22、32、33、34 根管内见高密度影，欠致密，根长尚可；13 根管内高密度充填影，根充尚可，根长可，根尖未见异常；26、44、47 根长尚可，根管内未见充填影，根管影像不清晰，根尖未见异常；24 远中、25 近中冠部低密度影；余留牙根长尚可，牙槽骨吸收至根上三分之一。

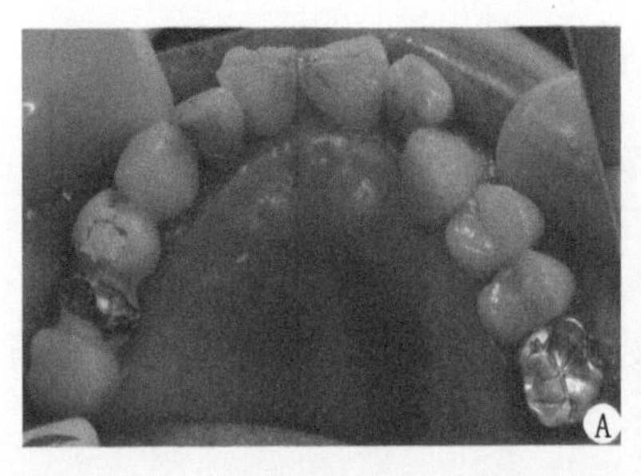
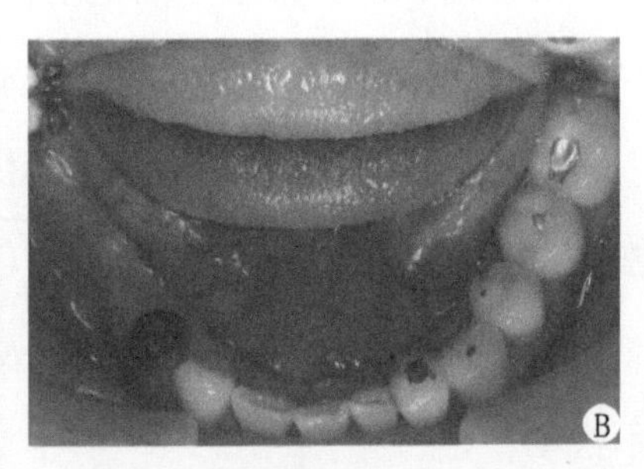

图 24.1 治疗前上（A）、下（B）颌𬌗像

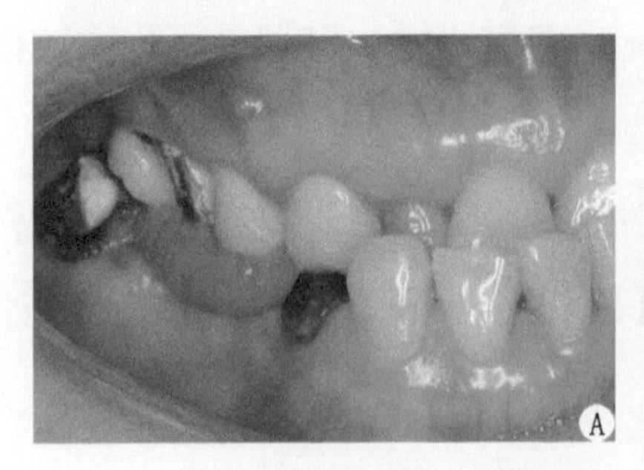
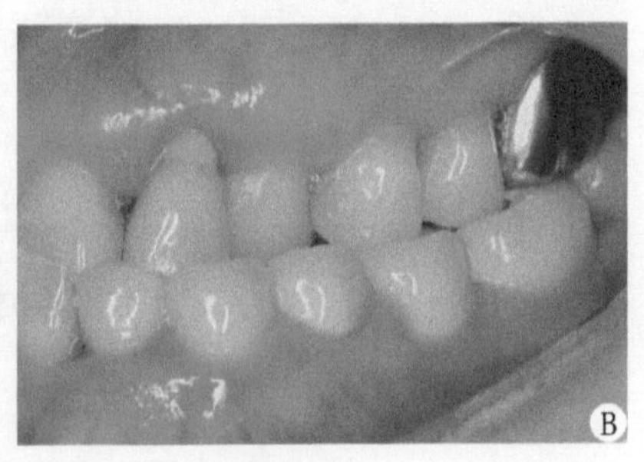

图 24.2 治疗前侧面咬合像（A 右侧，B 左侧）

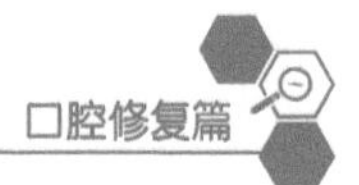

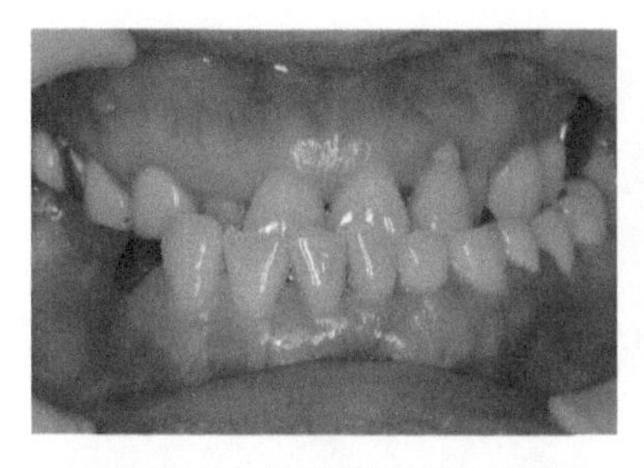

图 24.3　治疗前正面咬合像

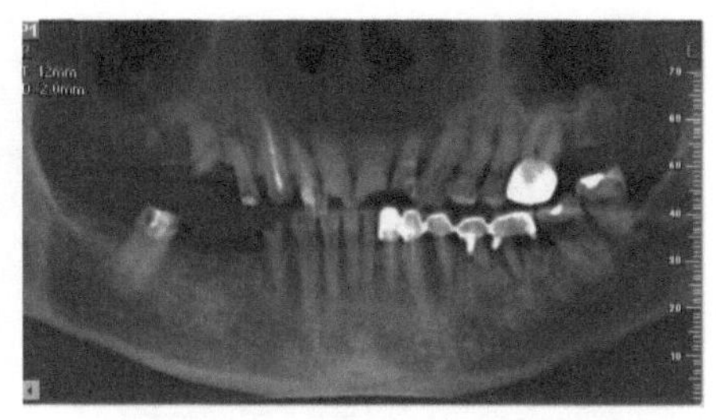

图 24.4　治疗前全口 X 线片

诊断

1. 11、12、13、15、21、22、24、25、26、31、32、33、34、35、36、38、41、42、44、47 牙体缺损；

2. 上下颌牙列缺损；

3. 慢性牙周炎；

4. 14 慢性根尖周炎；

5. 错殆畸形。

治疗计划

1. 拆除口内全部固定修复体；

2. OHI、龈上洁治术、龈下刮治及根面平整；

3. 拔除 14、15、35、36 残根及 38；

4. 12、22、26、32、33、34、44、47 根管再治疗，24、25 充填术；

5. 12 行牙龈切除术，改善上前牙牙龈曲线；32、33、34 行牙冠延长术；

6. 17 种植后行磁性附着体修复；

7. 过渡义齿抬高咬合，择期行最终修复治疗（12、22、26、32、33 桩核冠修复，11、21 贴面修复，上下颌覆盖义齿修复）。

治疗过程

1. 拆除 13、14、15 支持单端固定桥、26 金属冠及 32、33、34、35、36 烤瓷联冠（图 24.5 ～图 24.7）；

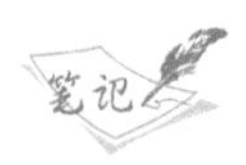

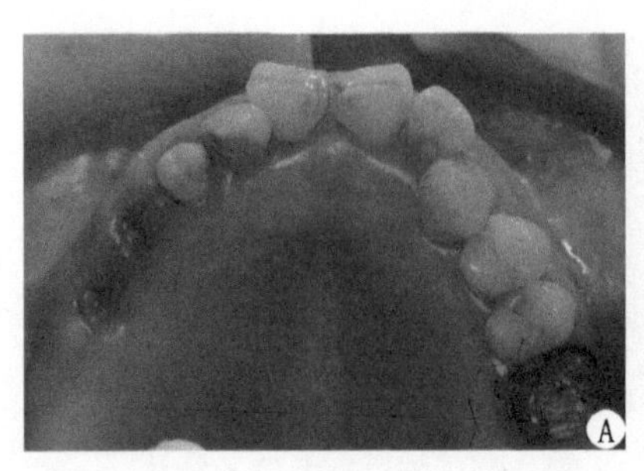
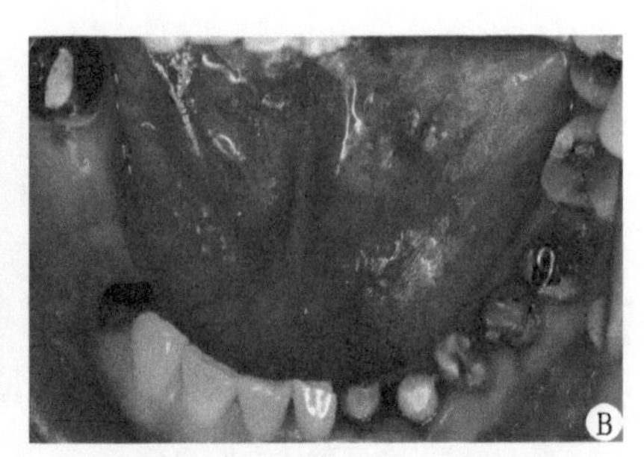

图 24.5　拆冠后上（A）、下（B）颌𬌗面像

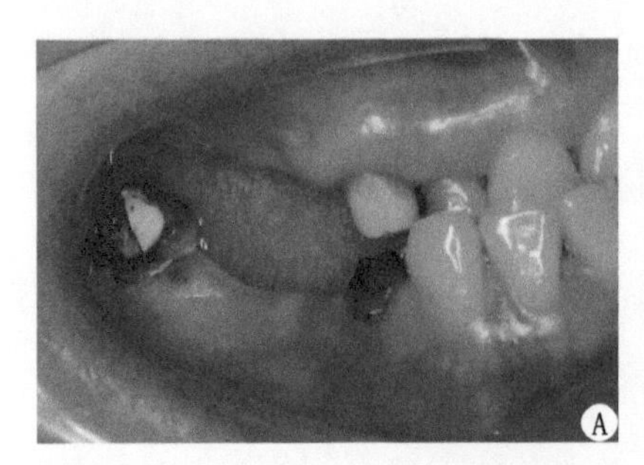
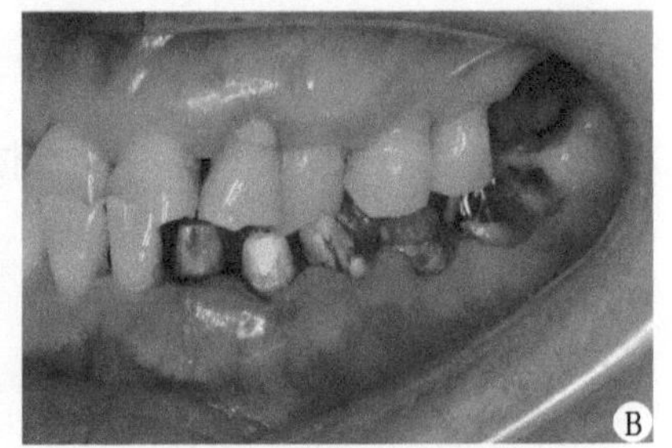

图 24.6　拆冠后侧面咬合像（A 右侧，B 左侧）

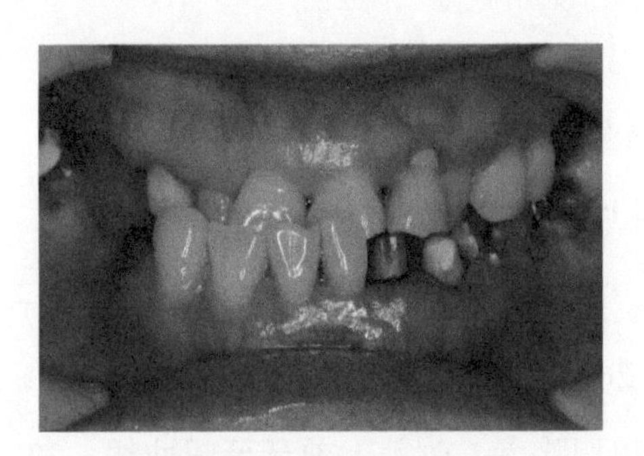

图 24.7　拆冠后正面咬合像

2. 完成修复前牙体治疗（图 24.8）、牙周治疗及拔牙术；

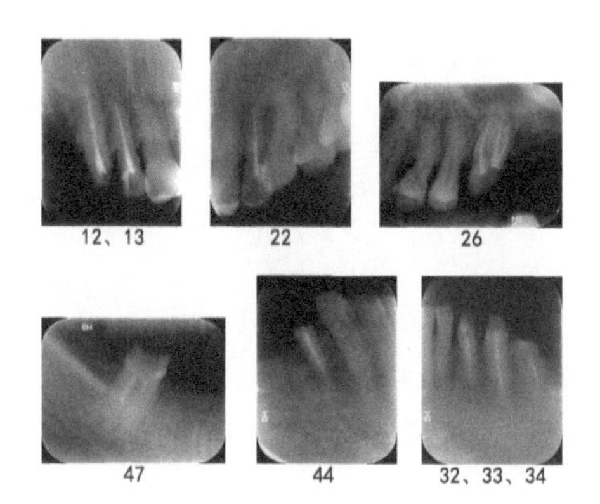

图 24.8　根管再治疗后根尖片

3. 抬高咬合垂直距离（图 24.9、图 24.10），制取研究模型，上𬌗架，试排牙（图 24.11）；

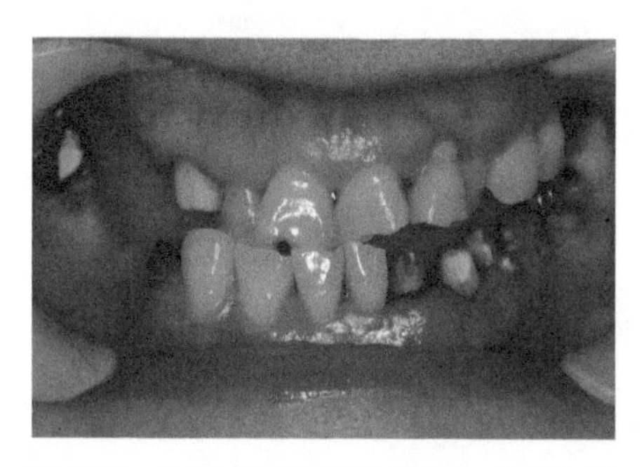

图 24.9　预计抬高垂直距离后口内正面像

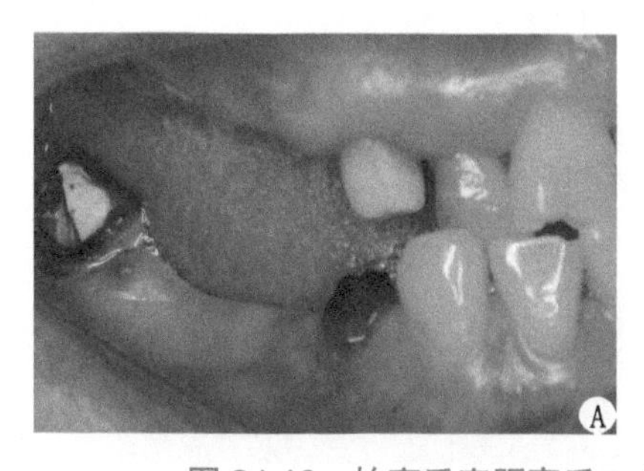

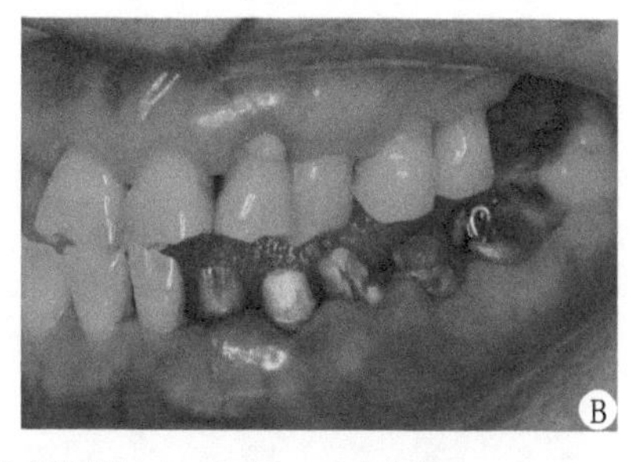

图 24.10　抬高垂直距离后口内侧面像（A 右侧，B 左侧）

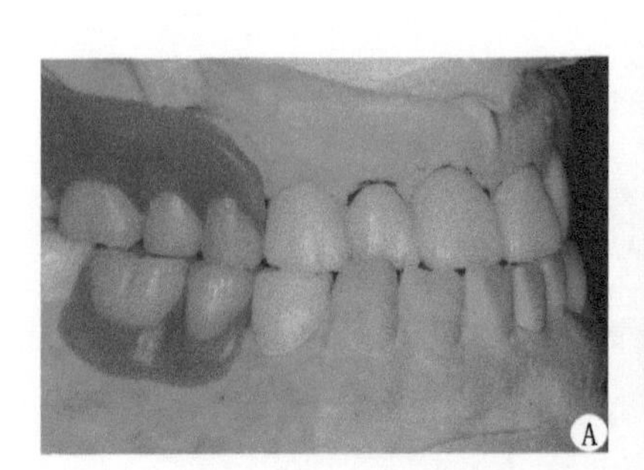
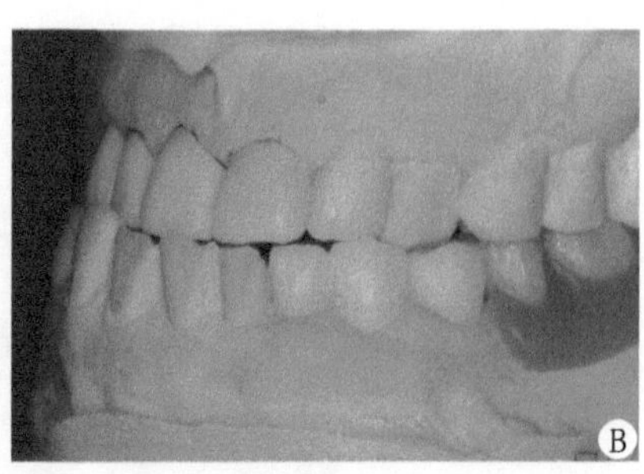

图 24.11　诊断模型试排牙（A 右侧，B 左侧）

4. 17 处植入种植体（Nobel Replace 4.3 mm × 10.0 mm）（图 24.12）；

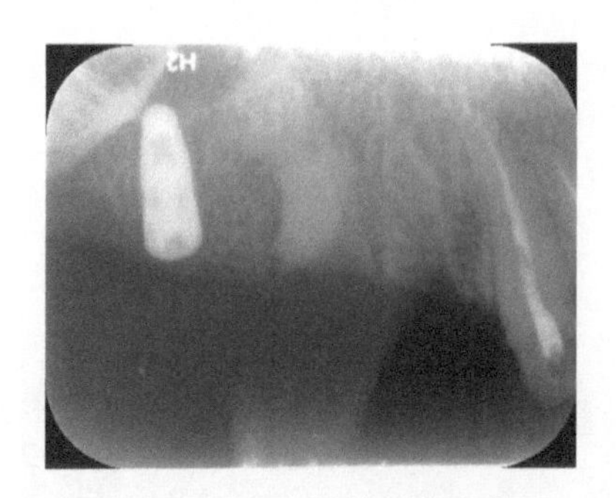

图 24.12　17 种植后根尖片

5. 根据参考模型，调整上下前牙切端曲线，11、21 制作树脂诊断饰面，13 充填后临时冠修复，26、32、33 金属桩核 + 临时冠修复，34、44 截冠后树脂充填根面，47 行金属根帽修复，上下颌缺牙区行胶连覆盖义齿修复（图 24.13 ～图 24.15）；

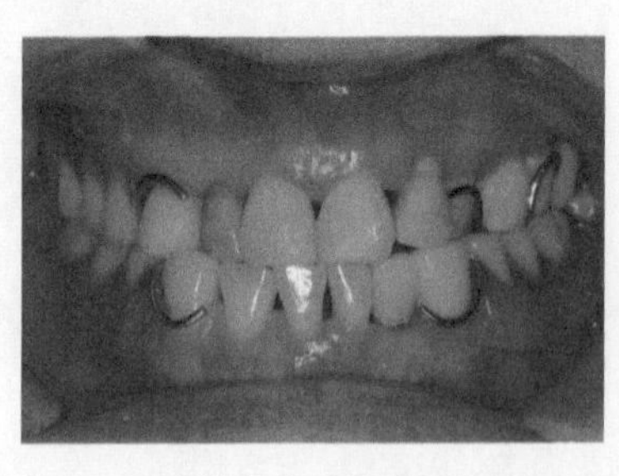

图 24.13　过渡义齿修复后正面咬合像

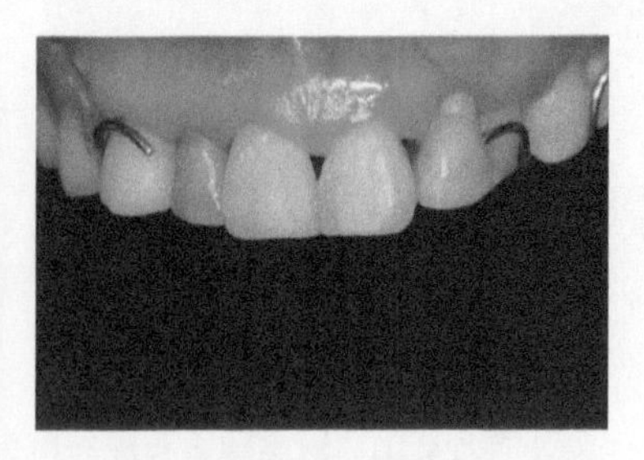

图 24.14　上颌过渡义齿修复后正面像

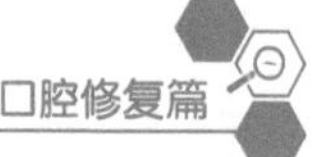

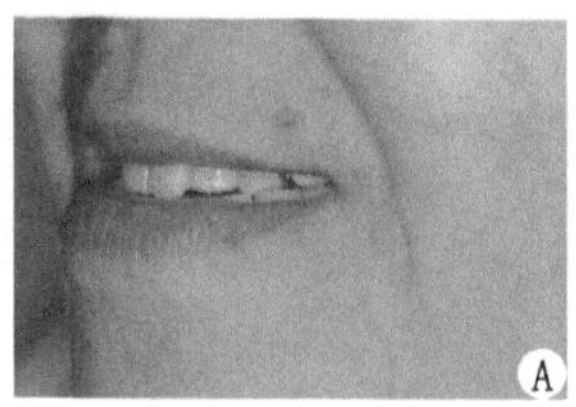
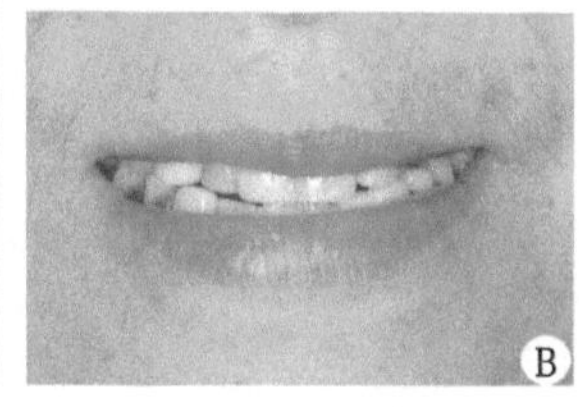
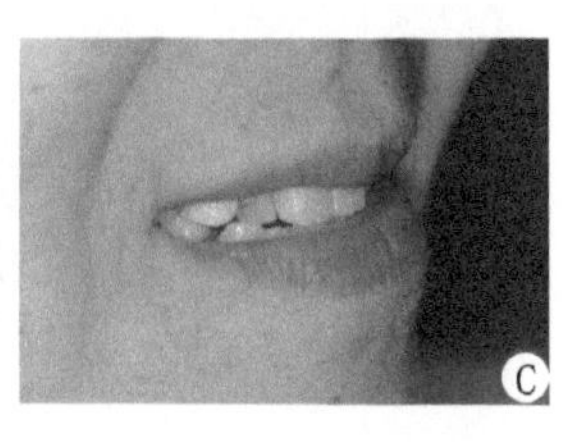

图 24.15 过渡义齿修复后面下三分之一正侧面像（A 左侧，B 正面，C 右侧）

6. 过渡义齿戴用 8 个月后（图 24.16、图 24.17），完成最终修复治疗（12、22 纤维桩＋铸瓷全冠修复，11、21 铸瓷贴面修复，26 金属冠修复，32、33 金合金烤瓷冠修复，17 种植体、13、34、44 磁性附着体修复，上下颌铸造支架式覆盖义齿修复缺失牙，图 24.18 ～图 24.20）。

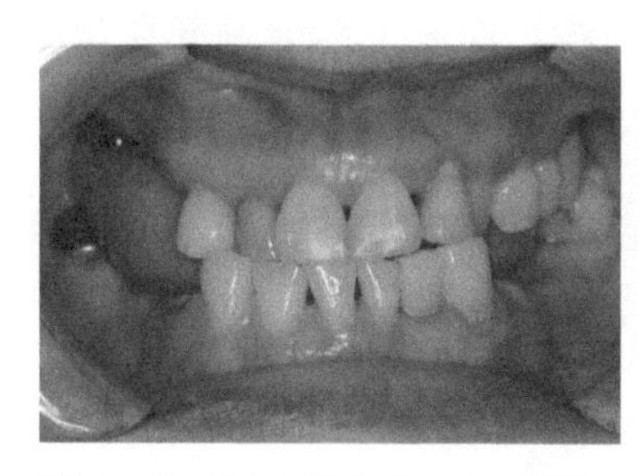

图 24.16 8 个月后复查口内正面像

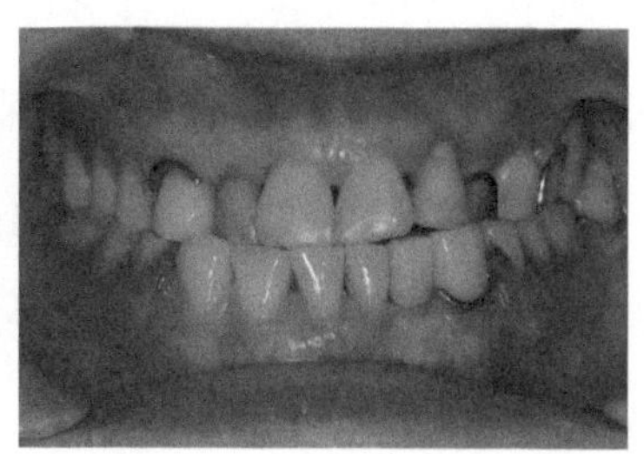

图 24.17 8 个月后戴入过渡义齿正面像

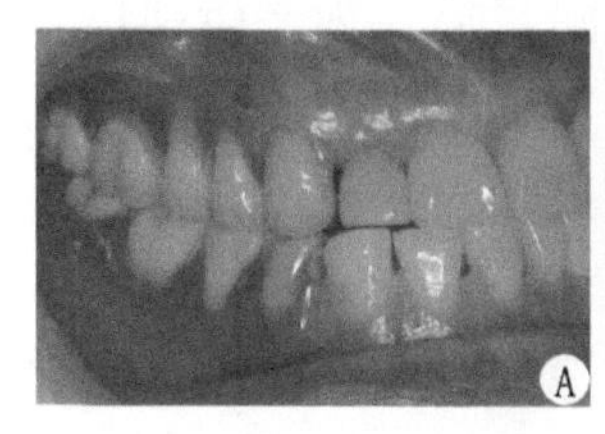
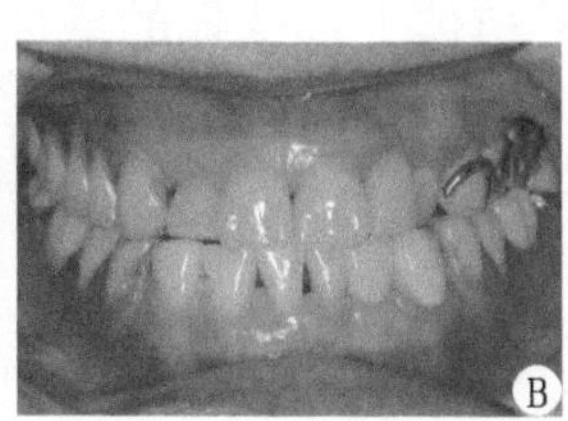
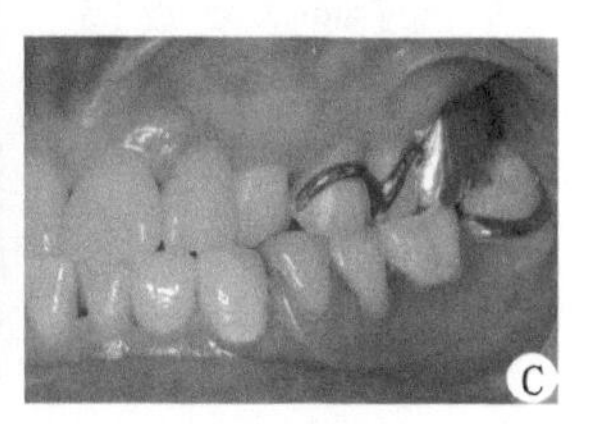

图 24.18 修复完成后正侧面（A 右侧，B 正面，C 左侧）咬合像

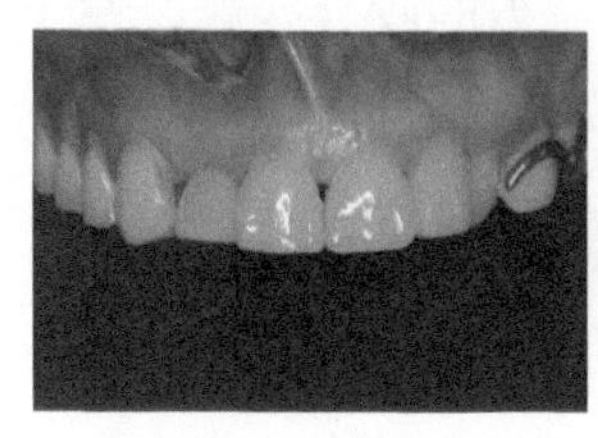

图 24.19 修复完成后上颌正面像

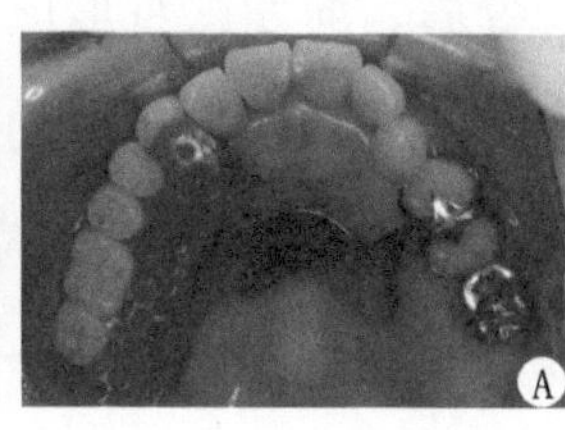
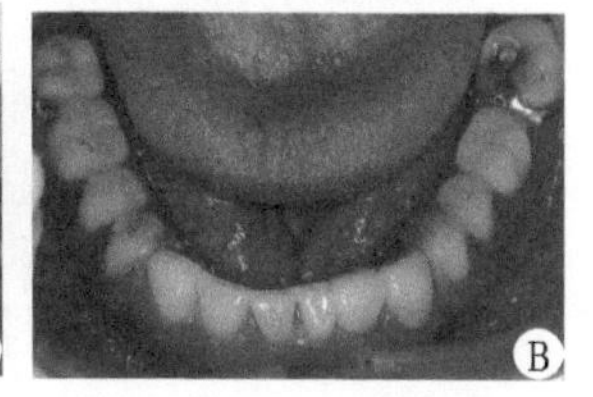

图 24.20 修复完成后上（A）、下（B）颌𬌗面像

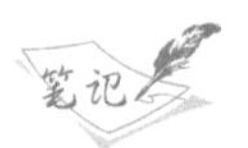

病例分析

良好的牙体、牙髓治疗是修复成功的基础，口内多颗牙有不同程度的龋坏、缺损及不完善根管治疗。残冠、残根的去留不仅要考虑牙体缺损的程度，还要考虑其全局重要性。47 虽然根管再治疗难度较大，但是无明显根尖病变，保留后行简单根帽修复可以对抗下颌义齿的游离端下沉，因此选择保留。

健康的牙周组织是修复治疗的前提，而良好的修复设计也将利于牙周组织的健康。32、33、34 由于制作旧义齿时过度预备，侵犯生物学宽度，因此需要借助牙周手术暴露预备体边缘。重新冠修复时，为避免再次过度预备，选择齐龈边缘，由于下前牙颈部在功能运动时很少暴露，因此对美观影响较小。

上下颌缺失牙至少可考虑两类修复方式，种植固定义齿修复和覆盖义齿修复。前者费用高、手术难度大、疗程长，综合考虑，患者选择覆盖义齿修复。17 处植入单颗种植体作为覆盖义齿的基牙，虽增加部分治疗费用，但消除了游离端，减轻了对基牙的扭力，有助于改善修复效果。种植体上部选择的磁性附着体，为义齿提供了固位力和垂直向支持，且受侧向力时磁体可与基牙分离，达到应力中断的效果，避免种植体受力过大。

修复前患者咬合垂直距离低，息止𬌗间隙大，前牙反𬌗，需要通过抬高咬合恢复咬合垂直距离。该患者下颌闭口运动过程中，前牙存在𬌗干扰。抬高咬合后，前牙区可形成对刃的咬合接触，便于恢复上下前牙形态，同时后牙区获得足够的修复空间，𬌗曲线基本恢复正常，且不影响发音。因此，选择在此位置建𬌗。

该患者前牙区选择固定修复，后牙区为覆盖义齿修复。后牙区覆盖义齿人工牙的磨损会造成前牙区受力增大。因此，上前牙区选择不加饰瓷的 E.max 铸瓷贴面及全冠修复，左下前牙考虑金属桩核遮色的要求，选择贵金属烤瓷冠修复，以保证固定修复体的强度，避免崩瓷。后牙区覆盖义齿则选择硬质树脂牙，尽量减少人工牙的磨损，有助于维持咬合关系的稳定。

病例点评

该病例的治疗过程涉及了牙体、牙周、口腔外科、种植及修复等多学科、多专业的综合治疗。治疗周期漫长，同时需要良好的医患沟通、医师交流及医技配合，缺一不可。

17 选择种植磁性附着体作为上颌覆盖义齿游离端的固位和支持，相当于将患者上颌的牙列缺损由 Kennedy Ⅱ类变为 Kennedy Ⅲ类，消除了游离端，减少了对基牙的扭力，缩短了患者的适应时间，提高了舒适度。同时，上下颌多颗磁性附着体的设计，在保证义齿良好固位的同时减少卡环暴露，兼顾美观，并达到了保护基牙的目的。经过固定活动联合修复，患者咀嚼功能明显改善，并一定程度恢复了美观。设计合理，效果良好。

（杨 鑫　刘 勇　苏 莎　贾雪婷　丛锘锘）

025 上颌前牙外伤后即刻种植即刻修复一例

病历摘要

主诉：上前牙因外伤折断3天，要求种植修复。

现病史：患者3天前不慎跌倒致上颌门牙外伤折断，现来我科要求种植牙修复。

既往史：体健。

检查：11根折，腭侧段端位于龈下。牙龈生物学类型为薄龈型。缺牙间隙近远中向约9 mm，唇舌向约7 mm（图25.1、图25.2）。CBCT显示：11舌侧断端至骨下1 mm，根尖方骨量充足（图25.3）。生化及传染病等常规检查均未见异常。

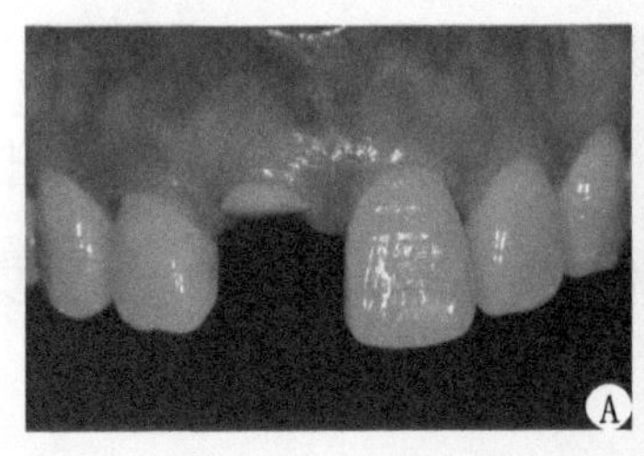
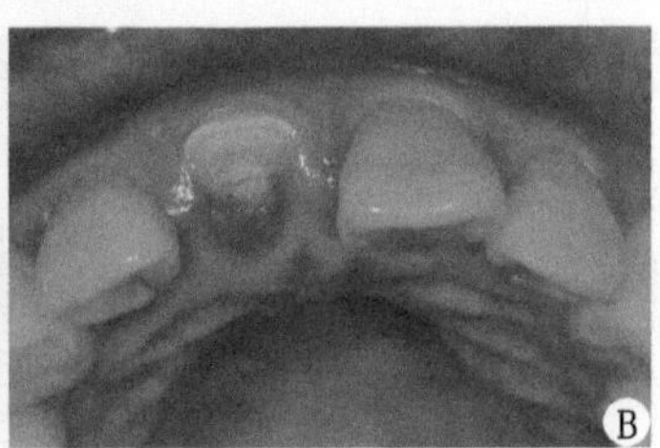

注：A：正面像；B：𬌗面像

图25.1 术前像

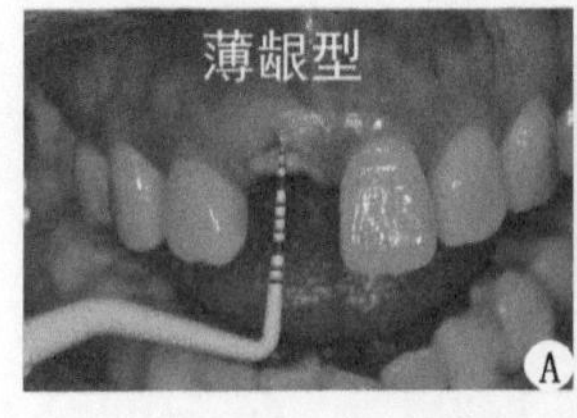

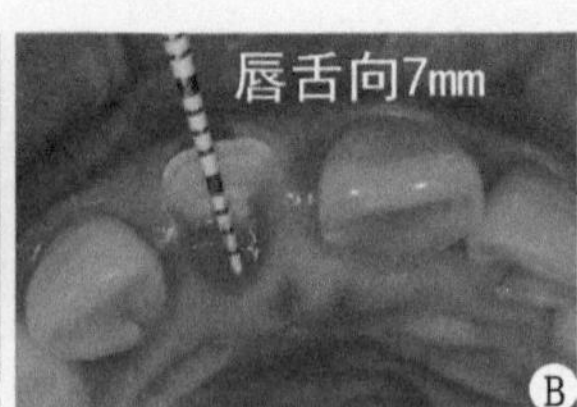

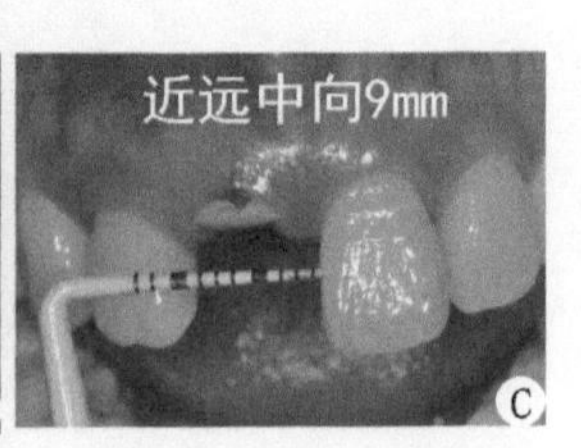

注：A：牙龈生物学类型；B：牙根唇舌向直径；C：近远中向间距

图25.2 术前口内检查

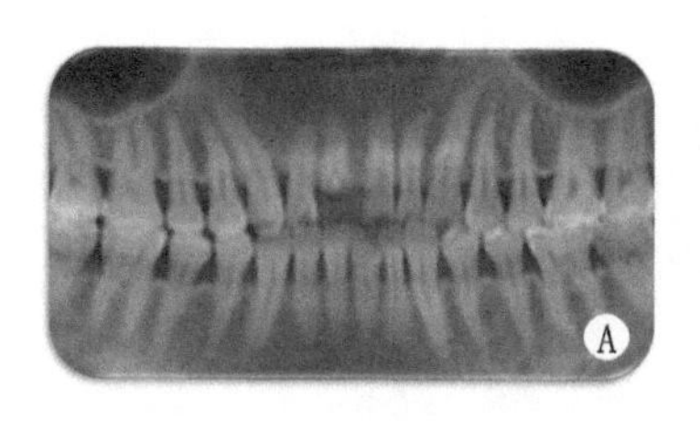
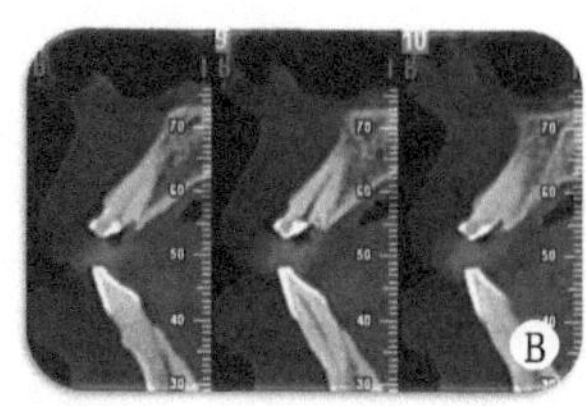

注：A：冠状面；B：矢状面。诊断：11 牙体缺损

图 25.3　术前 CBCT

治疗计划：11 即刻种植 + 上颌腭侧结缔组织移植 + 即刻修复。

治疗过程：患者知情同意后，常规消毒铺巾，4% 阿替卡因肾上腺素局麻下不翻瓣微创拔除 11 残根，即刻植入 NOBEL ACTIVE 种植体，初期稳定性大于 35Ncm。在种植体与唇侧骨板之间间隙内严密植入 BIO–OSS 骨粉。左侧上颌腭侧切取结缔组织瓣，移植于唇侧牙龈与唇侧骨板间，应用个性化转移杆取印模，24 小时后完成二氧化锆冠即刻修复（图 25.4、图 25.5）。

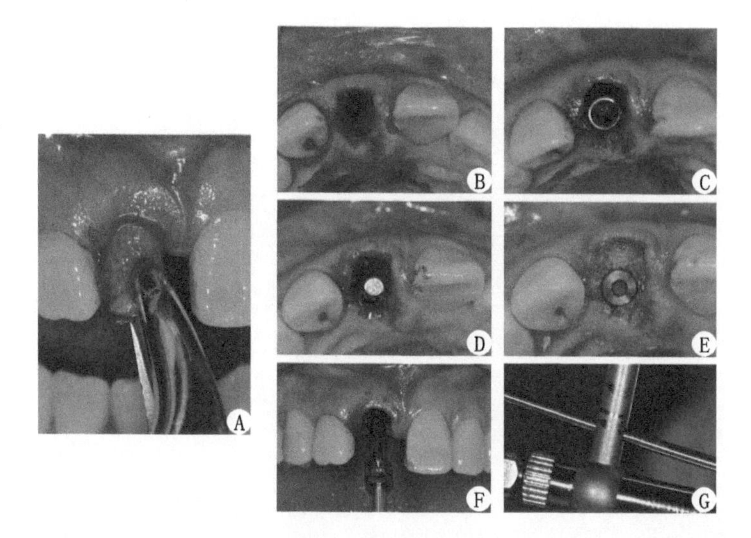

注：A：无创拔牙；B：拔牙窝𬌗面像；C：种植窝预备𬌗面像；D：种植窝预备𬌗面像；E：唇侧间隙植骨后𬌗面像；F：种植窝预备正面像；G：测量种植体初期稳定性

图 25.4　即刻种植治疗过程

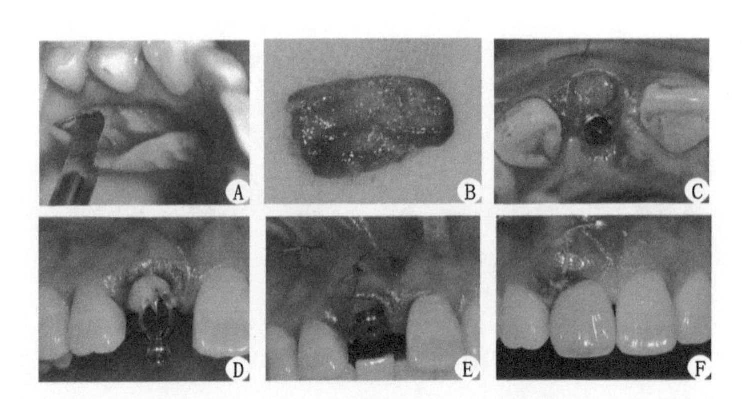

注：A：腭侧切取结缔组织瓣；B：切取的游离结蹄组织瓣；C：结缔组织移植到唇侧牙龈下；D：个性化转移杆取印膜；E：取印模后安装愈合基台；F：即刻修复后正面像

图 25.5 即刻种植修复过程

随访：术后 3 个月复查种植牙牙龈唇侧龈缘位置及外形丰满度与邻牙协调对称，邻牙间牙龈乳头略降低；术后 3 年复查种植牙唇侧龈缘位置稳定，无退缩，与邻牙协调对称，牙龈点彩恢复，牙龈乳头高度恢复充满牙间隙（图 25.6、图 25.7）。

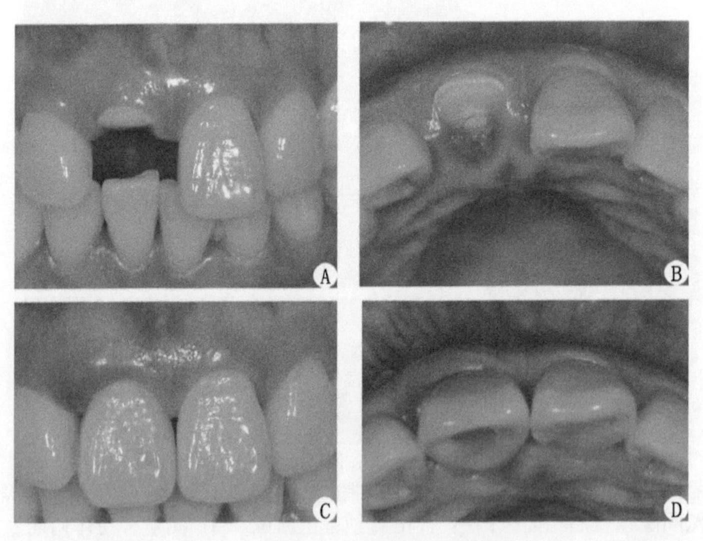

注：A：种植前正面像；B：种植前㓞面像；C：种植术后 3 个月正面像；D：种植术后 3 个月㓞面像

图 25.6 术前与术后 3 个月对比

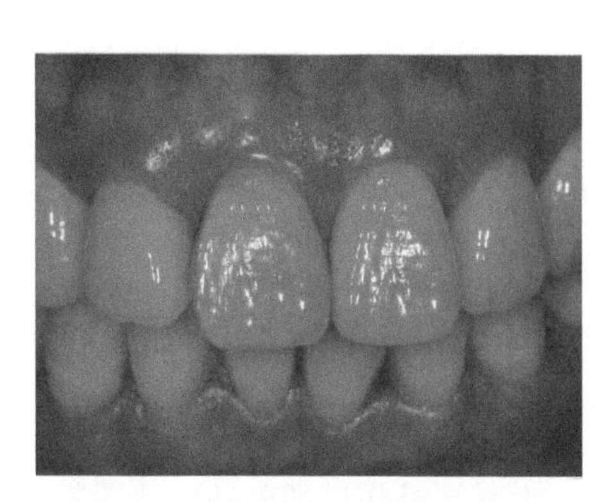

图 25.7　种植治疗术后 3 年随访照片

病例分析

上颌前牙即刻种植是临床研究的热点和难点。上颌前牙即刻种植在 SAC 分类中属于 C 级（高度复杂），治疗难度及美学风险大，技术敏感性强。最常见的并发症是唇侧龈缘的退缩，严重影响种植后的美学效果。选择合适的适应证、拔牙、种植窝预备、种植体植入正确的三维位置、必要的植骨等各个治疗环节均是治疗成功的关键。上颌前牙即刻种植适应证基本要求：①牙龈生物学类型为厚龈型，低笑线；②拔牙后拔牙窝骨壁完整；③拔牙窝根方至少有 4 ～ 5 mm 的骨量保证种植体植入后的稳定性；④拔牙位点无感染。本病历基本满足这些要求，但是该患者牙龈生物学类型为薄龈型，美学风险高，治疗过程中需要特别妥善处理。拔牙后拔牙窝骨壁完整是可以进行即刻种植的先决条件，所以拔牙时要求无创拔牙，保护好拔牙窝四周的骨壁，特别是唇侧的骨板。种植体在正确的三维位置上植入是即刻种植获得成功的关键，种植体植入的位置要求：近远中向居中，与邻牙牙根之间最少 2 mm 间距；唇腭向偏腭侧植入；垂直向遵循生物学宽度原则，植入深度为未来修复体理想龈缘下 3 mm。即刻种植后获得完美的美学效果，必须要维持拔牙窝的原有外形轮廓，因此

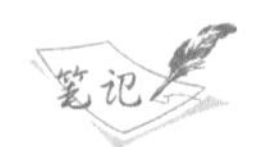

种植体植入后同期植骨是必需的。

病例点评

即刻种植，尤其是上前牙区域的即刻种植可以满足患者临床的迫切需求，不但能尽快解决前牙区的美观问题，也能完成永久修复。本病例展示了上前牙外伤后即刻种植及即刻修复的治疗过程及美学效果，临床治疗效果满意，修复后美学效果出色。本病例的治疗细节有一些借鉴之处：①种植体植入的位置遵循 3–2 原则，即种植体偏腭侧植入，植入深度龈下 3 mm，同时与唇侧骨板间最少保留 2 mm 的间隙。②为预防唇侧骨板吸收所造成的唇侧龈缘退缩，种植同期进行了严密的植骨，同时进行了结缔组织移植，改变牙龈的生物学类型，双管齐下，为后期获得理想的美学效果打下了坚实基础。③良好的植入轴向使得修复时可以选择螺丝固位，避免了由于粘接剂残留造成种植体周围炎的可能。④选择牙龈友好材料二氧化锆进行即刻的最终修复，为种植牙颈部软组织再附着、穿通纤维再形成创造了良好的条件，保证了牙龈组织的长期稳定和健康。

（李景辉）

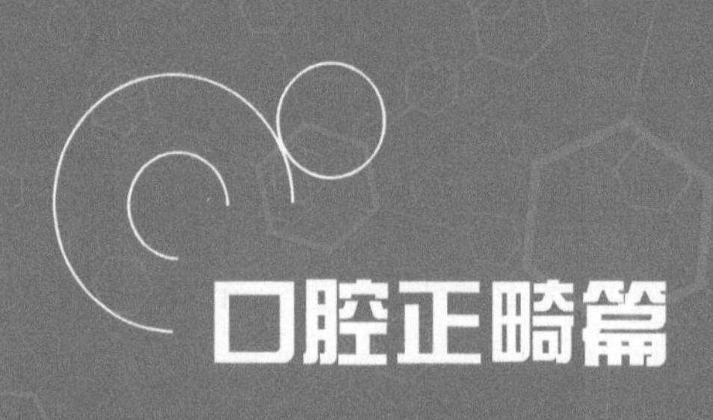

026 种植支抗引导牙弓远中移动舌侧正畸病一例

病历摘要

患者女性，24 岁。

主诉：牙齿不齐，面部前突；要求行舌侧矫治。

病史：患者自觉面部前突，牙齿不齐，不美观，要求正畸治疗。

检查与辅助检查：患者面部左右基本对称，凸面型，无开唇露齿，上下唇微突。双侧颞下颌关节检查未见异常。恒牙列，上下牙弓卵圆形，磨牙中性关系，前牙覆殆、覆盖正常。上颌拥挤 2.5 mm，下颌拥挤 5.0 mm，下中线右偏 2.0 mm（图 26.1）。曲面体层 X 线片

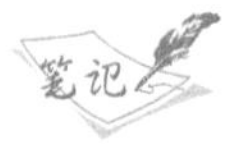

未见上下颌第三磨牙影像。头影测量显示 ANB 角（上牙槽座点、鼻根点与下牙槽座点构成的角）2.0°，下颌平面角 30.5°，上唇突点到 E 线距离 0，下唇突点到 E 线距离 2.5 mm（图 26.6、图 26.7，表 26.1）。

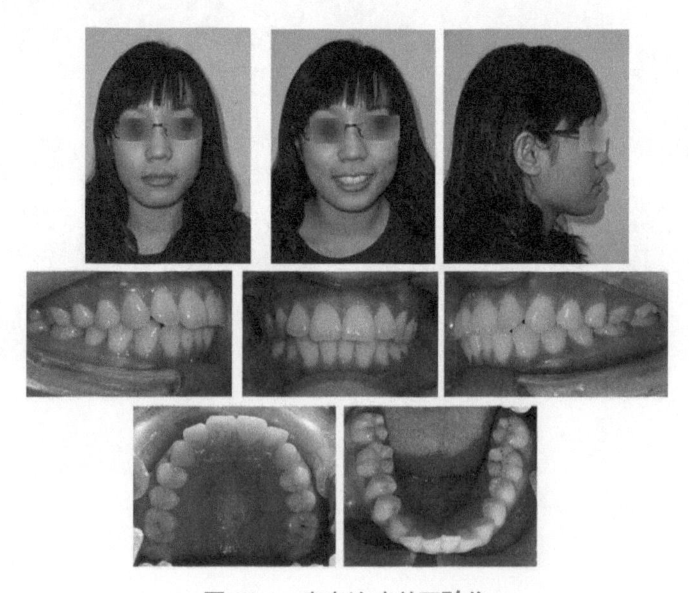

图 26.1　患者治疗前面殆像

诊断：骨性 I 类错殆畸形；安氏：I 类；毛氏：I¹分类。

治疗计划：①非减数舌侧矫治，排齐上下牙列；②上下颌种植体支抗远中移动上下牙列，改善牙弓突度，改善面型；③调整咬合；④保持。

矫治过程：2010 年 11 月粘接个性化舌侧托槽，序列更换弓丝，排齐整平上下牙列（9 个月）；2011 年 10 月于第一前磨牙颊侧粘接陶瓷托槽，上下牙弓连续结扎，在双侧上颌颧牙槽嵴和下颌外斜线处分别植入直径 2 mm、长度 13 mm 的不锈钢种植体支抗；植入后即刻牵引第一前磨牙托槽，整体远中移动上下牙列（20 个月）；调整磨牙关系及中线，并完成咬合精细调整（3 个月）。2013 年 9 月结束矫治，戴霍利保持器，保持 2 年。2018 年 6 月（矫治后 5 年）随访（图 26.2 ～图 26.5）。

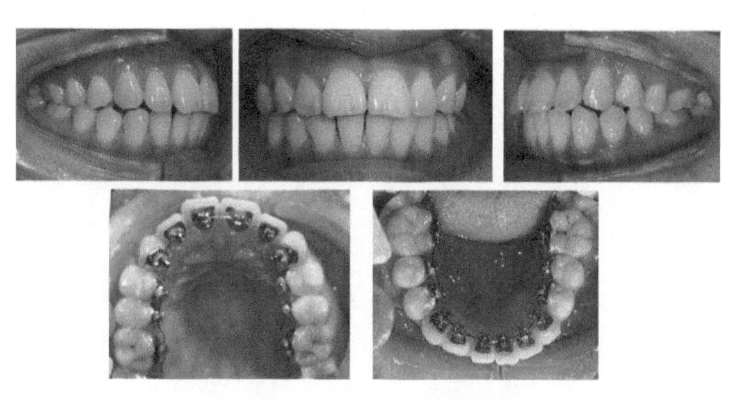

图 26.2　患者治疗中面𬌗像

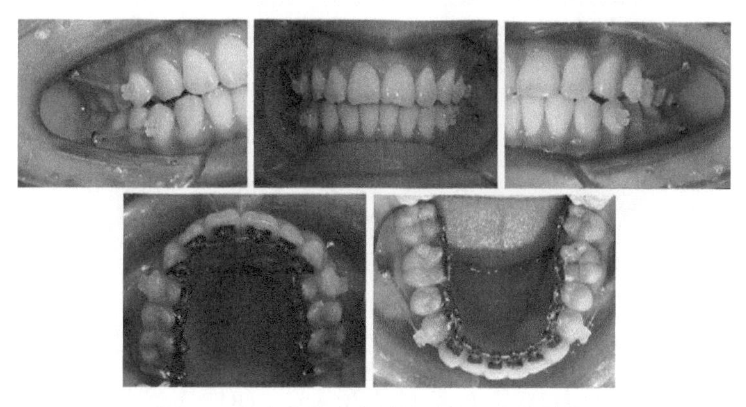

图 26.3　患者治疗中种植支抗加力面𬌗像

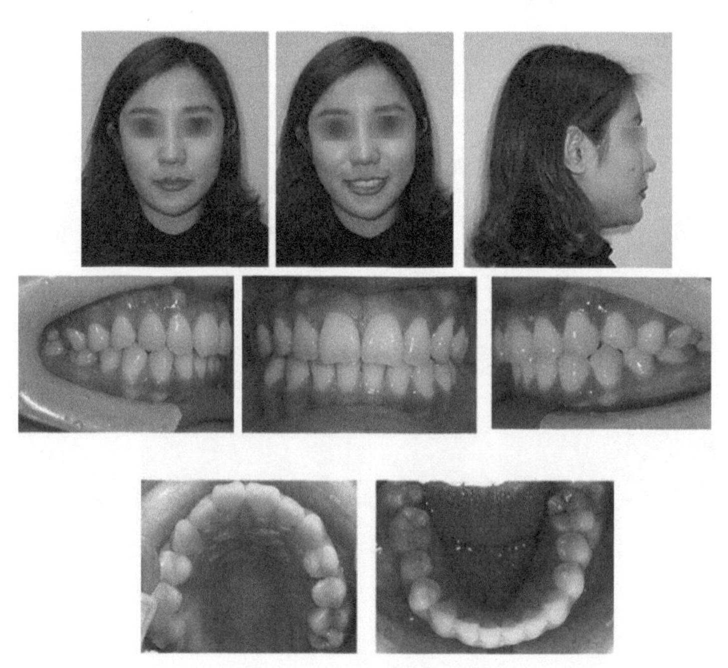

图 26.4　患者治疗后面𬌗像

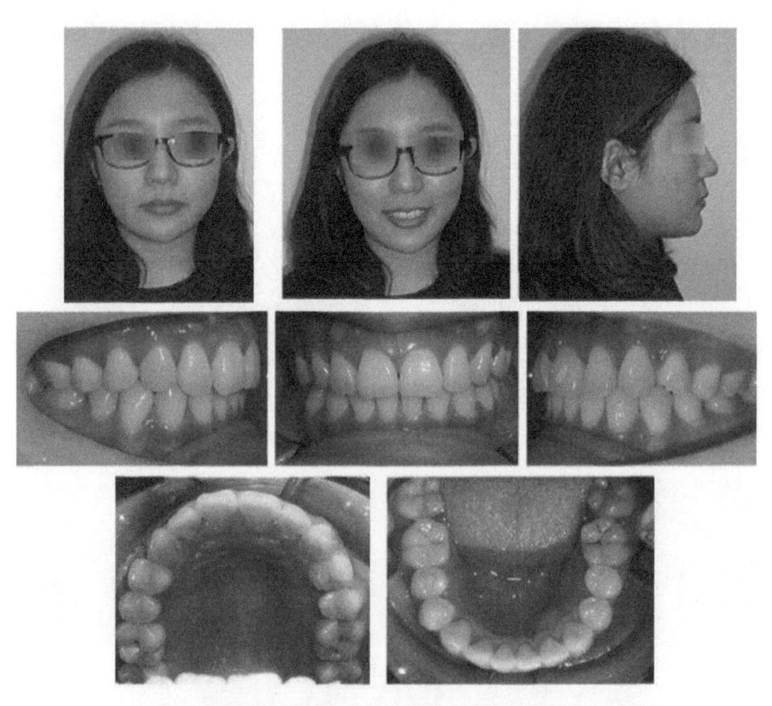

图 26.5　患者治疗后 5 年面殆像

矫治效果：矫治后患者面型改善为直面型，下唇突度减少明显；上下牙列整齐，咬合关系正常（图 26.4）；曲面体层 X 线片显示牙根排列基本平行（图 26.6）。

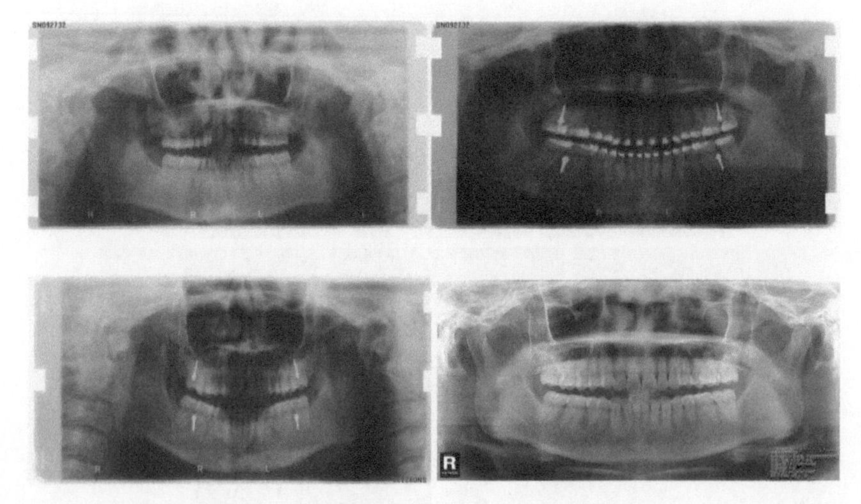

图 26.6　患者治疗前后及 5 年后曲面断层片。左上：治疗前；右上：治疗中；左下：治疗结束；右下：治疗后 5 年

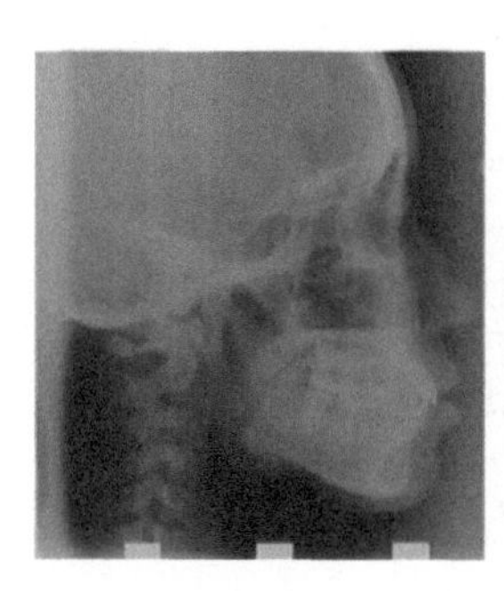 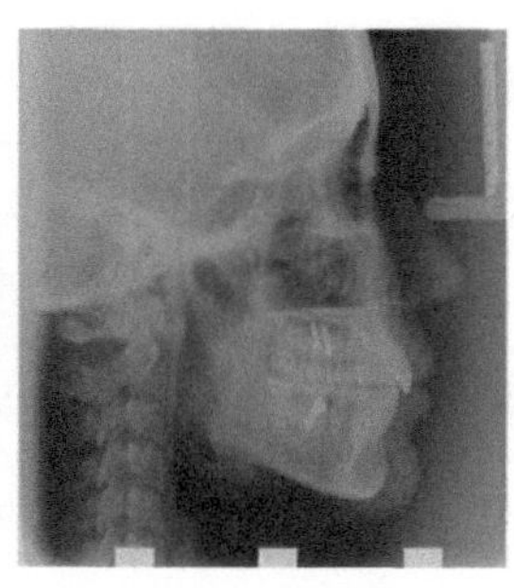 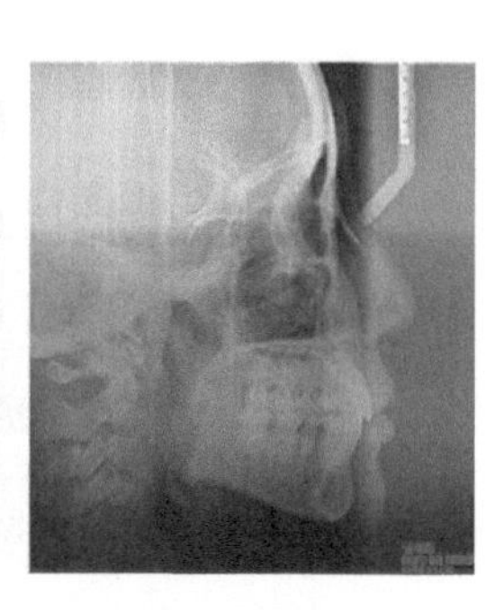

图 26.7　患者治疗前后以及 5 年后头颅侧位片。左：治疗前；中：治疗结束；右：治疗后 5 年

病例随访：矫治后 5 年效果稳定，咬合紧密（图 26.5）。头影测量显示，矫治结束时上颌第一磨牙牙冠近中突点远中移动 2.0 mm，近中根尖点远中移动 1.0 mm，下颌第一磨牙牙冠近中突点远中移动 2.0 mm，近中根尖点远中移动 1.0 mm。U1–SN 角减小 7.0°，下中切牙 – 下颌平面角减小 3.5°，上唇突点到 E 线距离减小 2.0 mm，下唇突点到 E 线距离减小 1.0 mm。与矫治结束时相比，矫治后 5 年上颌第一磨牙冠近中突点近中移动 0.5 mm，近中根尖点近中移动 0.5 mm，下颌第一磨牙牙冠近中突点近中移动 0.5 mm，近中根尖点未见移动。L1–MP 角增大 0.9°，下唇突点到 E 线距离增大 0.2 mm（表 26.1）。分别以前颅底平面、腭平面和下颌骨联合后缘为标记进行头影测量重叠，可见与矫治前相比，矫治结束时上下颌磨牙远中移动，上下切牙唇倾度明显减小，上下唇距审美平面距离明显减小。与矫治结束时相比，矫治后 5 年上下颌磨牙轻微近中移动，下前牙唇倾度略微增大，下唇突度稍增大（图 26.8）。

表 26.1　患者术前、术后及术后 5 年头影测量值比较

测量项目	术前	术后	术后 5 年	参考值
SNA（°）	81.0	81.3	81.0	82.8 ± 4.0
SNB（°）	79.0	78.0	77.7	80.1 ± 3.9

续表

测量项目	术前	术后	术后 5 年	参考值
ANB（°）	2.0	3.3	3.3	2.7 ± 2.0
MP–FH（°）	30.7	31.0	34.3	31.1 ± 5.6
Wits（mm）	0.8	0.8	0.8	–1.1 ± 2.9
Y–axis（°）	68.5	65.7	69.7	66.3 ± 7.1
U1–SN（°）	109.7	102.7	99.0	105.7 ± 6.3
L1–MP（°）	98.3	94.8	95.7	93.9 ± 6.2
U1–L1（°）	118.7	127.0	128.7	124.2 ± 8.2
U1–NA（°）	29.0	22.2	17.7	22.8 ± 5.7
U1–NA（mm）	6.9	3.7	4.3	5.1 ± 2.4
L1–NB（°）	30.3	26.5	29.2	30.3 ± 5.8
L1–NB（mm）	6.6	5.1	7.5	6.7 ± 2.1
Z–angle（°）	77.2	69.3	70.3	76.0 ± 1.5
Ls–E 线（mm）	0	–2.0	–2.0	–0.5 ～ –1.0
Li–E 线（mm）	2.5	–1.5	–1.3	0

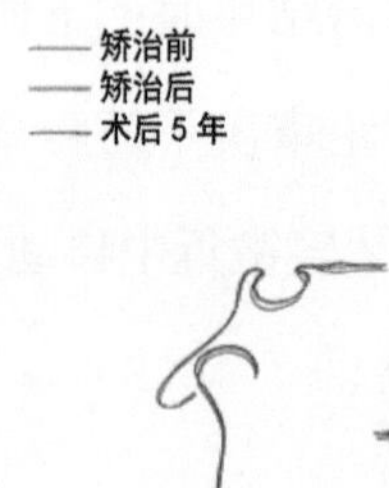

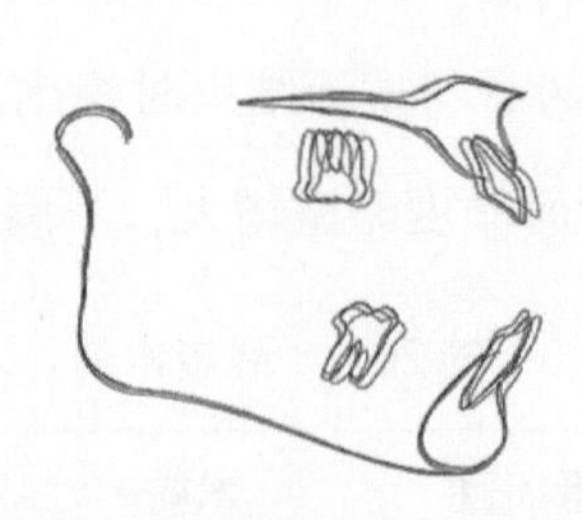

图 26.8　患者治疗前后头影测量重叠

病例分析

对于双颌前突的成年患者，临床多采用拔除前磨牙、强支抗的方法进行矫治，严重者可考虑正畸－正颌联合治疗。而本病例软组织侧貌前突、牙列轻中度拥挤，是减拔牙数临界病例。矫治设计的难点在于前后牙的移动控制，主要有两种矫治方案：①减数第一或第二前磨牙，中度支抗内收上下牙弓。该方案的优点是遵循传统正畸方案，矫治安全、结果可靠。缺点是需要拔牙，且患者矫治前上下前牙角度正常，内收过程中前牙转矩控制相对困难。②患者第二磨牙远中牙槽骨骨量充足，具备牙列远中移动的条件，可选择不拔牙推牙列向后，改善面型。该方案的优点是保存所有牙齿，控制前牙角度相对简单；缺点是牙列远中移动受牙齿位置、骨形态等因素的影响，矫治疗效有不确定性。患者明确倾向选择非减数矫治。因此，综合主客观因素，兼顾患者对美观的要求和牙列远中移动的优点，选择种植体支抗配合舌侧矫治技术治疗本病例。

本病例在颧牙槽嵴和外斜线植入 4 枚种植体支抗。由于患者选择舌侧矫治，唇侧种植体支抗较难在舌侧矫治器上加力，因此在患者第一前磨牙颊侧粘接陶瓷托槽作为牙列整体移动的作用点。种植体支抗引导牙列整体远中移动的过程中，需考虑力的大小、方向和作用点，尽管可通过力学分析优化作用力，但牙列整体移动常带来一些不需要的牙齿移动，如前牙覆殆加深、后牙远中倾斜、牙弓宽度改变等。解决这些不良的牙齿移动，需在矫治中时刻观察牙齿位置，实施必要的预防措施，如对可能产生的深覆殆，需注重前牙转矩的控制，使用适当的方法唇倾前牙，或使牙列整体远中移动的作用力通过牙弓受力中心等；对于控制牙弓宽度，需在牙弓稳定时更

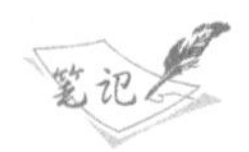

换较粗的不锈钢方丝后再加力，考虑使用横腭杆、舌弓等辅助矫治器。本病例通过种植体支抗引导牙列整体移动获得较好的矫治疗效。头影测量分析可见，患者矫治前后颌骨变化不明显，牙齿位置的变化较大，主要表现在上下切牙的舌向倾斜移动和磨牙的远中轻度倾斜移动，带来的软组织变化是下唇明显内收，侧貌改善较大，达到矫治目标。5 年长期追踪显示，基本维持牙齿的位置，保证了软组织侧貌的美观，疗效稳定。但患者牙齿和骨骼头影测量项目有轻微变化。牙齿变化主要表现为上下颌磨牙轻微近中移动并逐渐直立、下前牙唇倾度略增大及前牙覆殆增大；而骨骼变化主要表现为下颌平面角略增大。这种颌骨垂直向改变，来源于磨牙远中移动带来的后牙高度增加。本病例由于舌侧矫治器后牙的水平槽沟不利于控制牙齿旋转，且个别牙齿的控制乏力，患者矫治后个别牙齿（下颌左侧第一、第二磨牙）轻度扭转，但不影响功能和美观。长期追踪显示，患者可保持良好的牙齿排列和侧貌。

病例点评

与传统唇侧矫治技术相比，舌侧矫治技术主要用于对美观要求较高的病例。本病例应用舌侧矫治技术对 1 例侧貌前突、牙列轻中度拥挤的患者进行正畸治疗，配合种植体支抗远中移动上下牙列，并且进行了 5 年随访观察。病例资料完整并有较好的前后对照，诊断依据清晰准确，矫治计划详尽完整，临床矫治效果明显。舌侧矫治技术对减数病例的上前牙转矩控制要求较高，关闭间隙阶段易出现过山车效应及前牙覆殆加深，作者巧妙避开舌侧矫治难点，应用种植体支抗及第二磨牙远中空间整体远中移动上下牙列，较好地改善患者面型、咬合关系并排齐整平上下牙列；5 年随访观察显示矫治效果基本稳定，可为临床提供参考。病例矫治后个别牙存在扭转现象（下颌左侧第一、第二磨牙），可在其颊侧采用片段弓稳定弓形以解除舌侧矫治器后牙水平槽沟不利于控制牙齿旋转的现象。通过对比矫治前与矫治后 5 年的头影测量项目，可见患者下颌平面角有所增加，因此使用种植体支抗远移上下颌牙列时应注意在矫治过程中加强垂直向控制。

（黄晓峰　苏　丽）

参考文献

1. 苏丽，黄晓峰．种植体支抗配合舌侧矫治技术远中移动牙列的正畸疗效五年随访一例．中华口腔医学杂志，2018，53（12）：838–841.
2. JIA X，CHEN X，HUANG X. Influence of orthodontic mini–implant penetration of the maxillary sinus in the infrazygomatic crest region. Am J Orthod Dentofacial Orthop，2018，153（5）：656–661.
3. 贾雪婷，黄晓峰．84 枚支抗种植体周围颧牙槽嵴区解剖结构的锥形束 CT 分析．中华口腔医学杂志，2018，53（1）：8–12.
4. 王晶，黄晓峰．三种种植体支抗植入不同位点成功率的回顾性研究．中华口腔正畸学杂志，2017，24（3）：133–136.

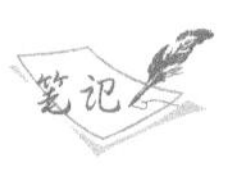

口腔综合治疗篇

027 正畸牙周联合治疗改善侧貌及前牙美观一例

病历摘要

患者女性，28 岁。

主诉：上前牙露龈笑 10 余年。

现病史：自觉上前牙露龈笑 10 余年，否认刷牙出血、牙龈肿痛、牙松动等。有口呼吸习惯。不吸烟。刷牙 2 次 / 天，2 分钟 / 次，竖刷为主，不用牙线。

既往史：无特殊。

检查：骨性Ⅰ类，凸面型，均角，上下前牙唇倾。口腔卫生一般，牙龈轻度红肿，微笑时前牙牙龈显露约 5 mm，龈缘外形不调，临床牙冠短，探诊深度 2 ～ 3 mm 为主，个别后牙邻面可及 4 mm，探及釉牙骨质界，不松动。详见图 27.1 及表 27.1。

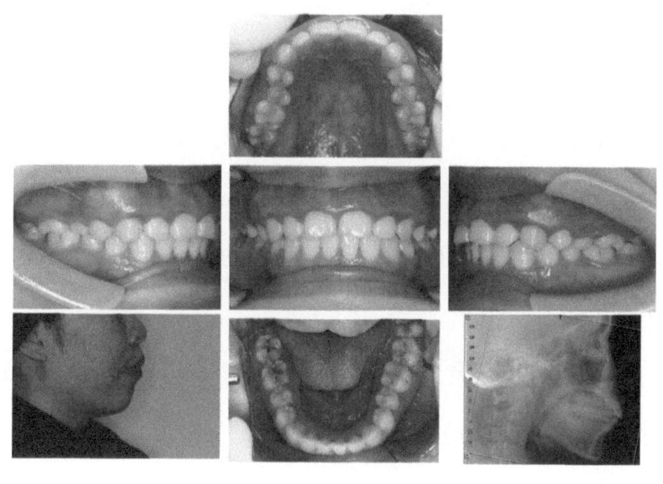

图 27.1　初诊面、殆像

表 27.1　正畸前头影测量值

测量项目	测量值	平均值	标准差
SNA（°）	84	82.8	4
SNB（°）	81	80.1	3.9
ANB（°）	3	2.7	2
MP–FH（°）	36	31.1	5.6
MP–SN（°）	35	32.5	5.2
Y–axis（°）	77*	66.3	7.1
SN–Po（°）	80	80.5	3.9
U1–SN（°）	110	105.7	6.3

续表

测量项目	测量值	平均值	标准差
L1–MP（°）	103*	93.9	6.2
U1–L1（°）	112*	124.2	8.2
U1–NA（°）	30*	22.8	5.7
L1–NB（mm）	30	30.3	5.8

注：* 表示异常值。

诊断：1. 错㿻畸形（安氏：Ⅰ类；毛氏：Ⅱ[5]）；2. 慢性牙周炎。

治疗计划

1. 牙周基础治疗（口腔卫生宣教，龈上洁治，酌情龈下刮治根面平整）；

2. 正畸治疗（拔除4个第一前磨牙，上颌双侧颧牙槽嵴处种植支抗，尽量内收前牙，改善面型）；

3. 酌情美学牙冠延长术；

4. 牙周维护治疗。

治疗过程及随访

2015年11月：口腔卫生宣教，龈上洁治。2016年1月至2017年12月：正畸治疗＋牙周维护。2018年2月：正畸结束后牙周复查。患者自觉口呼吸改善，口腔卫生尚可，牙龈基本粉韧，探诊深度2～3 mm，详见图27.2。正畸后，面型凸度减小，前牙内收，CBCT见牙根长度欠佳，骨嵴顶至釉牙骨质界约2 mm，详见图27.3及表27.2。全口龈上洁治，存在个别探诊深度≥4 mm位点，予以刮治根平。2018年3月：15、13-23、25美学牙冠延长术，详见图27.4。随后定期牙周维护。术后1年，患者对疗效满意，无不适，露龈笑明显改善，龈缘协调，牙根未暴露，详见图27.5。

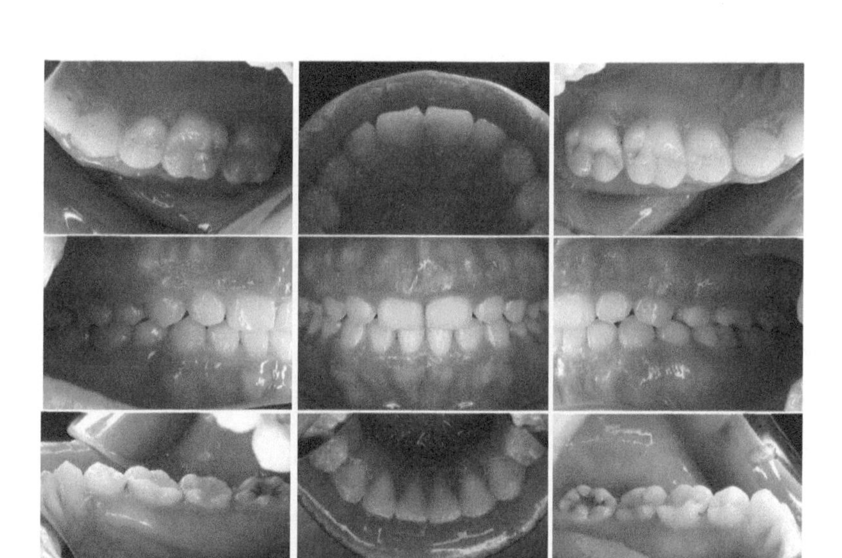

图 27.2　正畸结束及牙周基础治疗结束后口内像

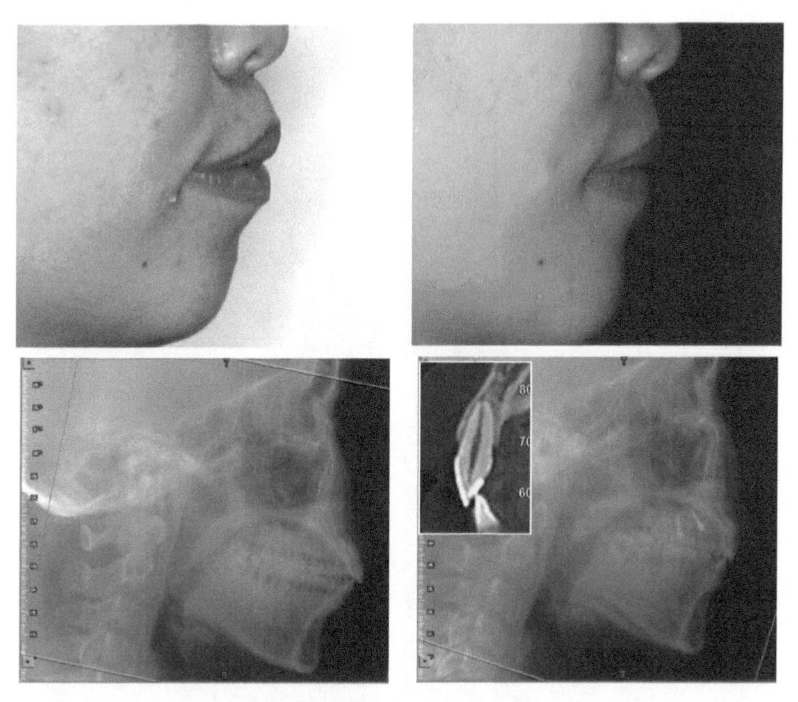

图 27.3　正畸前后对比图。左右分别为正畸前后

笔记

表 27.2 正畸结束时头影测量值

测量项目	测量值	平均值	标准差
SNA（°）	84	82.8	4
SNB（°）	81	80.1	3.9
ANB（°）	3	2.7	2
MP–FH（°）	38*	31.1	5.6
MP–SN（°）	36	32.5	5.2
Y–axis（°）	75*	66.3	7.1
SN–Po（°）	80	80.5	3.9
U1–SN（°）	98*	105.7	6.3
L1–MP（°）	98	93.9	6.2
U1–L1（°）	128	124.2	8.2
U1–NA（mm）	26	22.8	5.7
L1–NB（mm）	21*	30.3	5.8

注：* 表示异常值。

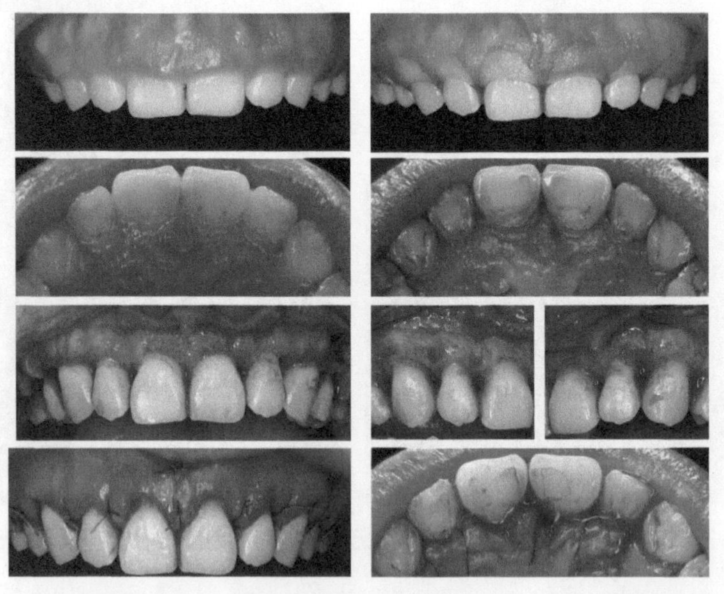

图 27.4 牙冠延长术过程。依照理想龈缘外形做内斜切口，翻全厚瓣后见扶壁骨大量，骨切除 + 骨成形至骨嵴顶到釉牙骨质界距离不小于 2 mm，龈瓣修整，复位间断缝合

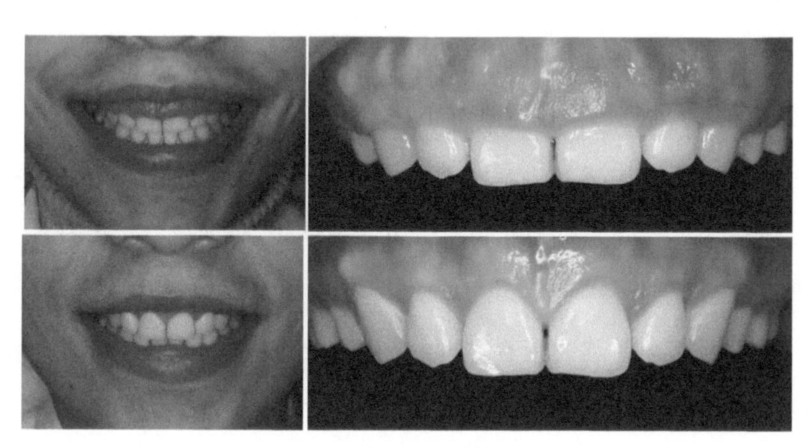

图 27.5　牙冠延长术后 1 年对比

病例分析

该患者存在凸面型、牙弓前突、露龈笑等美学问题。一般来讲，导致露龈笑的原因主要包括：上颌骨垂直向发育过度、上唇过短、牙龈过量、临床牙冠过短。美学评估应包括颌骨、上下唇、牙齿和牙龈各项内容，来确定正颌、正畸、牙周治疗、修复的需要。唇齿龈的美学参考标准见表 27.3。

表 27.3　唇齿龈美学参考标准

解剖结构	参考标准
唇	鼻下点 - 上口点的距离：男性平均（22 ± 2）mm，女性平均（20 ± 2）mm
齿	临床牙冠长宽比例协调（上前牙牙冠宽长比≈ 80%） 上颌中切牙临床牙冠平均长 10.5 ～ 11.0 mm，宽 8.0 ～ 8.5 mm
龈	健康 龈乳头充盈 牙龈顶点位于上中切牙稍远中、侧切牙正中 上颌侧切牙龈缘位于中切牙和尖牙龈缘冠方 0.5 ～ 1.0 mm
齿 - 唇	下颌放松轻张口时上牙切端可见 笑时上前牙切端连线呈与下唇一致的凸线
龈 - 唇	牙龈暴露 1 mm 以内较为合适，普遍认为 > 3 mm 美观较差

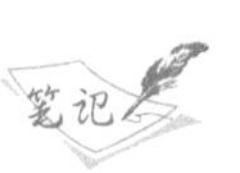

对本病例患者进行美学评估可知，患者颌骨发育、唇形态、上牙切端与上下唇的相互位置基本正常，存在的异常参数是牙弓突度、临床牙冠形态、牙龈外形和牙龈与上唇的关系。同时，不良的口呼吸习惯在一定程度上加重了牙龈过量并影响远期预后，也要在治疗中进行纠正。

本病例存在的制约因素主要为患者牙齿解剖形态和支持骨情况不佳，即解剖牙冠较方圆、根长欠佳、支持骨量欠佳、骨嵴顶位于釉牙骨质界根方约 2 mm。若一味达到理想的临床牙冠宽长比等美学标准，势必大量去骨，导致根面暴露、冠根比失调、牙齿松动、后期需配合修复治疗、远期预后差等一系列问题。

因此，综合考虑患者存在的美学问题和解剖限制，我们制定的治疗方向为消除炎症、纠正不良习惯、纠正面型和牙弓突度、尽量保护支持骨组织、适当去除软组织、尽量防止根面暴露、兼顾健康、功能和美观。

牙周基础治疗控制了炎症，为正畸治疗保驾护航，并为手术切口设计和术后愈合的可预期性打下良好的基础。正畸治疗纠正了凸面型、前牙唇倾和不良口呼吸习惯，使得美学成形手术在较为稳定的前提下进行。在美学冠延长手术时，选择依照患者笑时的上唇位置、釉牙骨质界位置和理想龈缘外形做内斜切口，大量修整扶壁骨，保守去除支持骨组织。术后 1 年，患者对疗效满意，上前牙支持骨量几无减少，牙齿稳定性同术前，根面未暴露，进一步长期观察仍在追踪中。

病例点评

该病例为一例通过正畸牙周联合治疗改善美观的病例，该病例美观不调的原因主要是面型、牙龈软组织过量、个别位点存在被动萌出不足和临床牙冠过短问题，因此治疗时要对应处理。正畸治疗过程中需要明确诊断，检查患者的殆平面、上前牙、下前牙的位置，尤其是上切牙的垂直向位置，兼顾面型的改善、纠正不良习惯、确定治疗后上颌切牙的最终位置和角度；牙周治疗过程中，需要在正畸治疗前、中、后始终维护牙周组织的健康，在牙冠延长术中纠正了牙周软硬组织问题，从而达到良好的前牙美学效果。需要注意的是，口腔医生在治疗过程中要始终明确，即使针对美学病例，牙齿的健康和功能依然是首要考虑的问题，只有牙齿的健康和功能得到保证，才能更好地维持美学效果。

（贾雪婷 黄晓峰 李笑迎）

参考文献

1. 孟焕新 . 临床牙周病学 . 2 版 . 北京：北京大学医学出版社，2014：367–369.
2. ZUHR O，HÜRZELER M. Plastic–esthetic periodontal and implant surgery：A microsurgical approach. Berlin：Quintessence Publishing，2012：120–137.
3. PANOSSIAN A J，BLOCK M S. Evaluation of the smile：facial and dental considerations. J Oral Maxillofac Surg，2010，68（3）：547–554.

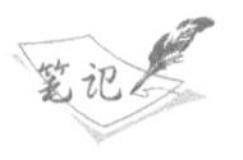

028 右上双尖牙残根正畸牵引后桩核冠修复一例

病历摘要

患者男性，35 岁。

主诉：右上后牙龋坏近 10 年，近日牙冠折裂，要求治疗。

现病史：约 10 年前，右上后牙曾经疼痛，症状时轻时重，未曾治疗。1 周前因咬硬物牙齿折裂，前来就诊。

既往史：体健。

检查：15 腭侧牙冠近 3/4 缺损，根面近中及腭侧齐龈，远中及腭侧位于龈下 2 ～ 3 mm，根面龋坏大，侵犯生物学宽度。颊侧牙体变色，龋坏重，壁薄，牙体抗力差，可探及髓腔，无叩痛，不松动。少量龈上牙石，PD 1 mm。牙列完整，双侧磨牙关系中性，覆𬌗、覆盖基本正常。双侧颞下颌关节无疼痛，无弹响，开口度三横指，开口型正常。面部对称。

X 线根尖片显示：15 冠部大面积密度减低，未见根管内高密度影像，冠根比大约 1∶2，根尖周骨组织密度均匀（图 28.1）。

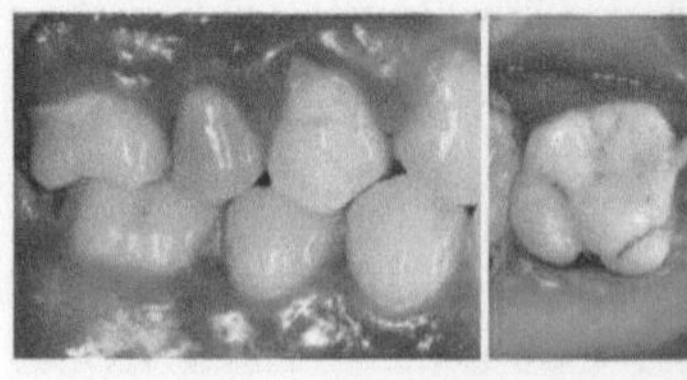 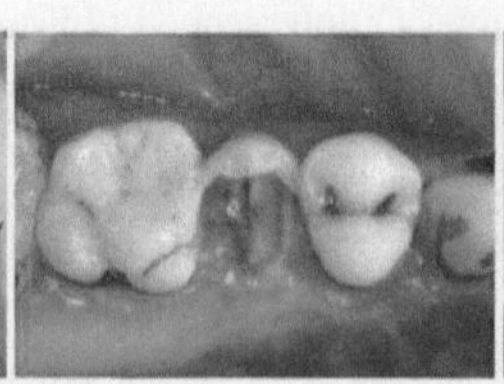 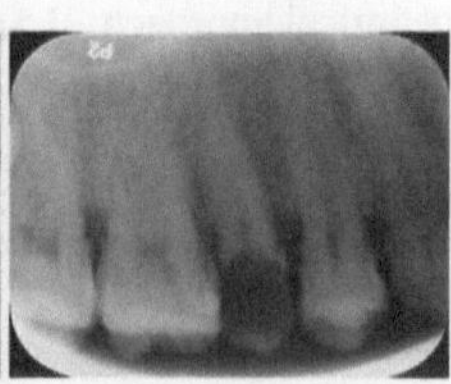

图 28.1　15 治疗前口内像及 X 线根尖片

诊断：① 15 慢性牙髓炎；② 15 牙体缺损。

治疗计划：①牙周洁治；②15根管治疗；③15正畸牵引；④15桩核冠修复。

治疗过程

向患者交代病情、治疗计划、治疗风险及并发症，患者强烈要求保留患牙，签署知情同意书。

1. 常规洁治。

2. 15根管治疗（图28.2）。

3. 15观察4周后无症状，根管内氧化锌粘结牵引钉，局部固定正畸矫治器垂直牵引。正畸每4周加力一次，牵引残根直至根面位置达到冠修复牙本质肩领要求（图28.3、图28.4）。保持3个月。正畸牵引过程中，出现15牙龈组织冠向迁移（图28.4）。

4. 15牙冠延长术，修整牙槽骨及牙龈（图28.5）。

5. 15牙冠延长术后2个月，纤维桩+树脂核+二氧化锆冠修复（图28.6）。

6. 定期复查。15修复后20个月复查（图28.7）。

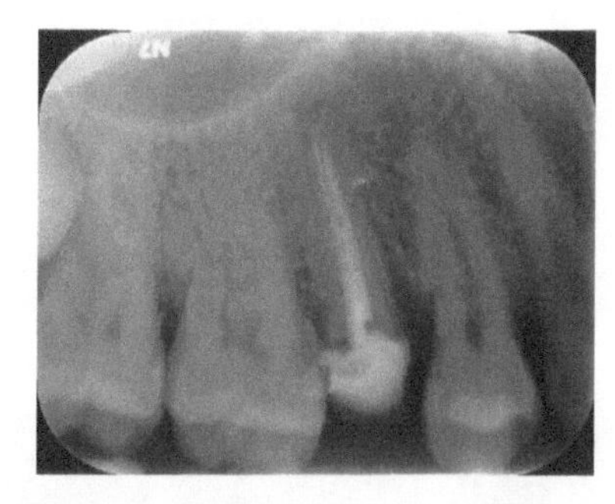

图28.2　15根管治疗术后，观察4周

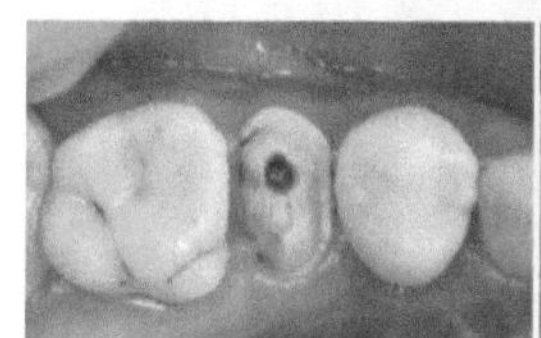
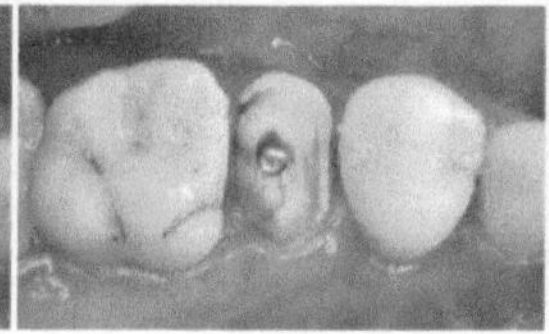
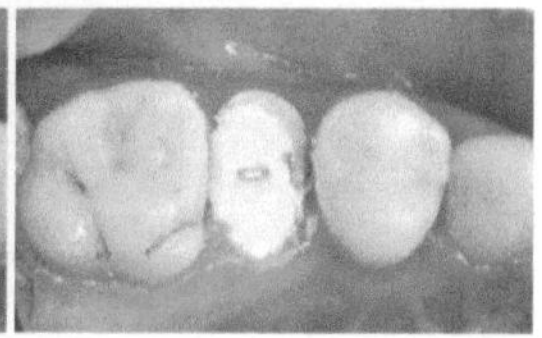

图28.3　15根管内氧化锌粘结牵引钉

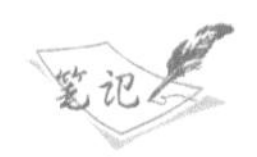

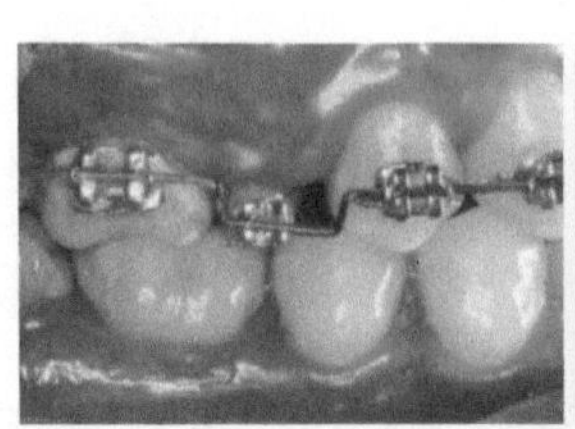
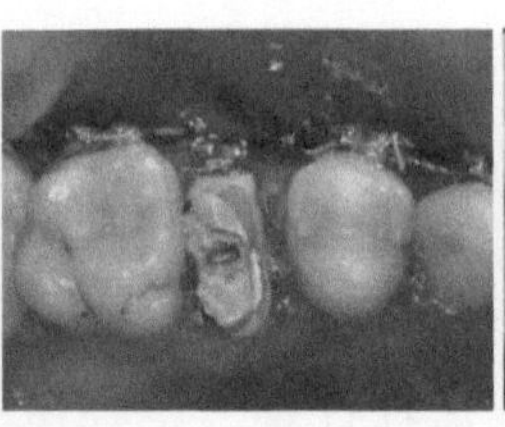
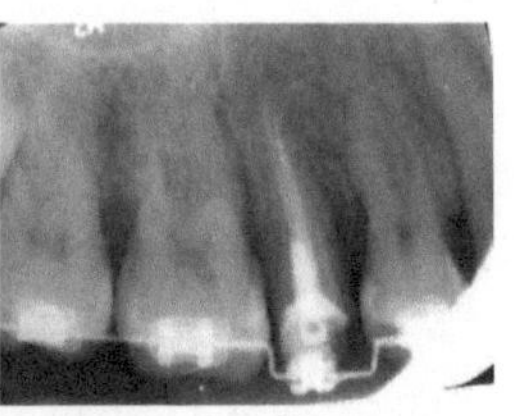

图 28.4　15 局部固定正畸矫治器垂直牵引。正畸牵引过程中，出现 15 牙龈组织冠向迁移

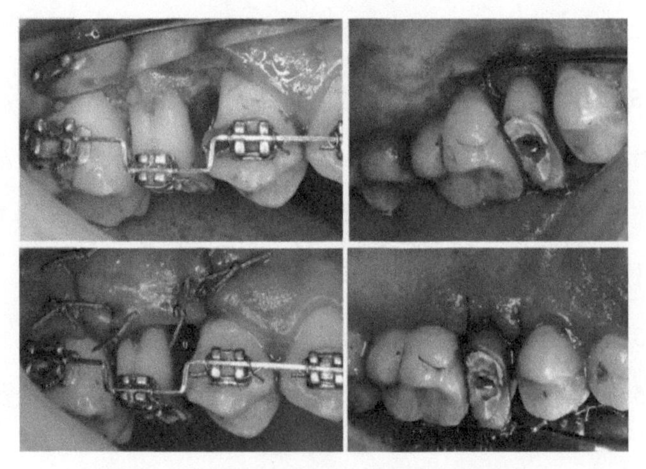

图 28.5　15 行牙冠延长术，修整牙槽骨及牙龈

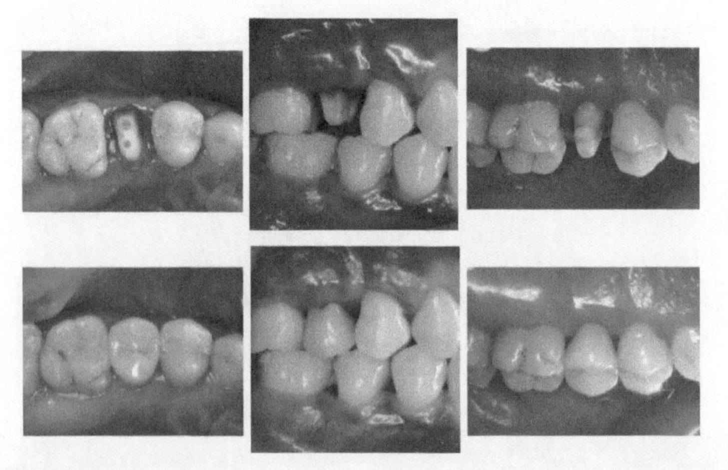

图 28.6　15 牙冠延长术后 2 个月，纤维桩 + 树脂核 + 二氧化锆冠修复

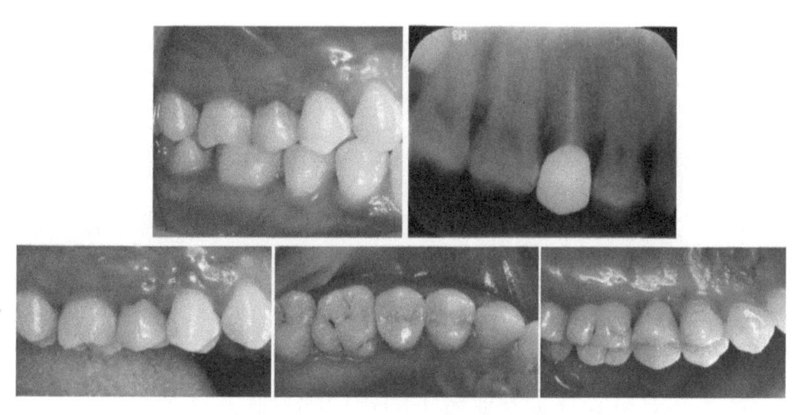

图 28.7　15 修复后 20 个月复查

病例分析

患者的 15 是一个没有及时治疗、龋坏严重的患牙，本次就诊时该牙已经介于拔除与保留的边缘。由于患者强烈要求保留患牙，医生结合临床检查情况，冠根比尚可、牙周状况、骨组织密度尚可，且牙列完整，可以尝试通过正畸垂直牵引，将其龋坏过深的牙体根面向船方移动，形成修复的牙本质肩领，从而相对增加牙体组织的抗力，为远期修复效果提供保证。

正畸牵引治疗及术前评估对于该患牙的保留至关重要，同时，治疗过程也相对较长。正畸术中及术后出现了牙龈组织的冠向迁移变化，需要进行牙周手术，这种情况尽管不是必然发生于每个牵引病例，但医生要有足够的术前预判，并与患者进行充分的沟通。

病例点评

尽管本病例是针对一颗患牙的保留，却涉及了牙体、正畸、牙周、

修复四个口腔亚专业学科，各个治疗环节缺一不可。正畸牵引是保留这类残根、残冠的一种有效手段，为后期修复奠定了生物力学基础。本病例治疗周期较长，难度较大，合理治疗计划的制定、每个治疗环节专业技术的实施、各个专业之间的及时沟通和紧密衔接是最终治疗成功的保障。尽量保存天然牙，将牙齿保存做到极限，变不能为可能，是口腔医学多个学科综合治疗的终极目标。为了实现这一目标，常常需要口腔各个专业医生的密切配合和共同努力。

（杨　瑛　张方明　王晓颖　贾雪婷）

参考文献

1. SCHOLTES E，SUTTORP C M，LOOMANS B A，et al. Combined orthodontic，surgical，and restorative approach to treat a complicated crown–root fracture in a maxillary central incisor. Am J Orthod Dentofacial Orthop，2018，154（4）：570–582.

2. ARTIEDA–ESTANGA A，CASTELO–BAZ P，BELLO–CASTRO A，et al. Management of a crown–root fracture：A novel technique with interdisciplinary approach. J Clin Exp Dent，2018，10（6）：620–623.

3. LISHEN W，IN MEEI T，MARNY MOHAMED A，et al. An interdisciplinary approach for management of an extensive carious premolar. Iran Endod J，2018，13（3）：403–406.

4. 孟庆飞，张甲第，孟箭 . 模拟正畸牵引术联合牙本质肩领设计对斜折残根抗折力影响的实验研究 . 现代口腔医学杂志，2018，32（01）：32–35.

5. FARIA L P，ALMEIDA M M，AMARAL M F，et al. Orthodontic extrusion as treatment option for crown–root fracture：Literature review with systematic criteria. J Contemp Dent Pract，2015，16（9）：758–762.

6. 马春亮，唐晓琳 . 牙冠延长术与正畸牵引术在保留残根治疗方面研究进展 . 中国实用口腔科杂志，2013，6（3）：187–190.

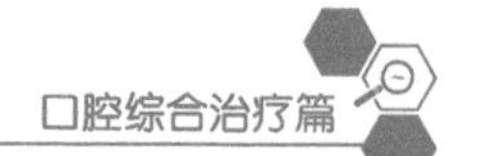

7. CANOGLU H，GUNGOR H C，CEHRELI Z C. Management of cervical root fracture using orthodontic extrusion and crown reattachment：a case report. Oral Surg Oral Med Oral Pathol Oral Radiol Endod，2007，104（3）：e46–e49.

029 牙列缺损伴重度磨耗的多学科综合治疗一例

病历摘要

患者男性，87 岁。

主诉：多牙缺失，牙齿磨耗重，要求修复。

现病史：患者多年前牙齿出现龋坏，陆续拔除部分牙齿，剩余牙齿咀嚼效率低，磨耗重，影响进食。有吃硬性食物的习惯。

既往史：体健。

检查：16、22、23、27 缺失。11–15、17、21、24、25、26、35、44、45、47 残根，其中 25、35、45 根面龋坏过大，牙体抗力差。下颌其余牙齿重度磨耗，34–37、44–47 牙体治疗不完善，44 龋坏过大，牙体抗力差。42–32 临床冠过短。余牙无叩痛，不松动。牙周检查未见明显异常（图 29.1）。𬌗曲线异常，息止𬌗间隙 4 ～ 5 mm（图 29.2）。上前牙区牙槽嵴丰满，垂直向发育过度，笑线较高（图 29.3）。双侧颞下颌关节检查未见明显异常，张口度 4 cm，面部对称。

曲面断层片显示：44、47 原充填物周围低密度影像，未见根充影像。17、25、26、34、37、45、46 根充不完善。14、25、26、36、46 根尖周低密度影像（图 29.4）。

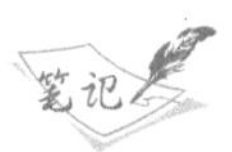

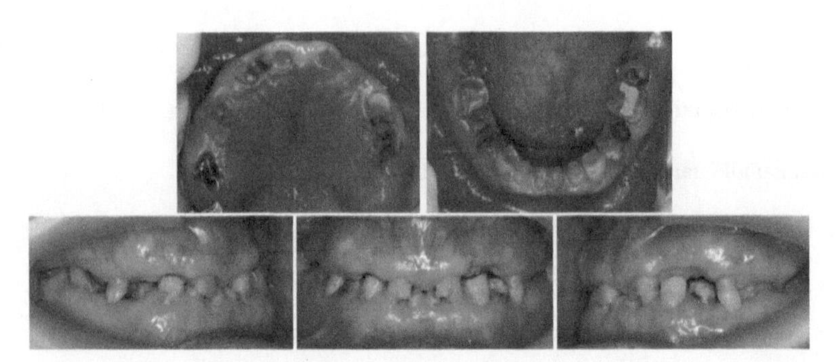
图 29.1　初诊时口内情况

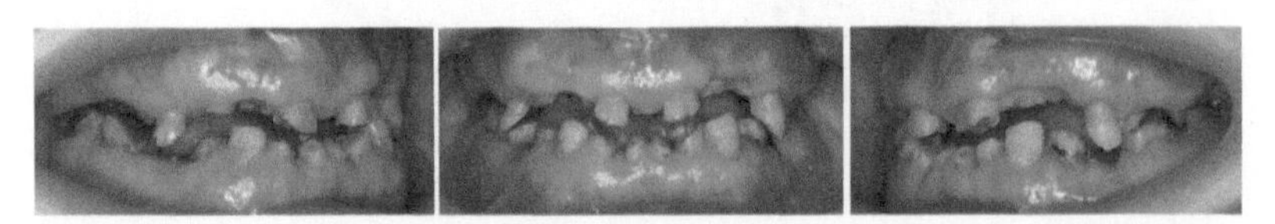
图 29.2　初诊时息止𬌗间隙及𬌗曲线情况

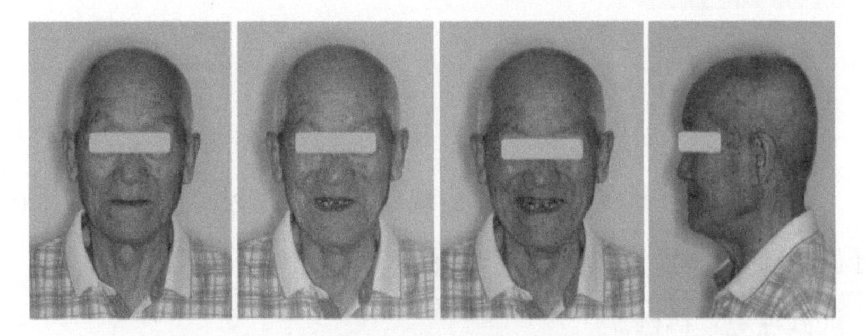
图 29.3　初诊时面像

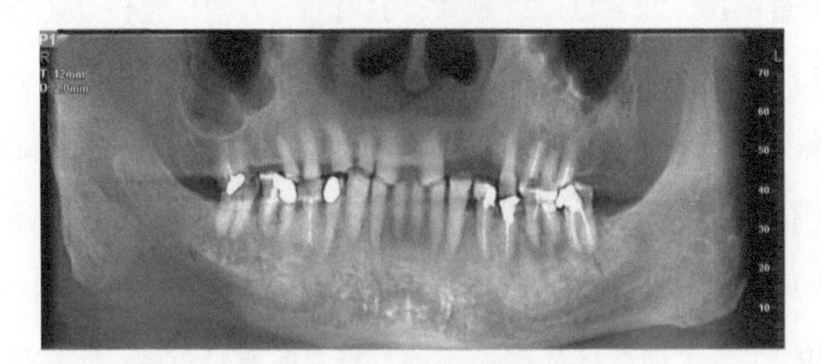
图 29.4　初诊时曲面断层片

诊断：①牙列缺损；②牙体缺损。

治疗方案的选择

该患者下颌牙列缺损范围小，牙体缺损严重，𬌗曲线异常明显，比较适宜采用冠桥固定方式进行修复。上颌主要有两种治疗方案可以选择，一种是全颌固定修复（全颌种植固定修复或局部种植固定修复+天然牙冠修复），另一种是天然牙根支持的全口覆盖义齿修复。

向患者交代病情、治疗方案、治疗风险及并发症，患者选择了上颌天然牙根支持的全口覆盖义齿修复及下颌冠桥固定修复方案。

治疗计划

1. 患牙的拔除

（1）拔除龋坏过大的 25、45、34、35 残根残冠。

（2）由于患者上前牙区牙槽嵴过于丰满，笑线较高，并且𬌗龈距离较小，12、11、21 残根的存在会造成该区覆盖义齿的排牙空间不足，影响义齿强度及美观效果，所以决定拔除 12、11、21 残根。同时，上颌余留牙的数目与位置分布合理，可以保证全口覆盖义齿的固位和稳定。

2. 牙体牙髓疾病的治疗：13、14、15、17、24、26、36、37、44、46、47。

3. 临时义齿修复，确定正中𬌗位置。

4. 42–32 冠延长术，为固定修复创造固位条件。

5. 下颌固定义齿修复。

6. 上颌天然牙根支持的磁性附着体全口覆盖义齿修复。

7. 定期复查。

治疗过程

1. 患牙的拔除（7 颗）：12、11、21、25；45、34、35（图 29.5）。

2. 根管治疗：13、14、15、17、24、26、36、37、44、46、47（图 29.5）。

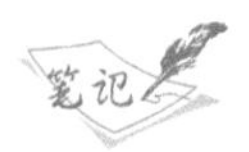

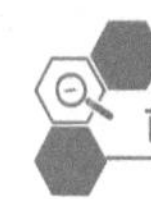

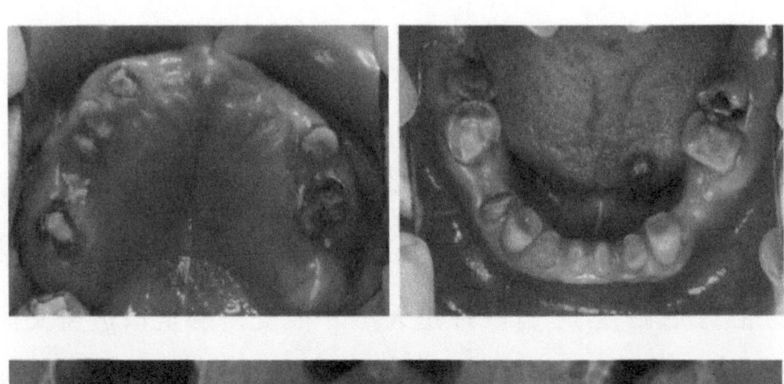

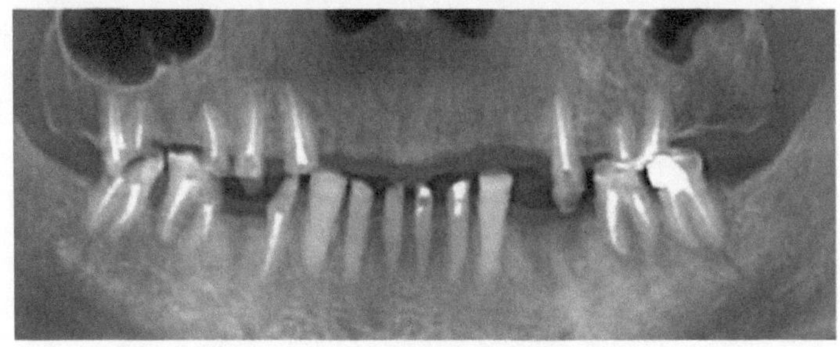

图 29.5 患牙拔除及根管治疗完成后

3. 临时义齿修复，确定正中𬌗位置。戴用 3 个月以上（图 29.6）。

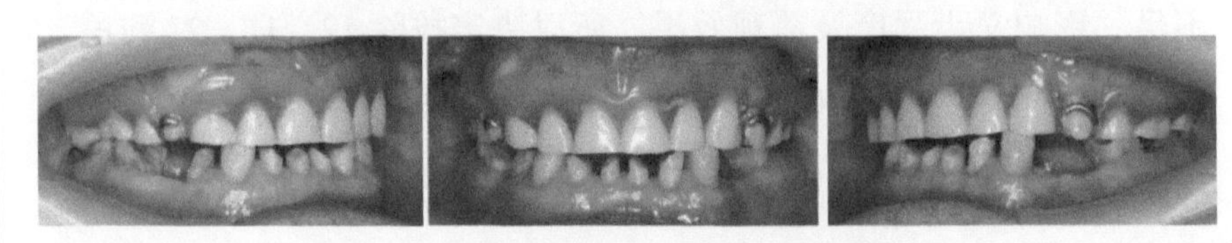

图 29.6 戴用临时义齿，确定正中𬌗位置

4. 42–32 冠延长术，为固定修复创造固位条件（图 29.7）。冠延长术后 2 周行临时冠修复，冠延长术后 8 周行永久性修复。

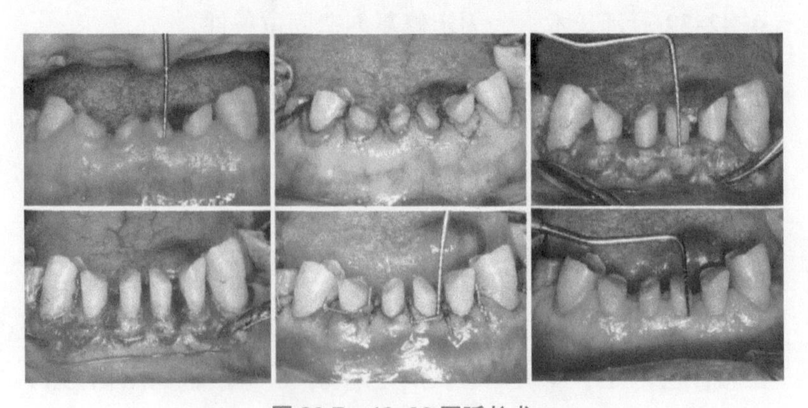

图 29.7 42–32 冠延长术

5. 下颌固定义齿修复：31、32、37、41、42、47 二氧化锆单冠修复，33–36、44–46 二氧化锆固定桥修复（图 29.8）。

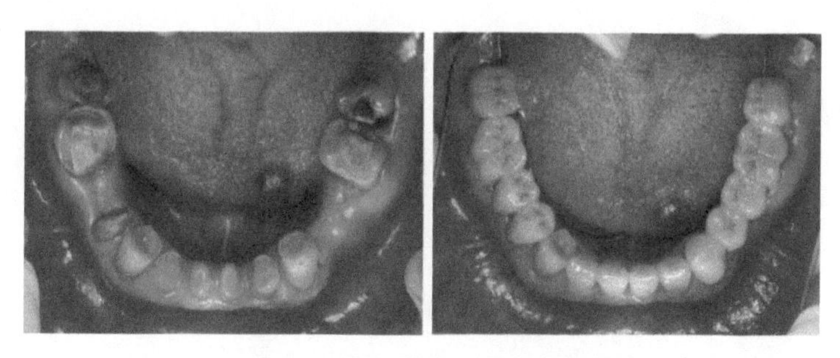

图 29.8　下颌固定义齿修复完成

6. 上颌天然牙根支持的磁性附着体全口覆盖义齿修复：13、14、15、17、24、26 为磁性附着体（图 29.9）。

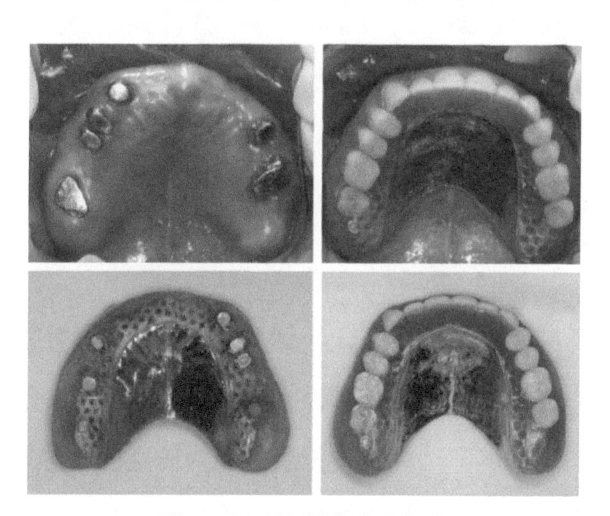

图 29.9　全口覆盖义齿完成

7. 患者自 2017 年 5 月初诊至 2018 年 2 月最终修复完成，历时 9 个月（图 29.10、图 29.11）。患者的口颌功能和美观较治疗前均得到了较大的恢复和改善（图 29.12）。

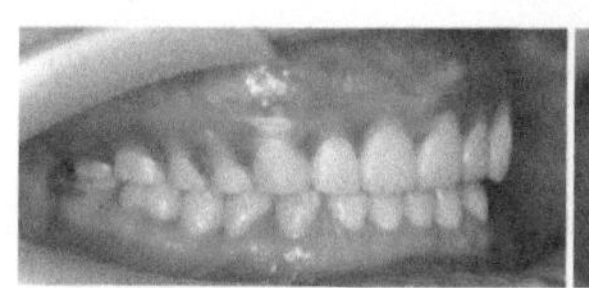
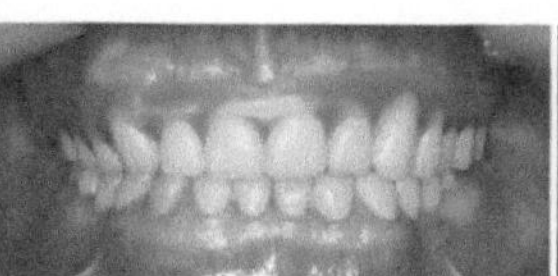
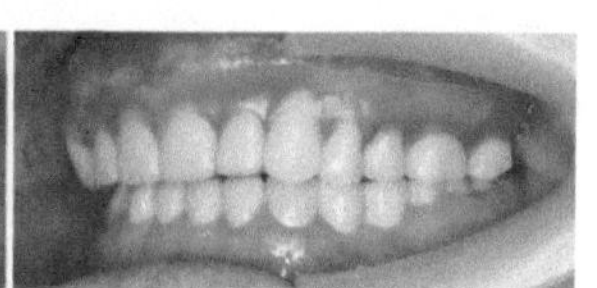

图 29.10　最终修复完成时的口内像

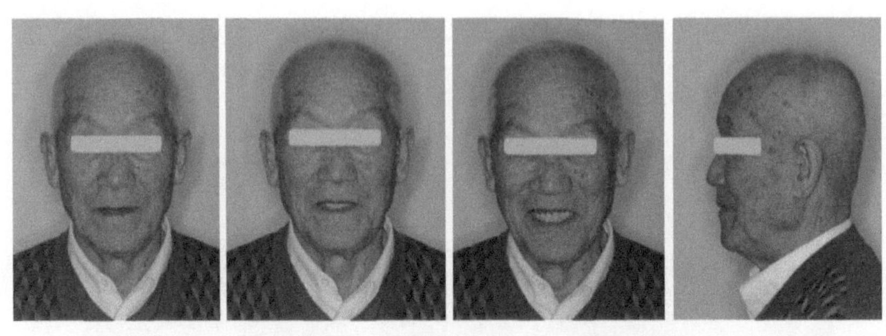

图 29.11 最终修复完成时的面像

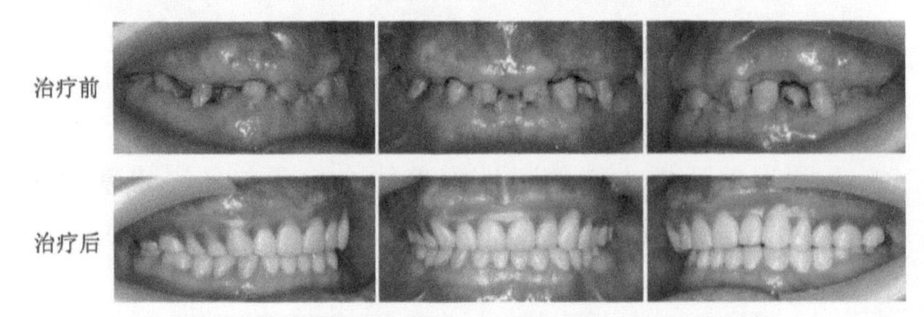

图 29.12 治疗前后对比

病例分析

该患者既有牙列缺损和多牙牙体严重缺损，又有殆曲线的明显异常，其治疗难度大，疗程长，涉及多专业、多学科的综合协作治疗，合理治疗方案的制定和选择至关重要。作为医生应该能够为患者提供多种治疗方案，同时医患双方要充分沟通，达成共识，选择切实可行的治疗方案。

关于修复体的选择，下颌由于缺牙数目较少，余留牙磨耗重，殆曲线明显异常，但牙周健康，基牙稳固，采用固定冠桥修复体可以同时修复下颌牙体缺损及牙列缺损，并恢复殆曲线。上颌残根残冠条件差，数量少，加之垂直距离不大，没有条件直接利用天然牙进行固定修复。患者基于年龄和治疗费用的考虑，放弃了上颌种植固定修复的方案，选择了相对保守的天然牙磁性附着体固位的全口覆盖义齿修复。

该患者多个基牙完善的根管治疗为其大范围的固定修复及天然牙磁性附着体的应用打下了良好的基础。42–32 采用冠延长术，其主要目的是改变基牙冠根比，为固定修复体创造固位空间，同时兼顾了下前牙区的“粉白”美学。

针对这类复杂口腔疾病的患者，医生必须为其设计合理的治疗流程。能够同期进行的治疗项目尽量平行推进，从而提高诊疗效率，达到事半功倍的效果。比如：该患者拔除患牙后牙槽窝的愈合、牙冠延长术后牙周组织的改建都需要一个较长的临床恢复期；而利用临时义齿确定适宜的正中𬌗位置，至少需要 3 个月以上的临床观察才能进行最终修复。因此，上述治疗项目应该安排在整体治疗流程的早期，从而为后期治疗打下良好的基础。同时，患者对治疗方案和治疗流程的认知程度及依从性，也是提高诊疗效率和获得良好治疗效果的有效保障。

病例点评

1. 该病例是一个典型的、较为复杂的口腔多学科综合治疗病例。这类病例的诊治应该遵循以修复专业为主导的“上游控制”和以修复为最终治疗结果的多学科联合治疗原则。在综合治疗理念指导下，制定切实有效的治疗方案、建立合理的治疗流程、应用多学科专业技术，为患者提供全面系统的治疗，从而恢复口颌系统功能。

2. 口腔多学科综合治疗方案的制定，需要在充分了解患者病史及病情的基础上，明确各种口腔疾病的诊断，评估各种可能影响治

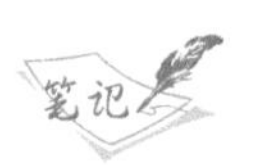

疗方案和治疗效果的因素，明确治疗目标，制定切实有效的治疗方案。治疗方案常常需要根据实际治疗情况进行再次评估和调整。

3. 复杂口腔疾病患者的具体治疗实施常常涉及牙槽外科、牙体、牙周、修复、正畸等多个专业，各专业的医生都应该具有多学科综合诊疗的意识和理念，各专业之间的紧密沟通和协作配合是最终获得良好功能恢复和美学效果的保证。

（张方明　杨　瑛　李瑞奇　贾雪婷）

参考文献

1. 王翠，胡文杰，张豪．多学科综合治疗重建口腔功能一例．中华口腔医学杂志，2016，51（10）：587–590.

2. KOIS D E，KOIS J C. Comprehensive risk–based diagnostically driven treatment planning：Developing sequentially generated treatment. Dent Clin North Am，2015，59（3）：593–608.

3. WOJTYNSKA E，BĄCZKOWSKI B，PRZYBYŁOWSKA D，et al. A multidisciplinary treatment of patients with craniofacial disorders. Own experience. Dev Period Med，2015，19（4）：464–470.

4. 朱晓英．中重度牙周炎的多学科联合治疗．中华老年口腔医学杂志，2015，13（2）：118.

5. GURREA ARROYO J，BOLLAIN I G，ESQUIU C P. Multidisciplinary treatment plans in the adult patient – step by step and rationale. Eur J Esthet Dent，2012，7（1）：18–35.

6. GOTTESMAN E. Periodontal–restorative collaboration：the basis for interdisciplinary success in partially edentulous patients.Compend Contin Educ Dent，2012，33（7）：478–82，484–6，488–90；quiz 491，510.

7. 方晓，刘海涛，邱兴亚，等．老年牙列缺损复杂患者的口腔综合治疗 1 例．中华老年口腔医学杂志，2012，10（4）：230–232.

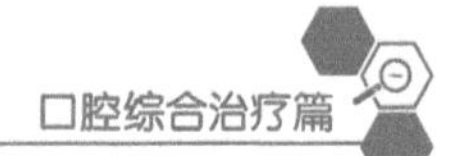

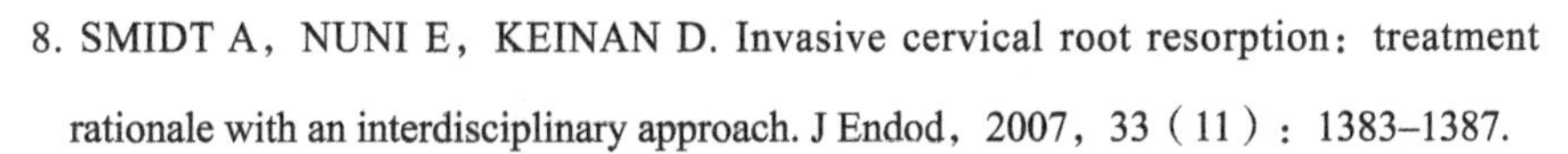

8. SMIDT A，NUNI E，KEINAN D. Invasive cervical root resorption：treatment rationale with an interdisciplinary approach. J Endod，2007，33（11）：1383–1387.
9. 张春元，陈霞云，鲁洁，等 . 成人个别错位牙的多学科综合治疗临床探讨 . 中华医学美容杂志，2005，11（4）：206–208.
10. 高晓辉，韩慕，张熙恩，等 . 口腔多学科综合治疗的临床探讨 . 口腔颌面修复学杂志，2003，4（3）：176–178.

030 右上磨牙半切除术后冠修复一例

病历摘要

患者女性，50 岁。

主诉： 右上后牙咀嚼时疼痛 2 年，近 1 个月加重。

现病史： 患者 2 年前感觉右上后牙咀嚼时疼痛，症状时轻时重。近 1 个月加重。无外伤或咬硬物史。

既往史： 体健。

检查： 17 牙冠未见龋坏及隐裂，𬌗面牙本质暴露，无探痛，叩痛（+），不松动，牙髓活力试验同对照牙。少量龈上牙石，PD 1 mm。余牙未见明显异常。咬合关系未见异常，张口度 3.5 cm。

X 线检查显示： 18 远中埋伏阻生，17 远中颊根近根尖 1/3 处形态不完整，根尖周未见明显异常（图 30.1）。

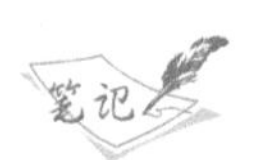

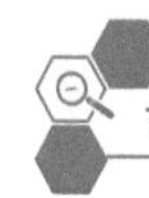

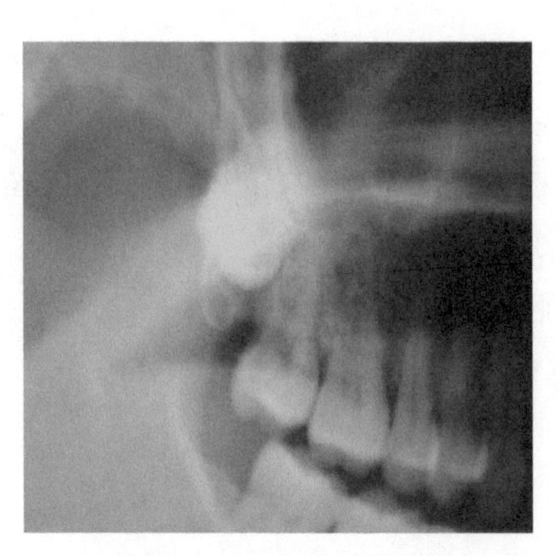

图 30.1　17、18 的 X 线片

诊断：① 17 牙根外吸收；② 18 埋伏阻生牙。

治疗计划：①牙周洁治；② 18 拔除；③ 17 根管治疗后，行牙半切除术；④ 17 冠修复。

治疗过程

1. 2008 年初诊治疗过程

向患者交代病情、治疗计划、治疗风险及并发症，患者强烈要求保留患牙，签署知情同意书。

（1）常规洁治后，拔除 18 埋伏阻生牙。

（2）17 根管治疗术后，行牙半切除术，切除远中颊侧牙体及远中颊根，调𬌗（图 30.2）。

（3）观察 3 个月后，17 金属烤瓷冠修复（图 30.3）。

（4）定期复查。

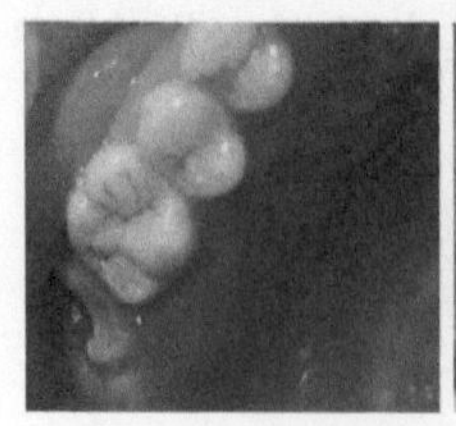
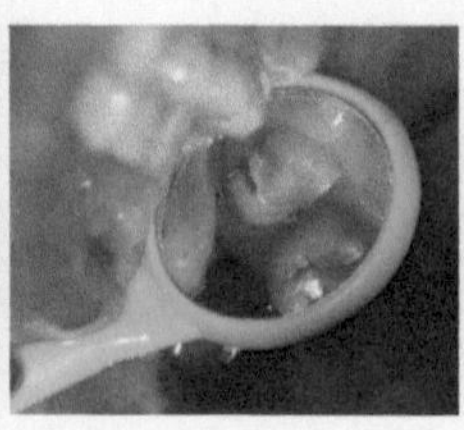
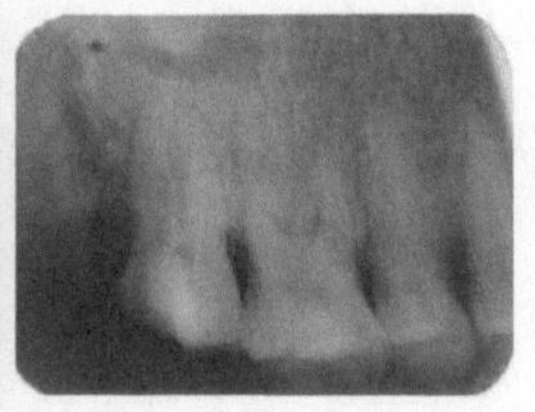

图 30.2　17 根管治疗术后，行牙半切除术，切除远中颊侧牙体及远中颊根

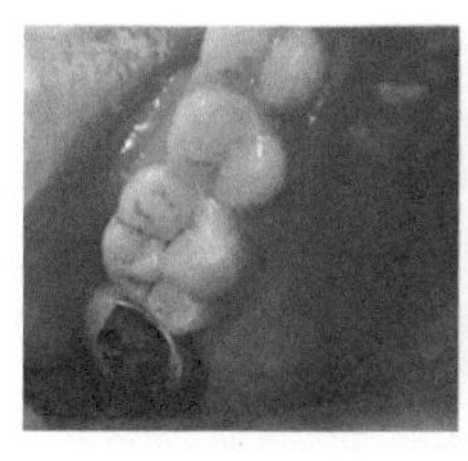
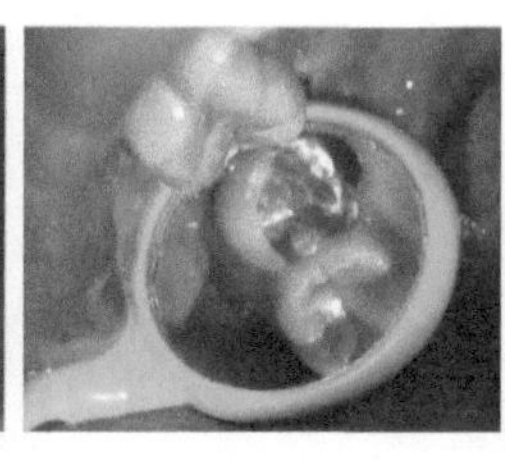
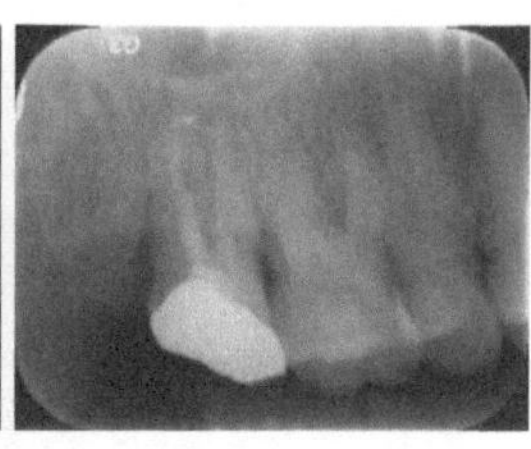

图 30.3　17 金属烤瓷冠修复（2008 年）

2. 2015 年再次修复治疗过程

（1）2015 年 7 月，17 冠修复体修复 7 年后穿孔、脱落。检查：17 未见龋坏，无叩痛，不松动，少量龈上牙石，牙龈轻度红肿。X 线检查未见明显异常（图 30.4）。

（2）17 选择二氧化锆冠再次修复，至今未见异常（图 30.5、图 30.6）。

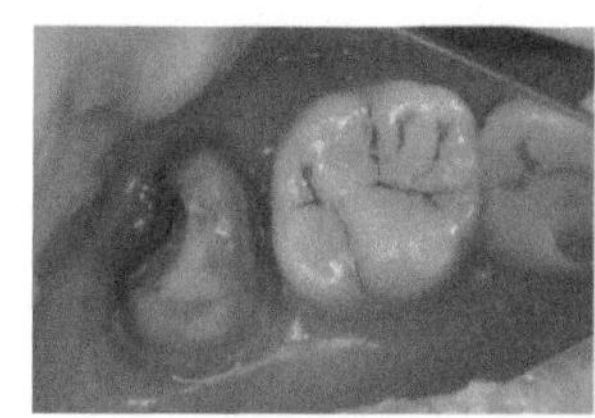
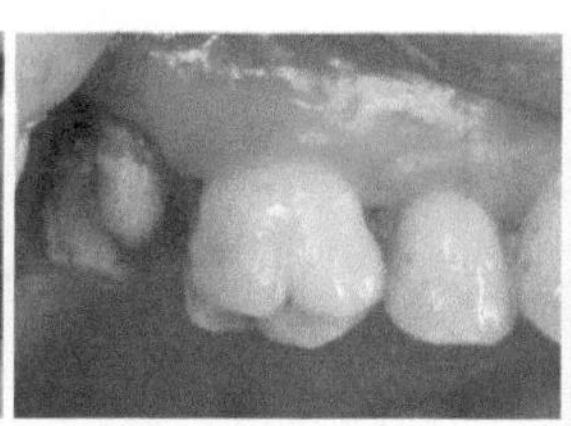
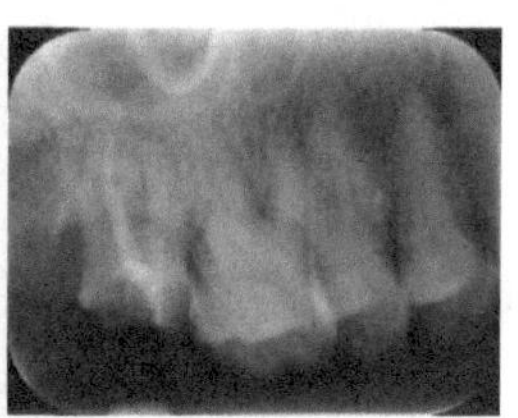

图 30.4　17 冠修复体穿孔、脱落（2015 年 7 月）

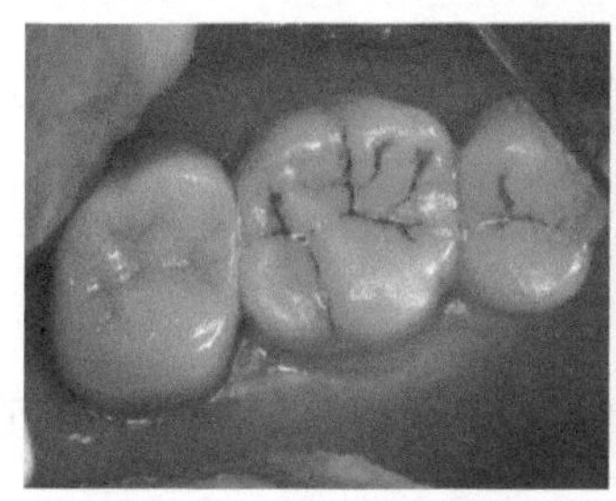
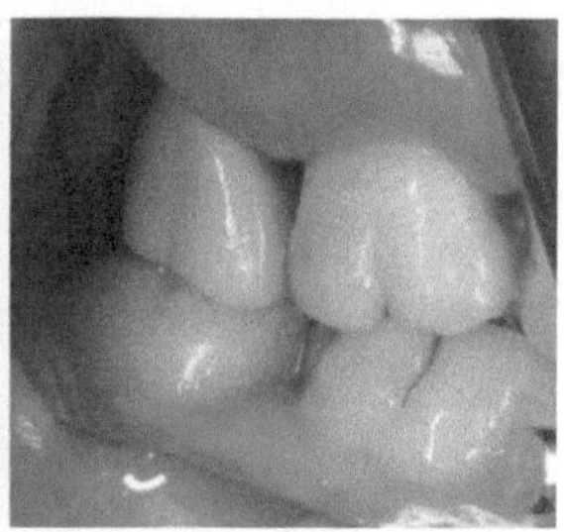

图 30.5　17 二氧化锆冠再次修复（2015 年 7 月）

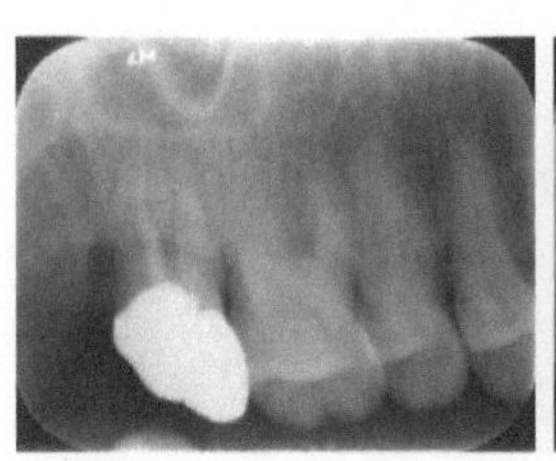
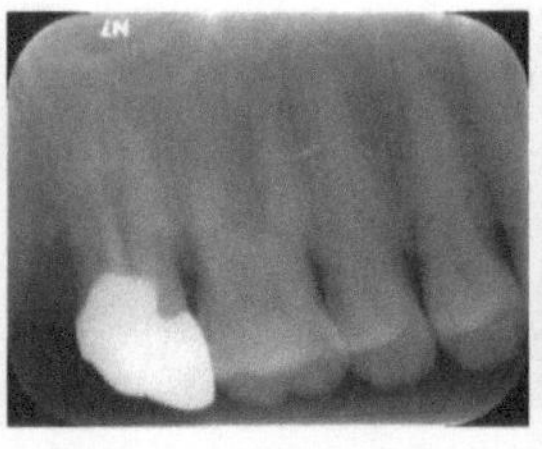
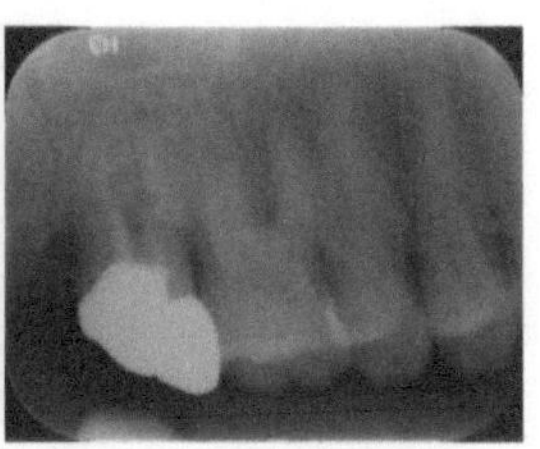

2015 年 7 月 17 日　　2016 年 5 月 16 日　　2019 年 2 月 11 日

图 30.6　17 二氧化锆冠再次修复及复查根尖片（2015—2019 年）

病例分析

该患者初诊时 17 无咬合创伤，无外伤史；牙冠表面结构完好，无龋坏，无隐裂，牙髓活力正常，牙周检查未见异常，但该牙临床症状明显，寻找病因必须借助 X 线检查，进一步确认牙根病变的可能性。CBCT 检查对于牙根形态异常的发现帮助最大（我院当时暂无 CBCT 设备），而单纯依靠根尖片或曲面断层片提供的影像信息有局限性，从而增加了该病例的诊断难度。

国内外相关研究显示，第三磨牙阻生引起的第二磨牙牙根外吸收多发生在下颌，发生在上颌的情况很少。该患者年龄较大，并且 18 完全埋伏阻生，临床医生容易忽略 17 牙根因 18 阻生压迫而发生外吸收的可能性。

关于 17 的保留，由于病变位于远中颊根，受解剖位置的限制，无法采用组织损伤较小的显微根尖手术或截根术去除病变牙根，应用牙半切除术截除该牙远中颊侧 1/4 临床牙冠及病变的远中颊根，是该患牙保留的唯一方法，其手术操作以及后期冠修复均有较大难度。

病例点评

1. 17 牙根因 18 埋伏阻生、压迫而发生外吸收的情况很少，容易被忽略。该病例对于临床医生尤其是年轻医生有重要的提示作用。

2. 天然磨牙的治疗及保留，应该按照病变程度由轻到重，选择直接充填、牙髓治疗、根尖显微外科手术、截根术、牙半切除术依次进行，牙半切除术可以认为是磨牙保存的最终方法。该患者自 2008 年初诊治疗到最终完成修复，行使功能 7 年后冠脱落，到 2015 年再次冠修复至今，17 患牙在口内成功保留并行使功能将近 12 年，远远超出了医生和患者的预期。

3. 关于患牙的拔除与保留，不同专业的医生有不同的观点和考量，同时也要尊重患者的诉求。该患者的 17 患牙介于拔除与保留之间，面临“直接拔除 + 种植牙”与“牙半切除术 + 冠修复→未来拔除 + 未来种植牙”两种治疗方案的选择。前者治疗过程相对简单，但是种植牙也存在术后并发症及近远期成功率的问题；而后者尽管前期治疗步骤多、难度大，但最大限度地保留了天然牙，当 17 患牙未来一旦出现问题需要拔除时，依然可以选择 17 的种植修复。后一种治疗方案相当于延长了未来种植牙的寿命。

（张方明　杨　瑛　韩培彦　周晓彤）

参考文献

1. TASSOKER M. What are the risk factors for external root resorption of second molars associated With impacted third molars? A cone–beam computed tomography study. J Oral Maxillofac Surg，2019，77（1）：11–17.

2. SETZER F C，SHOU H，KULWATTANAPORN P，et al. Outcome of Crown and Root Resection：A Systematic Review and Meta–analysis of the Literature. J Endod，2019，45（1）：6–19.

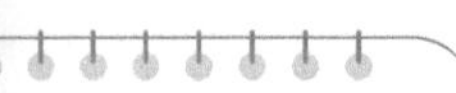
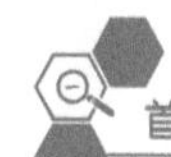

3. MEGARBANE J M, KASSIR A R, MOKBEL N, et al. Root resection and hemisection revisited. Part II: A retrospective analysis of 195 treated patients with up to 40 years of follow-up. Int J Periodontics Restorative Dent, 2018, 38 (6): 783–789.
4. SHARMA S, SHARMA R, AHAD A, et al. Hemisection as a Conservative Management of Grossly Carious Permanent Mandibular First Molar. J Nat Sci Biol Med, 2018, 9 (1): 97–99.
5. 李景辉，陈光宇，张方明 . 种植体联合牙半切术单冠修复下颌磨牙的疗效观察 . 北京口腔医学，2012，20（6）：334–337.
6. PAI A V, KHOSLA M. Root resection under the surgical field employed for extraction of impacted tooth and management of external resorption. J Conserv Dent, 2012, 15 (3): 298–302.

031 下颌智齿含牙囊肿致第二磨牙牙根外吸收治疗一例

病历摘要

患者女性，29 岁。

主诉：无明显诱因右下后牙床肿胀 7 个月，疼痛 2 天。

现病史：患者诉 7 个月前无明显诱因出现右下后牙床肿胀，否认疼痛史，因妊娠期未予诊治，7 个月来肿胀无明显加重；2 天前，肿胀处出现疼痛。

既往史：体健。

检查：颌面部基本对称，张口度、张口型正常。47 远中颊侧膨隆，黏膜红肿，扪之有乒乓球样感觉，扪痛（+），无溢脓。47 牙体完好，牙髓电活力测验同对照邻牙，无叩痛，不松动，远中 PD 4 mm。48 口内未见。37 牙体完好，牙髓电活力测验同对照邻牙，无叩痛，不松动，PD 1 ～ 2 mm，牙龈无异常。38 口内未见。

辅助检查：X 线根尖片显示：48 水平阻生，绕 48 牙冠见 2 cm × 2 cm 低密度影，边缘较清晰，未见明显骨白线；47 远中根影像不清。CBCT 显示：绕 48 牙冠直径约 2 cm 椭圆形囊腔，下界侵犯至下牙槽神经管，前界至 46 远中根，47 远中根中下 2/3 颊侧壁吸收；38 水平阻生，37 远中根吸收（图 31.1）。

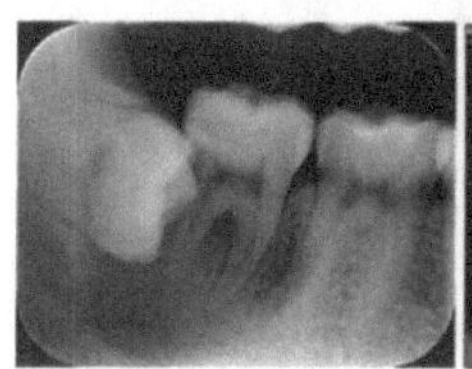
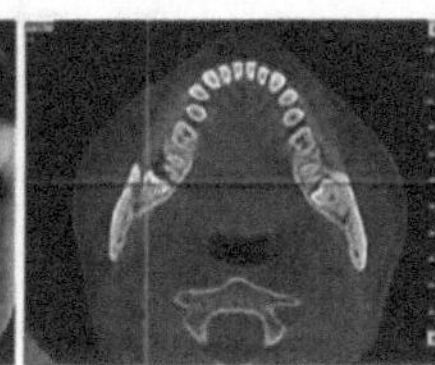
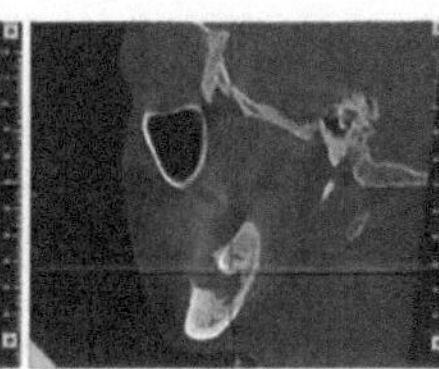
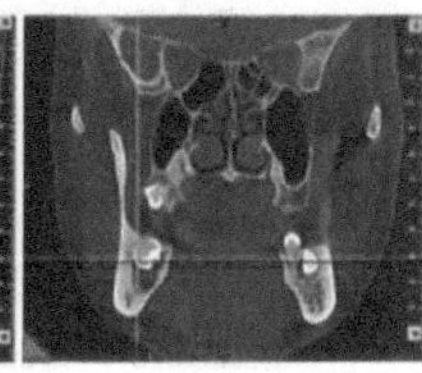

图 31.1 术前影像学检查

诊断：48 含牙囊肿继发感染；47 牙根外吸收；38 水平阻生；37 牙根外吸收。

治疗计划：48 含牙囊肿开窗术 + 摘除术；47 根管治疗术 + 牙体修复；38 拔除；37 根管治疗术 + 牙半切术 + 牙体修复。

治疗过程

1. 48 囊肿开窗取病理后囊腔内填塞碘条，病理结果回报良性囊肿，术后每周更换碘条（图 31.2）。

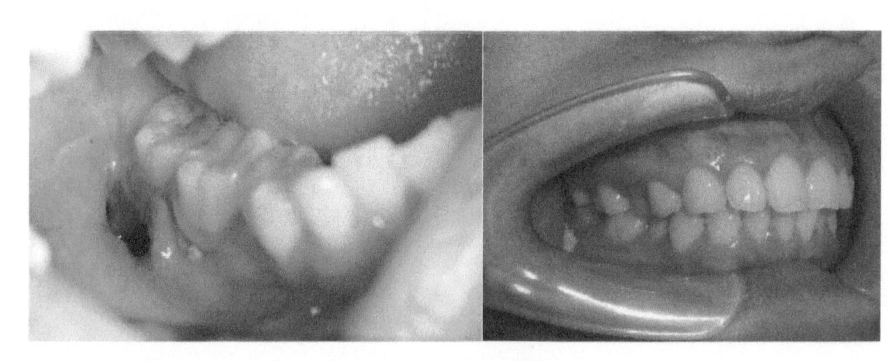

图 31.2 囊肿开窗术

2. 47 根管预备后近中根管进行根管充填，远中根管氢氧化钙糊剂封药，玻璃离子暂时充填，每 2 个月换药一次。37 行根管治疗术，一周后行 37 牙半切术及 38 拔除术。

3. 术后 3 个月检查 37 剩余牙体完好，无叩痛，松动I°，远中 PD 3 mm，牙龈无红肿。此时行 37 全瓷冠修复（图 31.3）。

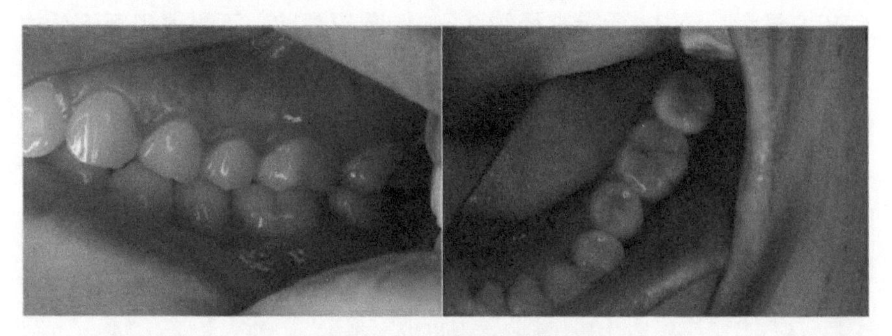

图 31.3　37 全瓷冠修复

4. 囊肿开窗术后 3 个月，CBCT 显示囊腔明显缩小，最大直径处不足 1.5 cm，下界远离下牙槽神经管，47 远中根未见进一步吸收（图 31.4）。此时行 48 拔除术及囊肿摘除术。术后半年，行 47 远中根 MTA 根充及树脂充填。

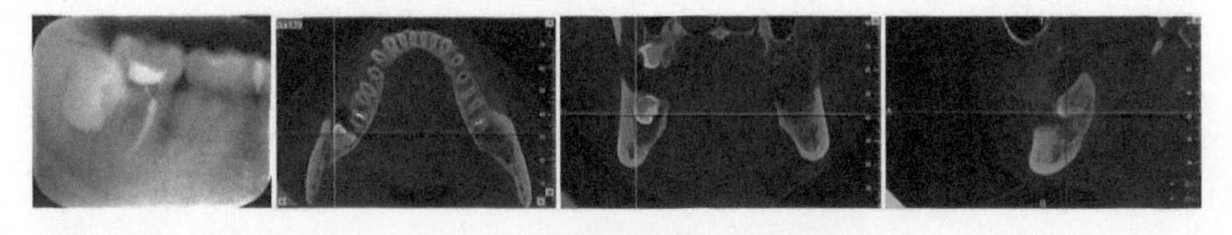

图 31.4　开窗术后 3 个月 CBCT

随访：术后两年复查：37 无叩痛，松动I°，PD 2 ~ 3 mm，牙龈无红肿。影像学检查显示：37 根尖周未见异常，远中牙槽骨高度较 2 年前无明显降低。47 无叩痛，不松动，PD 1 ~ 2 mm，影像学检查显示 47 未见进一步牙根吸收，根尖周骨质密度正常（图 31.5）。此时 47 牙根稳定，行金钯嵌体冠修复（图 31.6）。病例过程回顾见图 31.7。

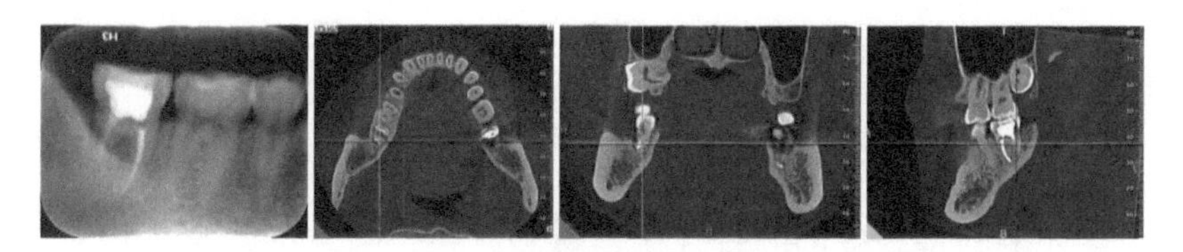

图 31.5　术后 2 年 47 牙根稳定

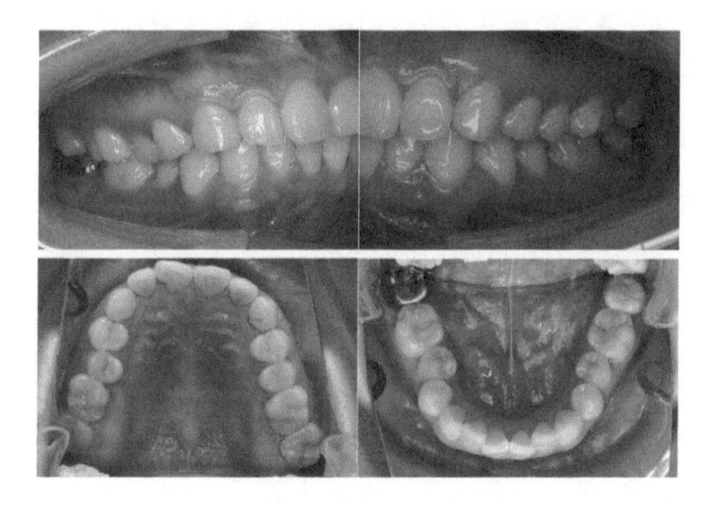

图 31.6　术后 2 年 47 完成修复治疗后

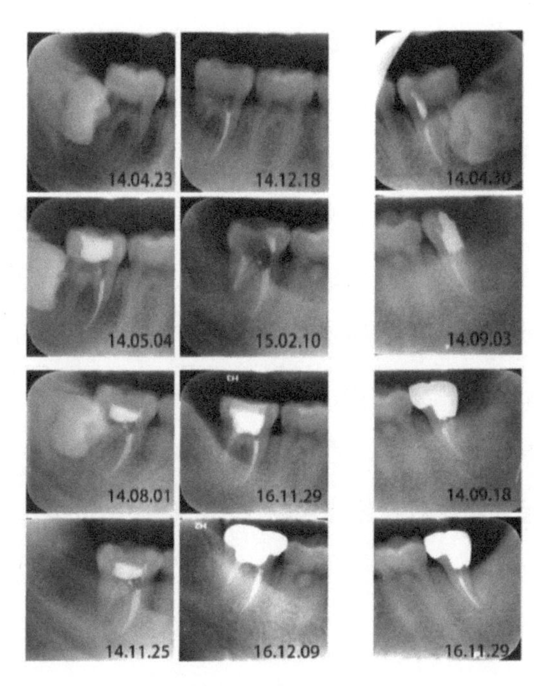

图 31.7　病例过程回顾

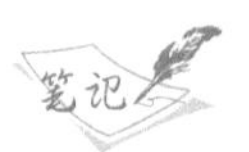

病例分析

含牙囊肿是高发的颌骨牙源性囊肿之一。因其可能累及邻牙及重要解剖结构，CBCT 是帮助含牙囊肿诊断和手术方案制定的重要方法。本病例中囊肿范围并不大，但因侵犯至下牙槽神经管，直接摘除引起神经损伤风险高，故采取了开窗引流术。

牙根外吸收是指牙根表面发生的进行性病理性吸收。牙根外吸收多与牙齿外伤、局部压力、某些口腔科治疗过程如正畸及全身性疾病有关。CBCT 对牙根外吸收的诊断具有重要价值，可明确吸收发生部位及程度，对治疗方案的选择有重要的指导意义。本病例中，通过 CBCT 可观察到 37 远中根完全吸收，已无保留意义。47 远中根颊侧壁中下 2/3 缺如，舌侧壁则较为完整，我们尝试保留。47 远中根管内置氢氧化钙糊剂情况下，在囊肿摘除后观察了半年时间，见牙根外吸收停止，此时进行 MTA 封闭 47 远中根，患牙得以保存。后续观察了近 2 年，47 远中根稳定，治疗效果得以保证，在此基础之上，行 47 嵌体冠修复治疗。随着根充材料的进步，我们对牙根外吸收患牙可更多地尝试保留。

牙半切术一般适用于下颌磨牙一根病损严重而另一根较为健康的情况，以最大程度的保存患牙的部分咀嚼功能。Bühler 提出牙半切术后进行修复与牙整体拔除后种植修复的失败率无显著差别，但牙半切术相对简单、廉价，在拔牙前值得考虑。本病例中 37 远中根完全吸收，近中根完好，根分叉位置高，适宜行牙半切术，而且近中牙体与 27 有咬合接触，能起到防止对殆牙伸长的作用，有保留价值。

病例点评

本病例展示了由含牙囊肿和阻生智齿引起的牙根外吸收患牙的保存过程。不同的牙根外吸收类型采用不同的治疗方案，两颗患牙均取得了良好的治疗效果。很多细节值得临床参考。

1. 牙根外吸收不同治疗方案的疗效目前尚没有可靠的对照试验结果，需根据患者相关因素决定最适宜方案。如果牙根吸收涉及牙髓组织，根管内封置氢氧化钙制剂可以防止牙根外吸收的进展，MTA 根管充填可以形成根尖封闭；如果外吸收涉及牙颈部及牙根上段，情况就复杂得多，拔牙多数情况下是唯一的选择。

2. 牙半切术要选好适应证，牙根聚拢、融合或根分叉区靠近根尖被视为牙半切术的禁忌证。如果牙齿有近远中或颊舌向的倾斜，也不适合做牙半切，剩余的牙体容易遭受咬合创伤。

3. 本病例修复前检查发现 37 Ⅰ°松动，考虑与远中牙槽骨量不足有关，可以考虑在牙半切及 38 拔除的同时植入骨粉来增加骨量，降低后期的松动度，可能会有更好的临床效果。

（战丽平）

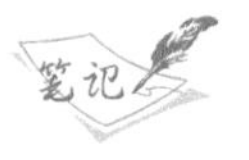

032 低能量激光疗法在舌癌前臂皮瓣修复术后创面愈合不良的治疗应用一例

病历摘要

患者女性，64 岁。

主诉： 右舌癌术后 3 个月伴左前臂皮瓣供区愈合不良。

现病史： 患者 3 个月前在我院口腔科行“右舌鳞状细胞癌扩大切除术 + 左前臂血管化游离皮瓣转移修复术”，术后常规放疗，近 3 个月来左前臂皮瓣供区愈合不良。

既往史： 心肌梗死病史、冠心病史、高血压病史。

检查： 左前臂皮瓣供区约 5.0 cm × 6.0 cm 大小溃疡创面，创面表层可见少量脓性分泌物，创面基底可见少量渗血及部分肉芽组织，创周皮肤明显红肿。专科检查可见右舌皮瓣颜色、质地均可，术区伤口无血性渗出，伸舌偏右（图 32.1）。

主要诊断： 左前臂皮瓣供区创面愈合不良。

次要诊断： 右舌鳞状细胞癌（$T_3N_{2b}M_0$），陈旧性心肌梗死，冠状动脉粥样硬化性心脏病，高血压 3 级。

治疗计划： 810 nm 半导体激光低能量照射治疗。

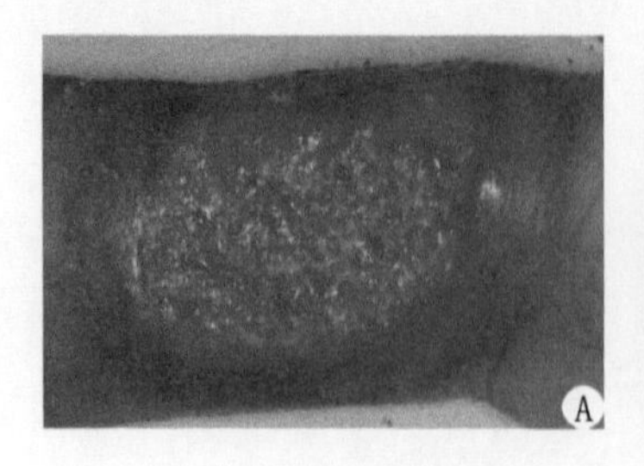

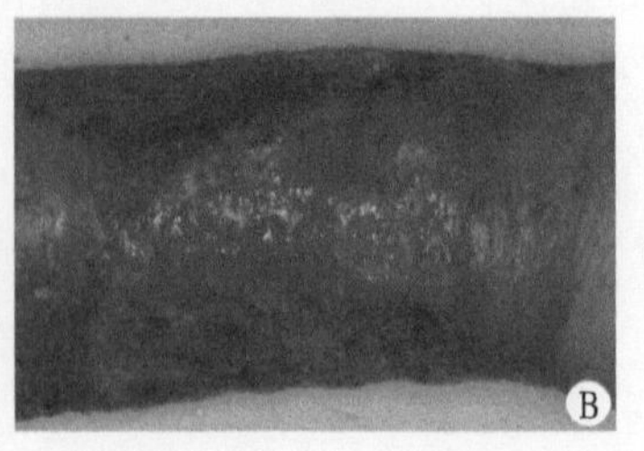

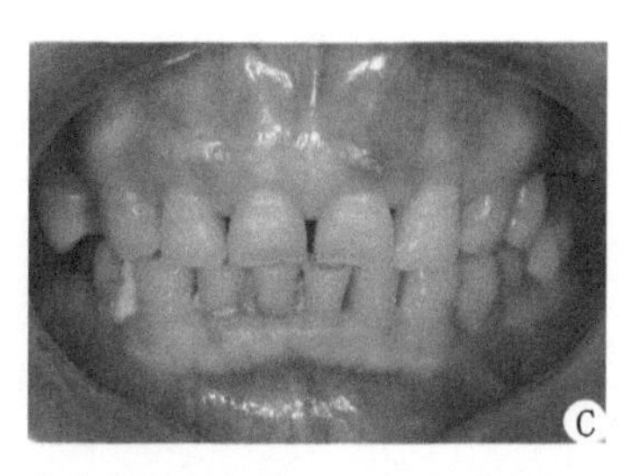

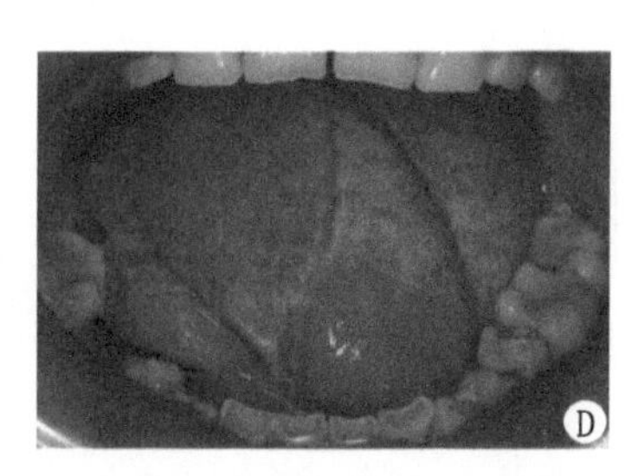

A：前臂皮瓣正面照；B：前臂皮瓣侧面照；C：口内咬合像；D：舌体术后像
图 32.1　术前照

治疗步骤

1. 向患者交代病情、治疗计划、治疗风险及并发症，患者知情同意并签手术同意书确认；

2. 激光照射前，术者、助手及患者均佩戴防护 810 nm 波长激光的护目镜；

3. 使用的低能量激光照射光源为 810 nm 波长的半导体激光。激光照射参数设置为 0.75W、CW（连续模式），由直径为 300 μm 的石英光纤传输；

4. 照射时，光纤头与病变组织的垂直距离约 3 cm，移动照射，移动速度约为 1 mm/s，每次照射约 20 min。每隔两天照射一次。

5. 低能量激光照射后，使用油砂覆盖创面，创造湿性愈合条件，然后绷带包扎（图 32.2）。

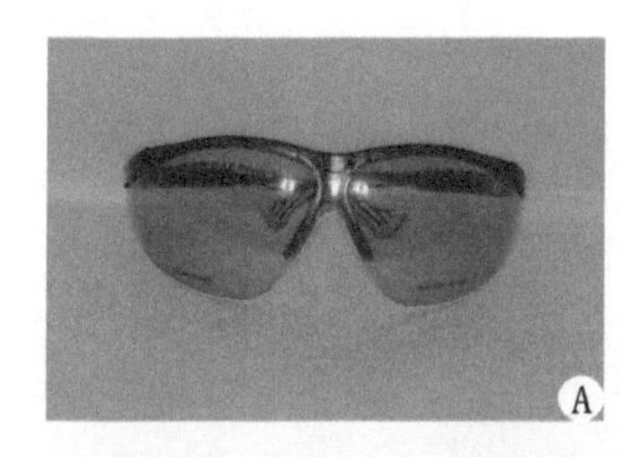

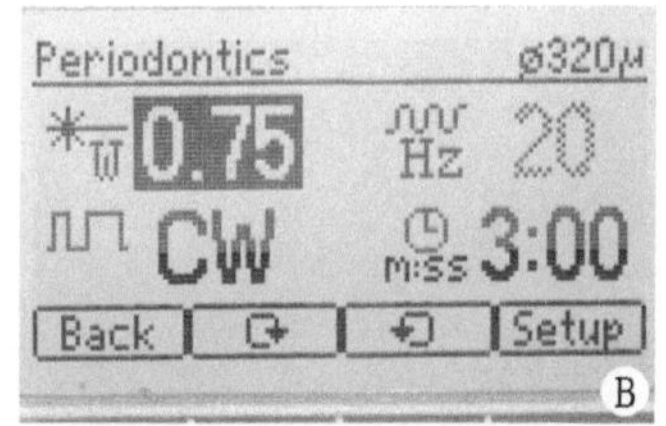

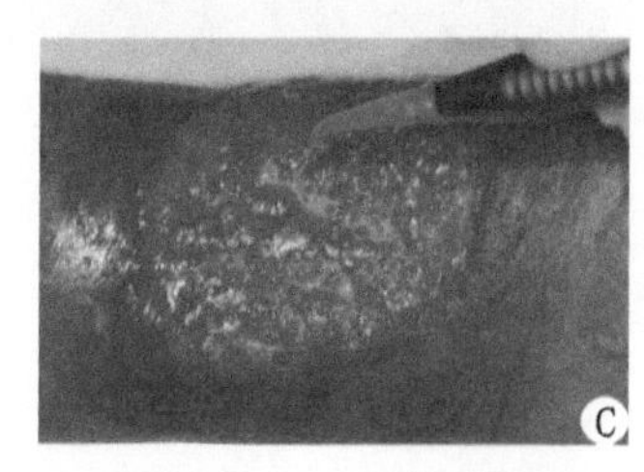

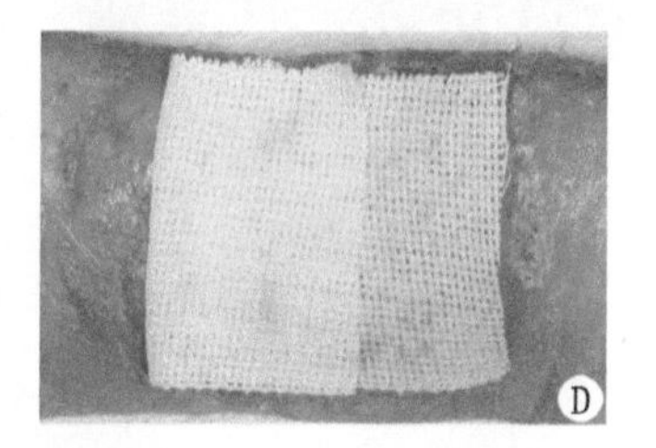

A：护目镜；B：照射参数；C：照射方法；D. 术后油砂覆盖创面
图 32.2　治疗步骤

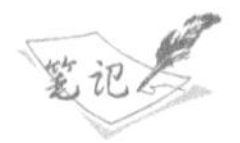

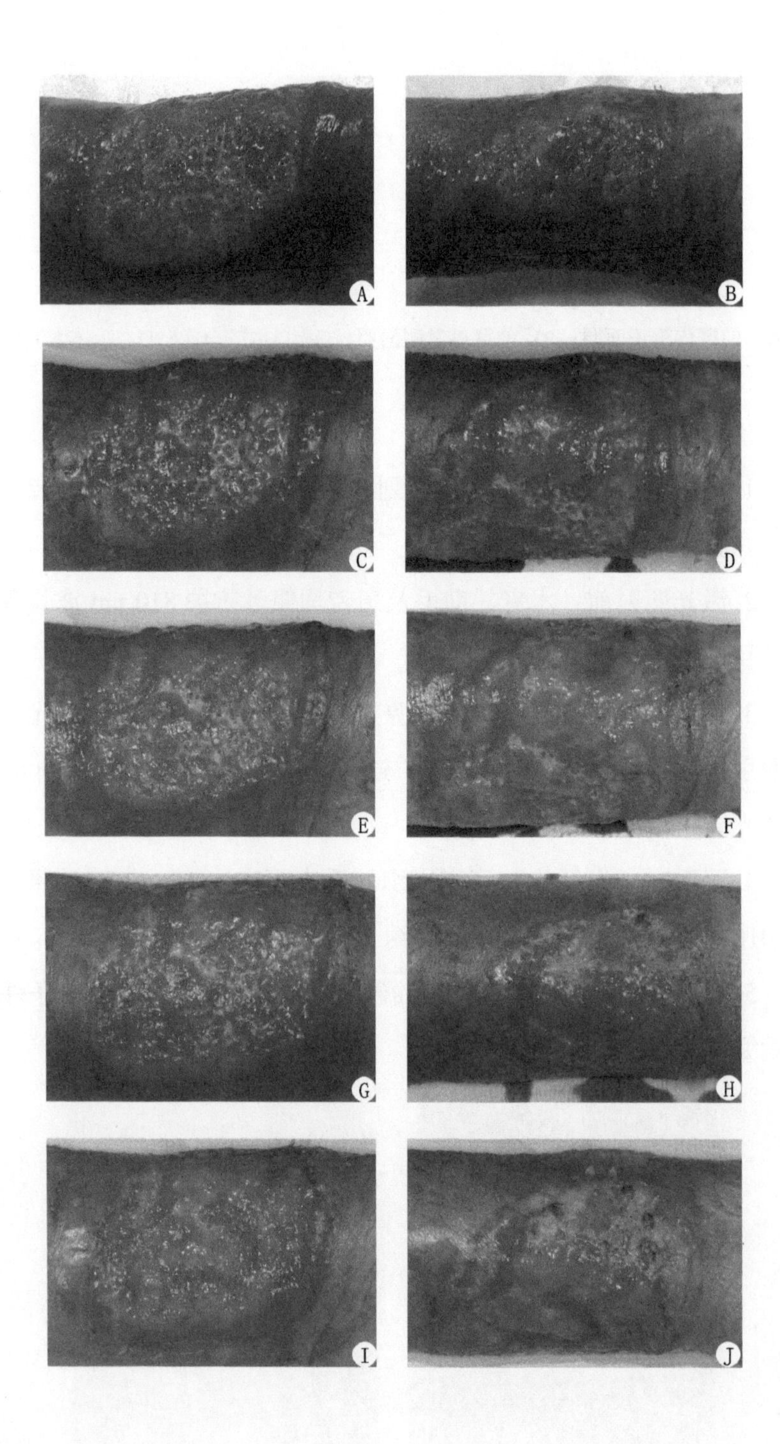
A
B
C
D
E
F
G
H
I
J

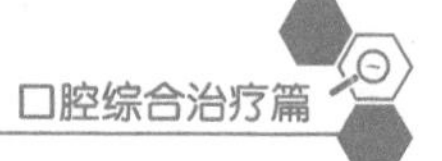

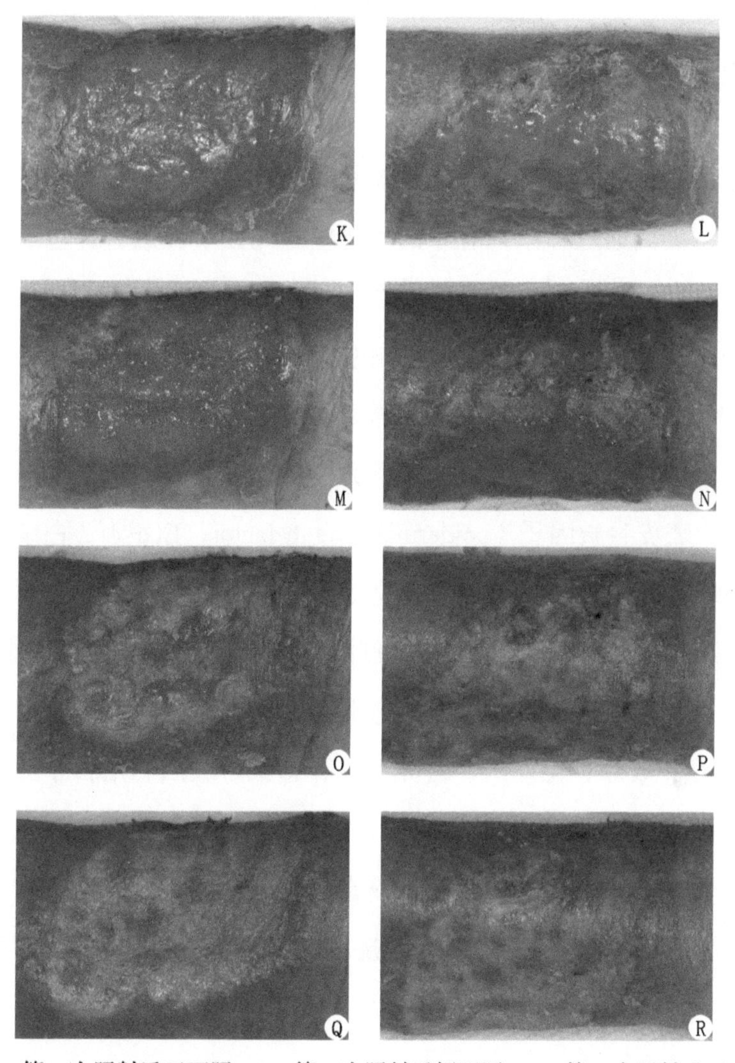

注：A：第一次照射后正面照；B：第一次照射后侧面照；C：第二次照射后正面照；D：第二次照射后侧面照；E：第三次照射后正面照；F：第三次照射后侧面照；G：第四次照射后正面照；H：第四次照射后侧面照；I：第五次照射后正面照；J：第五次照射后侧面照；K：第六次照射后正面照；L：第六次照射后侧面照；M：第七次照射后正面照；N：第七次照射后侧面照；O：第八次照射后正面照；P：第八次照射后侧面照；Q：第九次照射后正面照；R：第九次照射后侧面照

图 32.3　治疗过程

病例分析

创面是指皮肤或黏膜及周围软组织结构和功能的破坏。在正常情况下，创面通过一系列有序的生物应激调控事件愈合，包括止血期、炎症期、上皮形成期、纤维增生期和成熟期。创面愈合涉及的生长因子和细胞因子有很多，主要包括血小板衍生生长因子（platelet derived growth factor，PDGF）、成纤维细胞生长因子（fibroblast growth factor，FGF）、转化生长因子（transformation growth factor，TGF）、表皮生长因子（epidermal growth factor，EGF）、白细胞介素（interleukin，IL）等。当创面愈合过程中受到局部或全身因素影响时，就会出现慢性创面或难愈性创面。影响创面愈合的因素有很多，主要包括外周动脉疾病、糖尿病、慢性静脉功能不全、免疫抑制治疗、癌症治疗（放疗、化疗）、营养不良、感染、吸烟和尼古丁替代治疗等。在口腔颌面部的各类手术中，由于患者年龄、基础疾病的影响，常常会发生术后创面愈合不良的现象。目前治疗慢性创面的方法较多，主要有创面清创术、负压吸引技术、生长因子应用、细胞治疗等，由于患者全身情况的复杂性，常常导致以上方法无法满足患者的需求。

低能量激光疗法（low-lcvel laser therapy，LLLT）又称为弱激光疗法，是指一定剂量的激光照射到组织上后可以刺激机体产生一系列的理化反应，进而起到调节、增强或抑制功能的效应，但照射过程中不会对组织造成不可逆的热损伤。1967 年，匈牙利的 Endre Mester 等首次报道了 LLLT 的作用（生发）。

低能量激光促进创面愈合的作用机制为：在细胞层面上，机体通过细胞线粒体光感受器吸收激光的光子，产生大量 ATP，同时引起活性氧和NO的释放增加，上述反应一方面促进PDGF、FGF、TGF等生长因子的表达；另一方面抑制基质金属蛋白酶和白细胞介素的表。上述细胞因子等的表达可以促进细胞的增殖、迁移和黏附，包括成纤维细胞、内皮细胞、角化细胞、淋巴细胞。在组织层面上，低能量激光疗法可以减轻炎性反应、促进血管再生、加速上皮修复。

影响LLLT效果的因素包括激光因素和创面性质。激光因素是指激光的波长、工作方式、参数。波长代表激光最根本的性质，光化学吸收定律显示光化学反应具有波长选择性，这和不同波长的激光对组织的理化作用性质不同有关系。LLLT选用的激光波长为600～1100 nm。激光的工作方式主要包括连续模式、断续模式和脉冲模式。激光参数代表照射到创面表面的激光能量剂量，根据光化学量子定律可知，对于确定波长的激光，其光化效应只决定于光的总能量（若光功率减半而时间加倍，或光功率加倍而时间减半，总能量均不变，从而光化效应不变）。创面性质代表导致创面愈合不良的原因，如感染性创面、缺血性创面等。不同性质的创面愈合机制不同，所需的激光剂量也不同。

舌癌为口腔颌面部常见的疾病，本病例为舌癌前臂皮瓣修复术后创面长期愈合不良，常规创面清创治疗没有达到理想的效果，通过低能量激光疗法第一次照射后，我们可以明显看到近手腕部创面有新生肉芽组织，第二次照射后，可见创面边缘新生的肉芽组织，第三次照射后，可见创面中心新生肉芽组织，第四次照射后，可见新生肉芽组织覆盖率达50%左右，第五次照射后，可见新生肉芽组织覆盖率达60%左右，第六次照射后，可见新生肉芽组织覆盖率达80%左右，第七次照射后，可见新生肉芽组织覆盖率达90%左右，第八次照射后，可见新生肉芽组织覆盖率达100%，同时可见上皮开始形成，第九次照射后，可见创面基本愈合，达到了比较满意的效果。

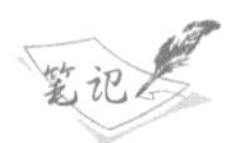

病例点评

近年来激光医学的应用已经越来越深入。激光在软硬组织的相关疾病的治疗中都有尝试，通过热效应切割组织、凝血、去除异物、激发光敏剂、促进组织修复及再生等等，从而治疗相应疾病。本病例利用激光的生物调节作用及低能量激光的特点，治疗软组织创面愈合不良。本病例通过详细询问病史、检查，掌握好病变性质；选择适合的激光参数；以及术后创造湿性愈合环境，进行良好的创面护理，促进了创面的愈合。

颌面外科术后一些软组织的愈后不良较为顽固，原因也很多，是临床上较为疑难的问题。低能量激光通过热效应和其他目前尚不十分清楚的机制，促进了患处局部血流的变化和各种炎症因子、免疫的调节，改善了局部的愈合条件，从而达到了较好的治疗效果。本文是低能量激光治疗舌癌前臂皮瓣修复术后创面愈合不良的较为典型的病例，也为将来低能量激光在调节治疗中的应用提供了参考。

（孔亚群）

033 口腔内寄生蝇蛆虫病例报告一例

病历摘要

主诉：左上前牙区牙床肿痛 1 天。

现病史：1 天前发现左上前牙区肿痛，牙龈红肿，要求诊治。

既往史：既往患者健康状况良好，无高血压、心脏病、糖尿病等慢性病史；无肝炎、结核及其他传染病病史；否认药物过敏史、食物中毒史；无手术、严重外伤、输血史；有预防接种史，具体不详。否认肿瘤及家族遗传病病史。

临床检查：颌面部左右对称，双侧颌下淋巴结未触及明显肿大。鼻咽部检查未见异常。左上前牙区不良修复体，周围牙龈红肿。拆除左上前牙区修复体后发现22大面积龋坏穿髓，无探痛，叩痛（+），不松动，PD 4 mm，可探及附着丧失。23舌侧牙龈有一圆形破损，内可见一白色"虫样蠕动异物"（图33.1）。用金属探针与镊子夹出虫体，活动性好（图33.2）。

辅助检查：虫体样本经首都医科大学附属北京友谊医院，北京热带医学研究所寄生虫病研究室鉴定为蛆症金蝇3龄幼虫，体长1.12 cm。

诊断：蝇蛆症；不良修复体；22慢性根尖周炎；慢性牙周炎。

治疗计划：①局部换药；②22牙体治疗；③牙周系统治疗。

治疗过程

1. 向患者交代病情、治疗计划、治疗风险及并发症，患者知情同意并签同意书确认。

2. 常规消毒铺巾，23舌侧破损区局部冲洗换药。对患者及家属进行口腔卫生宣教，嘱严格保持口腔卫生，定期复查。

随访：患者一个月、三个月、半年后复诊，口腔内炎症状况明显好转，未再发现蛆虫感染病症。

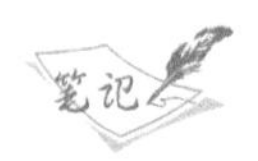

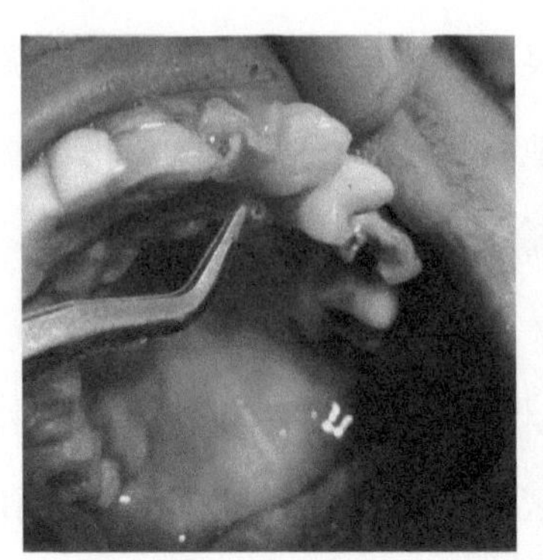
图 33.1　23 舌侧牙龈虫样蠕动异物

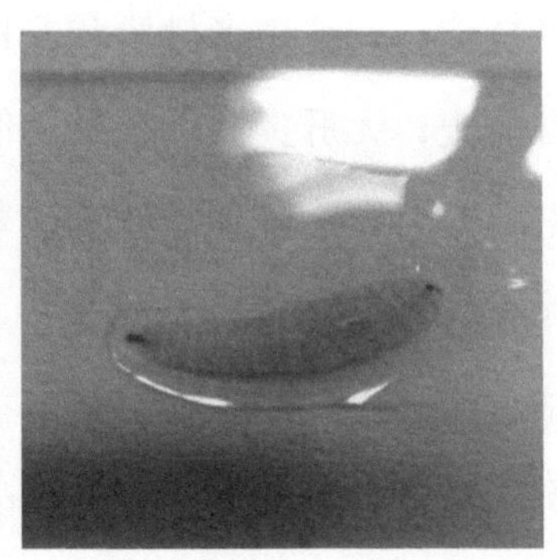
图 33.2　取出虫体

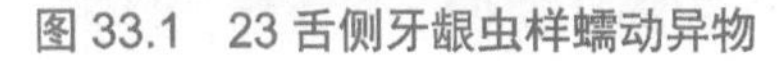

病例分析

蝇蛆症多发生于畜牧区且卫生条件较差的地方，较少侵犯人类。在侵犯人类的病例报道中，根据侵犯部位可分胃肠道、泌尿生殖道、眼、耳、鼻、口、咽、皮肤蝇蛆病等，我国报道的蝇蛆病，多为狂蝇科和皮下蝇科幼虫所引起的眼蝇蛆病和皮肤蝇蛆病，口腔蝇蛆病极为罕见。此类疾患发病的原因大多与个人生活习惯、卫生状况有关。由于蝇飞行速度极快，当碰撞到人眼、耳、鼻或其他伤口时，可将幼虫投入结膜囊内、耳内或伤口上引起发病。本例蝇蛆症为金蝇 3 龄幼虫所致，该蛆虫能够深入组织，侵及眼睛、鼻腔及口部附近的脆弱部位，在患者局部卫生条件不良时，引发寄生虫感染，随虫体长大可造成较大损害。追问生活史，患者近两个月一直于当地务农，白天于露天草地放羊，席地而坐休息。晚上于羊舍周围房屋休息，门窗关闭不严密。由此判断可能的感染来源和感染途径是患者在羊群等金蝇密集区域休息睡觉时张口呼吸，金蝇将虫卵投于口腔牙龈，因为患者左上前牙区有不良修复体，加之口腔卫生较差，导致蝇蛆在上前牙腭侧牙龈及牙周袋内寄生。由于金蝇卵在温度 15 ～ 40 ℃

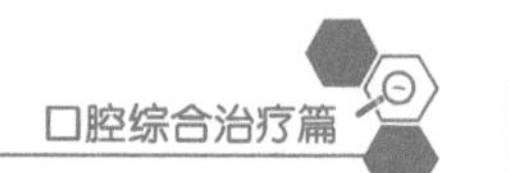

的适宜条件下，经几小时即能孵化出幼虫，幼虫生存能力也较强，故患者在不知情的情况下成为蝇蛆的寄生对象。当蝇蛆长大，经腭侧牙龈穿通而出时，患者即感觉肿胀，加之感染，出现临床主诉的肿痛症状。

病例点评

随着社会经济的发展与人民生活水平的提高，蝇蛆症的发病已极为少见，口腔内发生蝇蛆症更为罕见，但此病例提示，在卫生条件和个人习惯较差的农牧区，仍有此类病例发病的可能。蝇蛆症对人畜有一定威胁，但该病防治并不复杂，人和动物并发蝇蛆症后经处理可很快痊愈，较少并发症。应该加强相关人群的健康宣教，增强个人卫生保健意识，避免此类病例的发生。本文报告了口腔内寄生蝇蛆虫一例，为口腔临床罕见病的诊治提供了参考。

（颜　兴　许　诺　黄圣元）

034 疑似智齿冠周炎致感染性心内膜炎一例

病历摘要

患者女性，37 岁。

主诉：间断发热 5 个月，双侧下颌智齿反复发炎半年余。

现病史：患者5个月前受凉后出现午后发热，伴畏寒、寒战，右肩胛区、肩胛间区疼痛，偶有剑突下疼痛，疼痛持续10～20 min后可自行缓解；乏力、头晕，双下肢及双手指腹肌肉疼痛，位置不固定，呈游走性，每个部位疼痛持续1周左右可自行缓解。给予莫西沙星及中药治疗，症状明显好转，体温恢复正常。2个月后患者无明显诱因再次出现发热，仍以午后发热为主，劳累后加重，体温波动于37.0～39.4 ℃，性质同前，偶有咳嗽、咳白色黏痰；中药治疗无好转，出现左足跟肿痛。患者发病前有反复双侧智齿冠周炎病史，每次发作行局部及全身抗炎治疗，炎症可消退，未拔除智齿。

既往史：体健。

查体：T 38.4 ℃，P 20次/min，R 90次/min，BP 120/85 mmHg。全身皮肤黏膜无黄染及皮疹，双肺呼吸音清，未闻及干湿啰音。心界不大，心率90次/min，律齐，心音响亮，二尖瓣听诊区可闻及3/6期吹风样杂音，向各瓣膜区及双肩、背部传导，未及心包摩擦音。腹部平坦，剑突下压痛明显，右上腹轻压痛，肝、脾未触及，输尿管点无压痛，肝区叩击痛可疑阳性，麦氏点压痛阴性，移动性浊音阴性，听诊肠鸣音正常。右侧肋腰点轻压痛，左足跟肿胀、压痛明显，双下肢不肿。口腔颌面部检查：口腔卫生状况可，双侧下颌智齿垂直阻生，远中龈瓣略红肿。

辅助检查：血常规：WBC 11.7×10^9/L，GR 78%，LY 14.4%，RBC 3.66×10^9/L，PLT 235×10^9/L。尿常规：正常。肝、肾功能及血糖正常。胸部X线片提示：右肺斑点影，心影不大。腹部超声：脾脏肿大。腹盆螺旋CT：肝大，脾大；肝内、脾脏内多发低密度灶；右肾低密度灶，考虑炎性病变可能；盆腔积液。连续三次血培养结果均为血红链球菌。超声心动图：二尖瓣前叶赘生物并部分腱索断裂，二尖瓣前叶脱垂，二尖瓣关闭不全（中度）。左下肢血管超声：左侧髂动脉全程未见血流显示，首先考虑血栓形成。下肢股总动脉内血流充盈缺损，左下肢股总动脉、股浅动脉、腘动脉、胫前动脉、胫后动脉频谱呈狭窄后改变。

诊断：亚急性感染性心内膜炎；双侧下颌智齿垂直阻生、冠周炎；左下肢动脉栓塞。

治疗计划：左侧股动脉切开取栓＋左下肢动脉造影术；双侧下颌阻生牙拔除术；二尖瓣置换术＋三尖瓣成形术＋赘生物清除术＋临时起搏器植入术。

治疗过程：患者入院后 3 天出现急性左下肢动脉栓塞，于监护麻醉下行左侧股动脉切开取栓＋左下肢动脉造影术，术中自髂外动脉取出约 1.5 cm × 0.8 cm × 0.8 cm 质韧灰白色栓子。栓子送细菌培养，结果为血红链球菌。术后给予患者抗感染、扩血管、抗凝等综合治疗。患者各项生命体征平稳后，于监护麻醉下行双侧下颌阻生牙微创拔除术。拔牙创愈合后，于全麻下行二尖瓣置换术＋三尖瓣成形术＋赘生物清除术＋临时起搏器植入术，手术顺利。术后继续抗感染治疗 6 周，疗程结束后 3 天，连续 3 次血细菌培养结果均阴性，患者治愈出院。

病例分析

感染性心内膜炎是一种由细菌引起的发生在心壁内膜或者心脏瓣膜上较严重的感染性疾病，多由低致病力的细菌引起，主要致病菌为链球菌（血链球菌、牛链球菌、变异链球菌、缓症链球菌和口腔链球菌）和金黄色葡萄球菌。口腔链球菌群是口腔内微生物的主要成员，

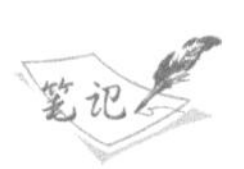

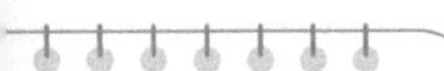
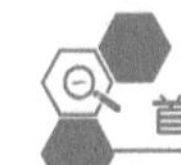

口腔病损或口腔治疗可能使口腔内的链球菌群进入血液造成菌血症，成为感染性心内膜炎的原发灶。病原体可以通过多种途径入侵体内，包括心脏手术，呼吸道感染，牙龈疾病、牙周疾病、口腔与牙科手术，流产、分娩或泌尿道手术等，均可导致病原微生物进入血液。

感染性心内膜炎诊断的主要标准包括血培养的微生物学诊断与心内膜受损证据，次要标准包括易感性、发热、血管症状等。本病例中，患者有近 5 个月有发热病史，抗生素治疗效果欠佳；血常规 RBC 3.66×10^9/L，多次血培养结果均为血红链球菌，提示有慢性感染病灶存在。患者有心功能受损症状，超声心动图检查提示二尖瓣前叶有赘生物并部分腱索断裂、二尖瓣前叶脱垂、二尖瓣中度关闭不全，结合临床确诊为感染性心内膜炎。腹部超声及 CT 检查结果为肝大、脾大，左下肢血管超声见血栓形成，提示除心脏外，有多脏器联合感染体征。患者既往全身状况良好，发病前及发病过程中无心脏手术史，无呼吸道感染史，且未行流产、分娩和泌尿道手术，在确定感染灶的鉴别诊断中，请各相关科室会诊，除发病前有反复智齿冠周炎发作史外，无其他感染病史及体征史，因此考虑智齿冠周炎为其发病诱因。

易感患者预防感染性心内膜炎的最重要措施是保持良好的口腔卫生。口腔卫生不良，特别是智齿冠周炎、牙周炎、牙髓炎等是感染性心内膜炎的重要危险因素。存在罹患感染性心内膜炎危险的心脏解剖结构异常者，应当保持良好的口腔卫生；如需口腔手术或操作，至少应在心脏手术前 2 周完成，以利于口腔黏膜愈合。对行紧急瓣膜置换手术的患者，术后应立即进行口腔卫生评价及危险性评估，以确定最恰当的口腔科治疗方案。本病例为亚急性感染性心内膜炎，因此在换瓣手术前将病灶牙齿拔除，去除感染源，预防换瓣术后瓣

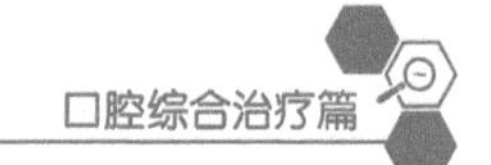

膜再次感染。

病例点评

口腔很多疾病的本质是感染，比如龋病、牙周病、智齿冠周炎等。口腔的感染通过体液和免疫系统的反应必然会影响全身状态。感染性心内膜炎起病较隐匿，临床表现常呈多样性，不少患者在发病前无明确的先天性心脏病或风湿性心脏病史，疾病早期除发热外，缺乏感染性心内膜炎的典型临床表现。由于抗生素治疗常对发热症状有效，所以患者在发病早期可能被误诊为牙源性、呼吸道、泌尿系、妇科或部位不明的感染，但常因治疗疗程不足，停药后体温再次升高，使病情进一步发展，造成长期发热。口腔感染及牙科操作在感染性心内膜炎的病灶来源中占很高比例，应该引起口腔科医师及心内科医师的足够重视。本病例中，智齿冠周炎和感染性心内膜炎存在着明显的时间上的因果关系，临床上若表现为原因不明的发热，无论该患者有否心脏瓣膜病变史，均应在使用抗生素前进行血培养，并行超声心动检查，避免延误对该病的诊断。一旦感染性心内膜炎的诊断成立，需行积极的抗感染治疗，选用针对致病菌的抗生素。在抗感染的同时采取积极的外科干预治疗可大大降低死亡率。因此，治疗方案也倾向于早期手术，从而有效地保留心脏的瓣膜结构，促进功能恢复。

（王晓颖　颜　兴）

035 以牙齿咬合痛为首发症状的亚急性甲状腺炎一例

病历摘要

患者男性，60 岁。

主诉：左下后牙咬合痛 2 天。

现病史：2 天来左下后牙咬合时疼痛不适，无明显自发痛、冷热刺激痛，2016 年 2 月 1 日于我科就诊。

既往史：左下后牙 10 余年前曾于某厂附属医院行“杀神经”治疗，左下智齿 5 年余前于我科拔除。

全身情况：高血压，目前控制平稳。否认药敏史。

检查：37 牙冠变色，远中邻殆面大面积银汞充填物，叩痛（+），不松动，牙龈无明显红肿，探诊无明显附着丧失。

辅助检查：X 线根尖片（图 35.1）：37 髓腔内高密度影，近中根管影像不清，根分叉区及根尖区低密度影。

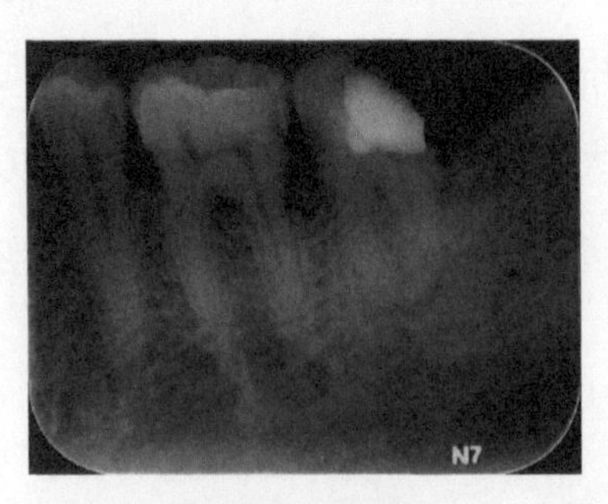

图 35.1　X 线片

诊断：37 慢性根尖周炎急性发作。

治疗计划：37 根管再治疗 + 桩冠修复。

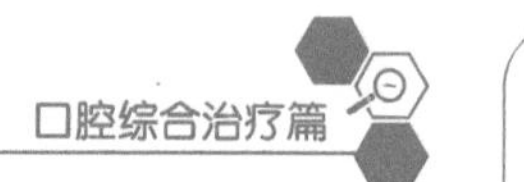

治疗过程

2016年2月1日37去旧充填，清理根管，髓腔封药，口服消炎药。2016年2月16日复诊，患者诉37咬合痛消失，遂进行37根管预备。2016年2月25日上午复诊进行37根管充填+冠部充填，术中X线片（图35.2）：37根管内高密度影基本到位密合。下午患者出现全身发热，体温37.5℃左右。2016年2月29日患者出现左侧下颌角区疼痛，放射至左颈部及枕后，仍有反复发热，温度最高达38 ℃，伴心慌不适。临床检查：左侧下颌角内侧扪及一大小约1.0 cm×0.6 cm淋巴结，质中，可活动，轻触痛。37叩诊同对照牙，牙龈无明显红肿。2016年2月29日至2016年3月14日期间患者多次就诊于感染内科，5次查血常规白细胞正常，C反应蛋白升高，病毒七项，呼吸道病毒，IgM九联检，肝、胆、胰、脾、双肾B超均无明显异常。先后给予希刻劳、希舒美、拜复乐口服，头孢唑肟静滴，均无明显好转。2016年3月21日查血沉58 mm/1h，C反应蛋白32.2 mg/L，均明显高于正常值。2016年3月27日查游离T3（FT3）4.44 pg/mL，游离T4（FT4）2.21 ng/dL，均明显高于正常值；促甲状腺素（TSH）0.01 μIU/mL，明显低于正常值。2016年3月28日查免疫球蛋白M 30.2 mg/dL，明显低于正常值。2016年4月1日就诊于内分泌科查甲状腺B超（图35.3）提示：甲状腺形态饱满，腺体回声不均匀，可见多发片状低回声区，以右侧为著，CDFI：血流信号较丰富。腺体内未见占位性病变。甲状腺符合亚甲炎表现。诊断为亚急性甲状腺炎，给予泼尼松10 mg，bid，口服两周。次日患者体温恢复正常，疼痛症状逐渐消失。2016年4月9日复查血沉、游离T3、游离T4恢复正常，促甲状腺素0.02 μIU/mL，仍明显低于正常值。2016年4月11日查甲状腺球蛋白抗体定量185.60U/mL，明显高于正常值。

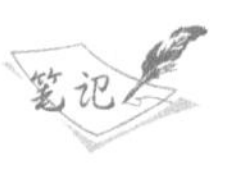

2016 年 5 月 18 日复查促甲状腺素 8.68 μIU/mL，明显高于正常值。改为口服雷替斯片，50 μg，qd。之后隔月复查甲状腺系列，至 2016 年 9 月 14 日促甲状腺素恢复正常。

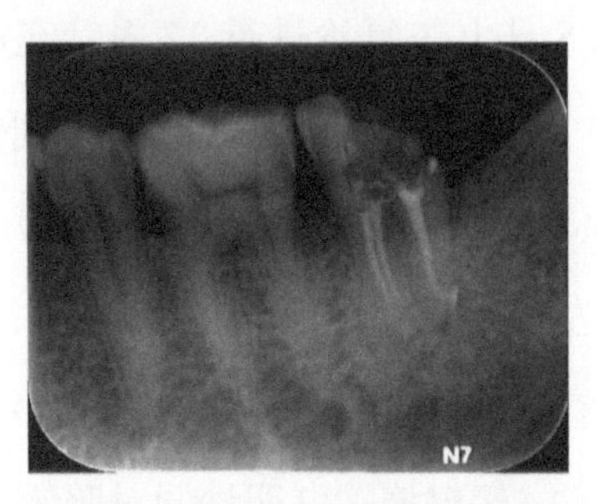

图 35.2　2016 年 2 月 25 日 X 线片

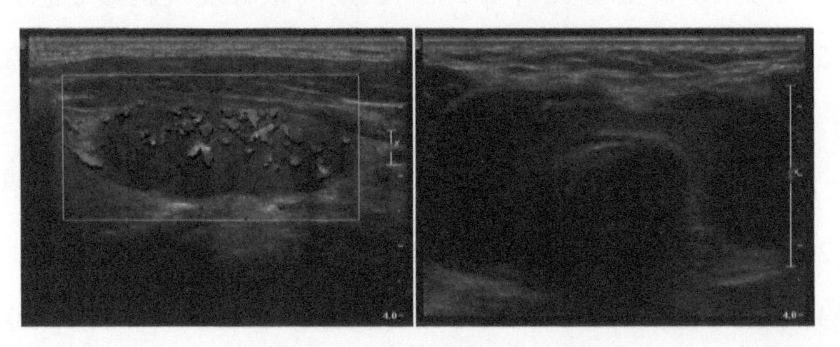

图 35.3　2016 年 4 月 1 日 B 超

随诊：2018 年 10 月 6 日复查甲状腺系列，甲状腺球蛋白抗体定量、血沉、免疫球蛋白及补体、C 反应蛋白均在正常值范围。甲状腺 B 超（图 35.4）提示：甲状腺弥漫性病变，甲状腺缩小，腺体回声不均匀，被膜尚光滑，未见明确占位回声及异常血流信号。CDFI：腺体内血流信号分布尚可。

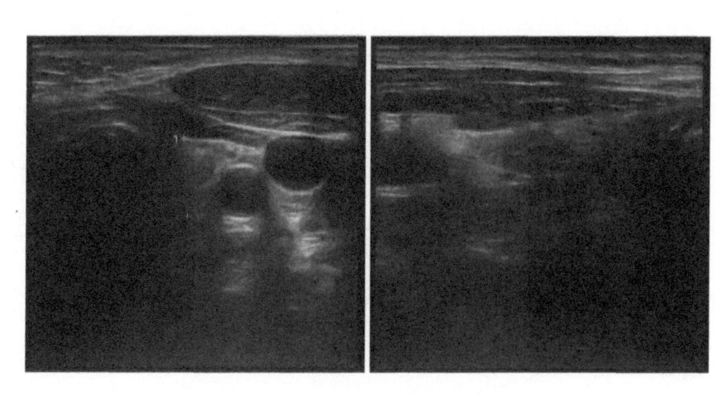

图 35.4　2018 年 10 月 6 日 B 超

病例分析

亚急性甲状腺炎是一种自限性炎性疾病，约占甲状腺疾病的 5%。常见于中青年女性，以 40 ～ 50 岁最为多见。常发生于上呼吸道感染、扁桃体炎或腮腺炎之后，以破坏性甲状腺组织损伤伴全身炎性反应为特征，病程一般为 2 ～ 3 个月。

1. 病因学

目前病因不明，多数学者认为是病毒感染诱发的免疫性疾病，病原体主要为麻疹病毒、流感病毒、柯萨奇病毒、腮腺炎病毒等，且在患者血液中常可检测出相应的病毒。

2. 临床表现

一般起病急，多在病毒感染后 1 ～ 3 周发病，起病时常伴有咽痛、发热、乏力等上呼吸道感染的症状和体征，特征性表现为甲状腺区域疼痛，常放射至耳部、下颌及枕后，疼痛多较剧烈。早期由于甲状腺滤泡细胞被破坏，可出现一过性甲状腺功能亢进表现。促甲状腺素受反馈抑制，加之滤泡结构被破坏，甲状腺摄 ^{131}I 率常明显降低，以后滤泡中胶质逐渐减少，游离 T3、T4 等降低，有时可达甲状腺机

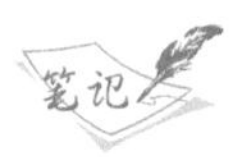

能减低的水平，促甲状腺素上升，最后甲状腺机能一般均能恢复正常。临床上有下列症状时应怀疑为本病：①发热伴颈部疼痛，特别是抗生素治疗无效而糖皮质激素治疗有效；②有甲亢症状伴发热、甲状腺疼痛者；③甲状腺结节生长迅速，伴疼痛、发热而激素治疗有效；④有甲减症状，既往有发热及甲状腺疼痛。

3. 诊断

下列检查有助诊断：①甲状腺肿大，触痛，质地硬；②血沉明显增快；③游离 T3、T4 正常或升高而甲状腺摄 ^{131}I 率下降（一般 24 小时摄取率小于 10%），呈分离现象；④甲状腺扫描为冷、凉结节或显影不佳；⑤甲状腺细针穿刺细胞学检查病理呈特征性多核巨细胞或肉芽肿样改变可明确诊断。

4. 治疗

对于亚急性甲状腺炎，糖皮质激素治疗效果好，可治愈。只有极个别患者有复发。

病例点评

牙痛的鉴别诊断中包括了一些其他学科的疾病，比如三叉神经痛、鼻窦炎、心绞痛等。本文报道了亚急性甲状腺炎患者以牙齿咬合痛为首发症状的病例，值得口腔临床注意。该病例有以下临床特点：①老年男性；②颌面部放射痛明显，甲状腺局部症状轻，导致确诊周期长；③首发症状为后牙区咬合痛，考虑也可能是亚急性甲状腺炎引起的该区域的放射痛，该症状正好与 37 的临床体征及 X 线检查结果吻合，因此做出 37 慢性根尖周炎急性发作的诊断；④ 37 的及时诊治除外了 37 引起颌面部放射痛的可能性，为疾病进一步排查

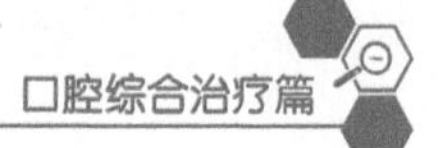

减少干扰；⑤可表现为颌面部放射痛的疾病有急性牙髓炎、三叉神经痛、干槽症、急性上颌窦炎等，应注意鉴别。

（李瑞奇）

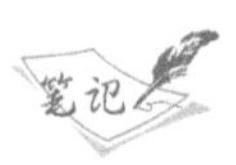

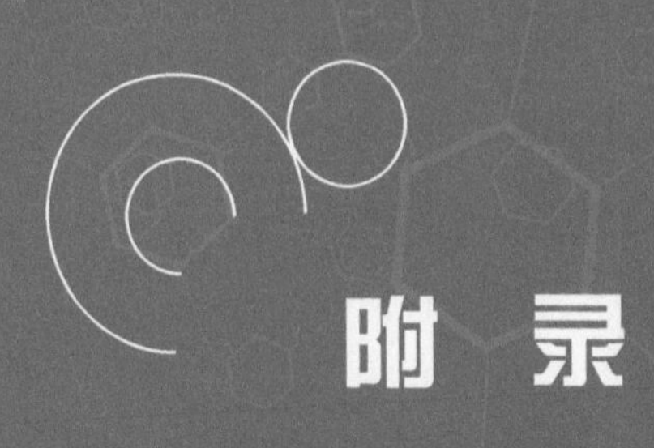

附 录

首都医科大学附属北京友谊医院简介

首都医科大学附属北京友谊医院始建于1952年，原名为北京苏联红十字医院，是中华人民共和国成立后，由党和政府建立的第一所大型综合性医院。建院初期，毛泽东、周恩来、刘少奇、朱德等老一辈革命家为医院亲笔题词。毛泽东主席特别题词“减少人民的疾病，提高人民的健康水平”。1957年3月，苏联政府将医院正式移交我国政府，周恩来总理来院参加了移交仪式。1970年，周总理亲自为医院命名为“北京友谊医院”。

目前，首都医科大学附属北京友谊医院已发展为集医疗、教学、科研、预防和保健为一体的北京市属三级甲等综合医院，是首都医

科大学第二临床医学院。医院设有西城院区和通州院区，其中西城院区位于首都核心区，通州院区位于城市副中心。

北京友谊医院建设规模为31.07万平方米，其中西城院区建设规模为19.4万平方米，通州院区一期建设规模为11.13万平方米。医院现有职工4400人，其中研究生导师150人，高级专业技术人员623人，国家级和北京市级专业委员会主委、副主委及核心期刊主编、副主编84人。目前两院区共开放床位2300张，年门诊量336万人次，年出院患者9.3万人次。北京友谊医院是北京市首批基本医疗保险A类定点医疗机构，可实现住院患者全国异地医保持卡结算，也是全国最早承担干部保健及外宾医疗任务的医院之一。

医院综合优势明显，专业特色突出，共有临床医技科室54个。消化和泌尿系统疾病诊治，肝、肾移植，肾内血液净化，热带病和寄生虫诊治以及中西医结合是医院的专业特色。2014年10月，医院获批成为国家消化系统疾病临床医学研究中心，2018年牵头成立北京市医院管理中心消化内科学科协同发展中心。

近年来，医院的医学科技创新能力显著提升，学科架构日臻完善，支撑平台不断强化，综合优势逐渐凸显。医院拥有国家临床重点专科8个，博士点27个，硕士点31个，国家住院医师规范化培训专业基地17个，国家专科医师规范化培训试点基地4个，“扬帆”重点专业7个，北京市重点实验室4个，北京市研究所4个，医学转化中心1个，还拥有支撑临床研究发展的国际标准化临床研究质控平台、ISO9001认证生物样本库和多中心互认医学伦理平台与研究型病房。医院与海外院校长期保持学术交流合作，接待国外专家学者短期交流以及留学生来院参观见习。自2005年起，北京市李桓英医学基金会已资助北京市14批次共231名中青年科技人才出国前往

世界一流科研院所学习深造。

2012 年 7 月 1 日，北京友谊医院作为全国和北京市医药卫生改革综合试点单位，率先实现“两个分开、三个机制”的改革试点。2016 年 4 月，受北京市政府和平谷区卫计委的委托，北京友谊医院对平谷区医院以“区办市管”为模式进行管理。2019 年 7 月，北京友谊医院顺义院区主体建设项目开工建设。同年 12 月，通州院区二期工程开工建设。医院先后于 2017 年 4 月 8 日和 2019 年 6 月 15 日启动了医药分开综合改革和医耗联动综合改革，坚持“医疗改革与提升医疗技术质量相结合，与改善患者就医感受相结合”。

多年来，北京友谊医院党委坚持以习近平新时代中国特色社会主义思想为指导，带领全院干部职工在推进医疗改革、改善医疗服务、提升医疗质量、创新驱动发展、落实非首都功能疏解和京津冀协同发展等方面，大胆改革，锐意进取，扎实工作，整体社会评价在全市及全国医院中名列前茅。在 2018 年度全国三级公立医院绩效考核中评价等级 A+，北京友谊医院在参评的全国 2398 家公立医院中排名第 19。在北京市医疗服务能力管理综合排名和北京市属三甲医院绩效考核中，北京友谊医院连续多年位居前三甲，医院消化内科、普外科在全市重点专科排名中位列第一。医院曾先后两次被授予全国先进基层党组织，曾获全国“三八”红旗集体、全国模范职工之家、中国质量奖提名奖、首都劳动奖章等荣誉，多次被授予首都文明单位标兵等光荣称号。

建院以来，北京友谊医院得到了党和国家领导人以及各级党委政府的关怀。在市委市政府、市卫生健康委和市医院管理中心的领导下，医院坚持“全心全意为患者服务”的宗旨，弘扬“仁爱博精”的院训精神，建立现代医院管理制度，坚持党委领导下的院长负责制，努力实现患者信任，职工幸福，医院发展，党和政府放心。未来，医院将以国家消化学科群为战略学科，整合现有国家临床重点专科项目、传统特色学科、有发展潜能的优势学科，发挥医院综合实力，创新驱动发展，努力把医院建设成为国家级医学中心，形成职工共同追求的友谊梦，为首都医药卫生事业的发展做出新的更大的贡献。

2020 年 8 月

首都医科大学附属北京友谊医院口腔科概况

首都医科大学附属北京友谊医院口腔科成立于 1952 年，与医院同步诞生。经过几代人的不懈努力，已经发展成为一个集口腔医疗、教学、科研、预防为一体、具有一定影响力的科室。

口腔科专业设置完整，门类齐全。目前科室在西城和通州两个院区共有综合治疗台 112 台、独立的口腔颌面外科病房 15 张床位，开展了口腔颌面外科、牙体牙髓、牙周、口腔黏膜、口腔修复、口腔正畸、口腔种植、口腔急诊等专业诊疗工作，共涵盖 13 个口腔诊疗科目，并且承担国际医疗、特需医疗以及干部保健等工作。

目前，口腔科是中华口腔医学会理事单位、北京口腔医学会副会长单位、首都医科大学口腔医学系副主任单位；是首都医科大学口腔正畸学博士研究生培养点（挂靠）和口腔颌面外科硕士研究生培养点；是首都医科大学口腔医学系教学基地；是首都医科大学口腔护理专业本科生临床实习基地；是安徽医学高等专科学校口腔护理专业教学基地；是北京市卫生局第一批住院医师规范化培训基地口腔培训专科；是北京市口腔医疗质量控制和改进中心基本技能培训基地；获得国家食品药品监管总局口腔专业药物临床试验机构的资格认定；承担国家级、市级、局级等几十项科研课题。

科室伴随着医院发展的脚步走过了六十多年的风雨历程，形成了“传承、创新、和谐、奋进”的发展理念。在前进的道路上，镌刻着一代代口腔医务工作者的奋斗足迹，承载着“仁爱博精”的理想追求，闪烁着积极进取的精神光芒。科室将继续向着新时代优秀综合医院口腔科的目标不断进取、砥砺前行。